SERIE MTC-PINE: MEDICINA TRADICIONAL CHINA Y PSICONEUROENDOCRINOINMUNOLOGÍA

Interpretación de un Síndrome de la MTC a través de la Psiconeuroendocrinoinmunología

VOLUMEN 1: CISTITIS CELOPÁTICA FEMENINA.

Análisis del síndrome de MTC "Calor-Humedad de Vejiga por invasión de Calor-Fuego exuberante de Corazón que se derrama a Intestino Delgado"

Título Original:

Cistitis Celopática Femenina. Interpretación de un Síndrome de la MTC a través de la Psiconeuroendocrinoinmunología. Análisis del síndrome de MTC "Calor-Humedad de Vejiga por invasión de Calor-Fuego exuberante de Corazón que se derrama a Intestino Delgado"

ISBN: 9781654045388

Sello: Independently published

Registro de Propiedad Intelectual de José María González San José, nº: CR-25-2020 (17/01/20, 13h:05 min, en Ciudad Real)

Diseño de la Cubierta: José María González San José

Foto de contraportada: Pablo García Miguel Martín del Campo (©FOLBAP). E-Mail: *f.olbap5gmail.com*

Dedicado a mi familia:

Mi padre José María y mi madre Teresa

Mi hermano Jaime

Mis hijas Victoria y Andrea

Contenido

PROLOGO 1 – Dr. José Sánchez García
Neurocientifico del ISCiii

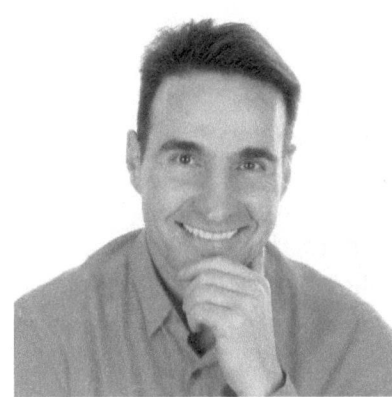

Ingeniero, Biotecnólogo, Neurocientifico en el Instituto de Salud Carlos 3º (ISCiii)

Daniel Dennet, en su famosa obra "Breakingthespell", plantea un argumento difícilmente rebatible para convencer a los feligreses de la necesidad de estudiar la religión y sus supuestos bajo el prisma científico.

Según Dennet, si Dios existe, no hay nada que temer a una pequeña evaluación científica por parte de un grupo de humanos. No se trata de negar la religión o su utilidad, sino de ser capaces de aportar desde la ciencia luces (y quizá sombras) a este histórico movimiento. Si tan grande es el objeto de estudio... Dios nada menos, nada debe temerse pues por parte de esta pequeña forma de evaluación humana.

Similarmente la MTC, algo que sus seguidores en muchas ocasiones no perciben, se ha enseñado, especialmente en el llamado mundo occidental, de forma casi religiosa.

Pero si tan grande es, nada debe temerse si se estudia y analiza desde una óptica también biológica.

En la MTC todo se fundamenta en una entidad inmaterial, abstracta e inaprensible (Chi) que recuerda más a la tetera de Russell que a una práctica médica que pretende ser reconocida.

Cualquier intento de demostrar a sus practicantes que Chi representa una mala traducción del jesuita Soulié de Morant, o una metáfora de la interrelación de todos los fenómenos (también biológicos), o un estado de conciencia acrecentado o una metáfora del metabolismo de un órgano o una traducción diferente en cada contexto es tachado con frecuencia de herejía.

Parece que Chi, y por ende, el resto de términos (Shen, Hun, Jing, Yang, Yin...), deben ser lo suficientemente subjetivos y abstractos para que nadie pueda concretar nada sobre ellos, salvo en términos metafóricos y poéticos, permitiendo que la MTC navegue todavía en un rumbo que dictan aún incólumes libros sagrados.

Esta visión dualista se perpetúa y apoya desde un victimismo histórico, haciendo un flaco favor a sus alumnos y practicantes al debilitarles de partida, al enseñarles que Occidente representa el mal, las farmacéuticas el diablo, la ciencia la rigidez (ahí es nada) y Oriente y la MTC la prístina y clara pureza de la naturaleza, la curación y la sabiduría. Solo les faltaría añadir aquí el mito del buen salvaje de Rousseau para entrar a un cajón sin fondo, que en nombre de lo holístico separa y usa un plan freudiano y cartesiano con la misma intensidad que lo critica.

En resumen, que explicar la MTC desde una posición más parecida a la religión que a la ciencia y desde la superioridad moral de lo natural, "Oriente" o la tradición, aleja más que acerca esa MTC a la sociedad.

He experimentado y visto durante 30 años ese alejamiento y dirección errónea de odio y menosprecio al contrario, pero por fortuna no he sucumbido a ello. Centro mi enfoque en que la MTC debe hacer, y por ende sus practicantes, un ejercicio de empoderamiento real y no de victimismo.

Pero a pesar de la deficitaria e inocente explicación de la MTC más cercana a la religión, de que se diga a la gente que es taoísta cuando se presenta con un claro corte confucionista y de que se incluyan multitud de mitos en su exposición, la MTC contiene numerosas perlas, prácticas y posibilidades que conviene explorar con apertura e interés.

Es cierto que para la mayoría de personas los términos cuasi religiosos (como "alma etérica", "esencia primigenia" o "conciencia del corazón), las apelaciones a la fe ("pues a mi me funciona"), la indefinición de su historia (unos dicen 200, otros 2000 y otros 5000 años) y la terminología abstracta antes citada generan un rechazo tal que es imposible tal exploración.

La opción es clara: pretender que el siglo XXI globalizado aprenda chino de Sichuan del siglo III o que la MTC no tema perder su grandeza ni fuerza ante una explicación biológica de sus fundamentos que lejos de representar un reduccionismo sería justo lo contrario: una integración y ampliación de su paradigma.

No es mi interés aquí, en el prólogo de un libro, explicar los numerosos mitos que la MTC ofrece en su enseñanza (¡daría para otro!) y que en nada ayudan a que en el siglo XXI consiga su principal propósito que no es otro que: 1. demostrar su eficacia de forma rigurosa y 2. ser aceptada por la sociedad como una medicina como tal.

Hay intentos de soluciones parciales a este problema. Algunos lo resuelven con "spanglish" y a modo de aquel fatídico "relaxing café con leche" mezclan términos abstractos y antiguos con términos biológicos, resultando una madeja mayor que riza aún más el rizo.

Otros, entre los que me encuentro, mostramos que el 99% de las metáforas de la MTC son puramente biológicas.

La explicación biológica de la MTC no hace falta buscarla en los autores alternativos ni en los que habitan las fronteras de la ciencia en redes sociales. Se encuentra en los libros básicos de fisiología, anatomía, inmunidad, neurociencia y biología... pero hay que relacionarlos entre sí, en la red que conforman, y no verlos como entidades aisladas. Además la tarea necesita haber habitado ambos idiomas, paradigmas y visiones, no solo médicas sino también meditativas, y mantenerse lejos de la tentación de mezclarlos.

Cuando eso se produce los enemigos desaparecen. No hay Oriente - Occidente, ni psique - cuerpo ni energía - materia. Hay un ser humano bio-psico-eco-social que bebe en cada instante de su historia y de la medicina que su cultura le proporciona con las explicaciones que en ese momento están disponibles.

Un ejemplo de ese intento es el libro que tienes en tus manos y que José María González San José con encomiable esmero y una gran dosis de ilusión (y diría que de inocencia) ha creado.

El intento se desborda en sí mismo: una compleja emoción, los celos, una patología específica, la cistitis y un terreno biológico descrito metafóricamente en la MTC como humedad - calor. En medio no faltan microorganismos, reacciones inmunes, vías aferentes y eferentes del dolor, procesamiento de áreas del cerebro, opiáceos de la sustancia gris periacueductal y complejos NfKB.

Creo que esta obra será en un futuro filtrada, incluso atenuada en algunos de sus postulados y aseverada en otros, pero eso no le quitará su importancia porque representa primero valentía para no caer en la simpleza de las explicaciones de siempre, segundo rigurosidad porque se intenta en todo momento acercarse todo lo posible al argumento más que a la creencia y tercero amor a aquellas disciplinas que el autor siente ejes fundamentales de su propia vida.

Estamos por tanto ante un ejemplo de lo que la medicina china debe acometer en este siglo XXI.

No es la meta ni el libro sagrado al que recurrir, es un libro que muestra las direcciones y pasos que se deben ir recorriendo poco a poco.

Como experto en M.T.C. y neurocientífico alabo a quienes se atreven a estar en los dos lados y en ninguno a la vez.

Enhorabuena José María.

José Sánchez

Jose Sánchez. Neurocientífico, analista del comportamiento humano y científico de datos.

Es Investigador en el Centro de Evolución y Comportamiento Humano (Instituto de Salud Carlos IIII - Univ. Complutense).

Es director de Neuroleader, donde imparte programas de liderazgo, bienestar y rendimiento a personas y organizaciones. Ha trabajado para organizaciones como FIFA, AFC, FIBA enseñando liderazgo y análisis del comportamiento para una mejora del rendimiento personal y profesional.

Cuenta con más de 30 años de experiencia en meditación y técnicas de alineamiento psicofísico y numerosos viajes a comunidades indígenas y culturas en 32 países.

Es experto en MTC, pionero del Tai Chi y Qi Gong en España comenzando sus prácticas en el año 1992.

Fruto de su amplia experiencia crea MTC ConCiencia, en la que desde la biología y la conducta, enseña a potenciar la MTC empoderando a sus practicantes desde una óptica habitualmente desconocida pero esencial para la MTC del siglo XXI.

- Web NEUROLEADER: https://neuro-leader.org/
- Web MTCCONCIENCIA: https://mtcconciencia.teachable.com/
- Página Facebook NEUROLEADER:
  https://www.facebook.com/neuroleader/
- Página Facebook MTCCONCIENCIA:
  https://www.facebook.com/MTC-ConCiencia-742533842795801/
- Web ISCiii: https://www.isciii.es/Paginas/Inicio.aspx

PROLOGO 2 – Dr. Juan Pablo Moltó Ripoll (Instituto PNA)

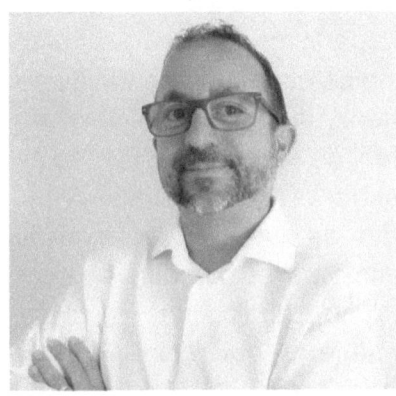

Profesor de las excelentísimas universidades de México, Argentina, Chile en la materia de Acupuntura Científica.

Director y fundador del Instituto Español de investigación y estudio de Psiconeuroacupuntura y Acupuntura Científica.

"Sin duda, algo está pasando en la Medicina China, una nueva generación de investigadores está emergiendo, si bien la teoría tradicional es hermosa y descriptiva es carente de explicaciones. Basada en la metáfora, la Medicina China nos lleva a un mundo impreciso en los tiempos en los que nos movemos, es objetivo de los nuevos teóricos el de llenar de explicaciones las descripciones que hicieron nuestros ancestros, para así llenarlos de prestigio y valor académico. Tenga presente que si Zhang Zhong Jing (150-219) el padre de los síndromes de la medicina china y precursor de las metodologías en investigación estadística en Medicina China si hoy viviera con nosotros, no dude que tomaría prestadas de las ciencias de la biología actual sus descubrimientos, para llevarlos sin vacilar a sus ideas en el desarrollo de los síndromes.

Es así como magistralmente nuestro colega y amigo José María González, ha hecho en este maravilloso libro, equipado con sus conocimientos impecables en Medicina Occidental ha sabido conjugar con una maestría propia de los sabios estos dos paradigmas, el Occidental y el Oriental. Para ello, como no podía ser menos ha entendido que la Psiconeuroinmunoendrocrinología (PINE) es la base que nos conceptualiza nuestra amada Medicina China.

La PINE es sin la menor duda, una de las aproximaciones modernas más sistémica, entiende al organismo como un sistema abierto, de moléculas de información que se comunican a través de redes complejas, y así generan y mantienen al organismo como un todo. La Medicina China durante miles de años entendió estas redes y así las describió, utilizando metáforas, como canales, ríos, yin yang etc... Pues, sus metáforas eran las que eran en aquellos inmemorables tiempos... Hoy esas metáforas se pueden explicar con la PINE, de eso trata este maravilloso trabajo que, sin duda, son horas y horas de integración y de síntesis, quien sin la menor duda solo los abiertos de mente pueden realizar.

La medicina China siempre se fundamento en un movimiento llamado Taoísmo y el Tao no es más que movimiento, un movimiento que tenemos que entender en nuestro avance, muchos colegas tradicionalistas rechazan de lleno hablar al mismo tiempo de Qi o de ATP, porque según ellos, a la medicina china no le hacen falta estos términos. Sin duda, habla la ingenuidad, o incluso el miedo a lo desconocido, saber más nunca podrá empequeñecer una disciplina, sino más bien todo lo contrario, ese es el espíritu del autor de este libro.

Llevo más de 20 años viajando por todo el mundo difundiendo la Medicina China y con ello la acupuntura científica, les puedo asegurar que he conocido a muchas personas que dicen de ellas son investigadores, sin embargo, decir algo es fácil, pero hacerlo ya no tanto. Un día conocí a un sujeto que vino a mi instituto de Acupuntura Científica con una Harley-Davidson, dos horas después estábamos tomando café en una cafetería medieval de esas de hace 500 años donde de seguro se entablaron conversaciones importantes, sin duda, pronto aprecie un shen de integración, uno sabe cuando está con una mente inquieta, desde ese mismo momento supe que José María no era un alumno, era un pensador sistémico que estaba allí enganchado a la misma red de la cual yo bebo, y sabíamos los dos que las diferencias estaban en el rol del momento, pero sin la menor duda los dos supimos que acababa de empezar una amistad profesional y emocional ¿por qué no?. A partir de ese día nuestro shen ha fluido y fluirá….

Es para mí un honor poder prologar un libro que se centra en algo tan específico como es la cistitis femenina, y no solo eso, sino unir este proceso a un fenómeno emocional. El trabajo de justificación en esta obra es doble, por uno entender la cistitis bajo el paradigma sistémico de la medicina china y por otra no menos complejo unir esta a un proceso emocional. Un trabajo de ingeniería intelectual que solo los sistémicos pueden hacer, y sin tocar sensibilidades emocionales que sin duda será lo más complejo.

He disfrutado con esta lectura lo que no he disfrutado con ninguna, no se trata de un trabajo de conjeturas simplistas como muchas que leo últimamente, no se trata de un trabajo de citación de estudios sin más, es un trabajo de integración, de construcción, que define a los nuevos pensadores de la medicina china.

Si usted es médico, verá en esta obra crea un puente de unión entre los dos paradigmas, si es acupuntor advertirá nuevos horizontes. Tanto a unos como a otros, no la rechacen por su tecnicismo, sean perseverantes y apóyense con lecturas que refuercen sus conocimientos, si termina esta obra entendiendo sus ideas, pertenecerá a la nueva generación de intelectuales de la Medicina China.

Prof. Juan Pablo Moltó Ripoll

Instituto Español de Acupuntura Científica.

Laboratorio de Psiconeuroinmunoendocrinología aplicado a la Acupuntura Científica

Cocentaina (Alicante)

España

- Web del Instituto: http://www.psiconeuroacupuntura.com/
- Página Facebook del instituto:
  https://www.facebook.com/institutopna/

PREFACIO

"A veces tengo miedo de caer en la tentación de convertirme en un hombre que vaga sin sentido, a veces creo haber perdido la sana locura y el aguante de tiempos atrás". (Jesús Quintero)

Hay que estar un poco loco (o mucho) para escribir o desarrollar sobre que los celos en las mujeres provocan cistitis....lo sé! ... Pero me dejé llevar... Solo sé que debía hacerlo, solo sé que no aspiro a nada ni siquiera reconocimiento, ni dinero, solo sé que no pierdo nada, solo sé que hacerlo me hace sentir bien. Solo sé que el espacio tiempo desaparece mientras que hago esto.

Lo que tengo cada vez más claro que la locura de desaprender todo lo que he aprendido en conocimientos de Medicina Occidental y formarme posteriormente en medicina Tradicional China ha supuesto agrandar enormemente la visión de cómo abordar no solo la enfermedad, sino a la persona que la padece. Esto en parte tiene que ver que tras casi 20 años tratando con pacientes oncológicos te enseñan que esta enfermedad no es una enfermedad, es una vivencia de experiencias que abarcan no solo al paciente sino también a su familia. Va más allá de la simple biología.

Por infortunio o fortuna de la vida, en mi trabajo por exposición continuada a más de 18.000 horas a quimioterapia desarrollé un SQM que me dejó secuelas crónicas de difícil explicación por cada una de las especialidades médicas que me veían. Nada cuadraba, todo era inespecífico, no había tratamiento, solo sintomático, sentía el rechazo de cada especialidad y del sistema sanitario y el abandono a tierra de nadie. La ignorancia de esta patología era fácilmente declinable a derivación a Psiquiatría. Esto, me permitió esforzarme a estudiar más a fondo a la MTC y la visión funcionamiento integrado de equilibrio alostático de la misma. Esto me permite investigar mis propios tratamientos y posibilidades, y gracias a los resultados, en ello encontré la razón de poder explicar con ambas visiones de forma científica e integrada, maravillándome cada día más de los diferentes mecanismos de acción y posibilidades terapéuticas de la MTC.

Así pues, día a día no veo nada claro el conflicto político sanitario del concepto terapias alternativas, pero si cada vez más nítido la integración y colaboración entre ambas para llegar cada vez más lejos. Veo las grandísimas capacidades científicas, diagnosticas y concretizadora de la MOCC y así mismo veo las pulcras metodologías de trabajo de equilibrio alostático sistémicas de la MTC enmarcadas y postuladas bajo cuantificación y metodología científica.

El 12 noviembre de 2019 llegó otra señal de que voy bien encaminado. Mientras acudía a unas jornadas de formación a profesionales sobre Sensibilidad Química Múltiple (SQM) en la consejería de Sanidad de SESCAM en Toledo, un Dr ponente, (no quiero dar nombre sin su permiso) médico internista y profesor de la Universidad de Castilla La Mancha repitió en varias ocasiones a los presentes: *"mientras que abordemos el conjunto de enfermedades tal como viene actuando la medicina bajo el modelo de enfermedad infecciosa estamos equivocándonos pues no se está curando, solo se está tratando. Nuestra formación académica y el paradigma de la MOCC nos impiden ver de forma amplia el enfoque de las enfermedades. Se necesita un enfoque más amplio y debemos de coger ejemplo de la MTC que para ello llevan milenios con su medicina y les funciona"*.....Reconozco que en ese momento supe que algo de esperanza se ve en algunos profesionales sanitarios con visión amplia y me llamó la atención la enorme humildad que desprendía este profesor.

Esta obra que tienes en las manos no la he hecho yo. Yo solo la he transcrito de una información que venía por momentos no sé de dónde. Es una consecución de instantes de claridad intentados ser conectados de una forma legible. Es una creación que no tenía fin ni objeto consciente del ego de ser escrita, y de lo que empezó por ser una tarea o trabajo de fin de curso de interpretación de síndromes de MTC a MOCC, (de mi maestro neurocientifico del ISCiii José Sánchez y director de

MTCCONCIENCIA) se iba convirtiendo en lo que tienes delante. Su origen era una verdadera locura, pero no me preguntes porque, no titubee en cambiar el objeto de trabajo, aun a sabiendas que era una locura. Cistitis Celopática......me da risa aún como pude pensar en esto.

Acudí antes de nada a psiquiatras y a internistas y a otros médicos a preguntar por aquel tema que decidí. Era evidente.... Cada una de sus respuestas confirmaba la posibilidad de abandonar la cuestión.... Pero no lo hice, no me preguntes porqué. Cada hora y cada rato que me sentaba delante de la pantalla del ordenador no sabía que poner y lo único que me daba fuerza de inspiración era pensar en la idea que en la medida de lo posible aportar mi grano de arena en la legitimación biológica y molecular de la MTC. Y así es como empecé esta locura, con un tema loco y un psiquiatra que me dijo que no está reconocido como enfermedad en el DSM IV, lo cual me llevó a pensar en ese momento que del pasillo de salud mental no salía sin camisa de fuerza puesta.

De esto fue en verano 2018, y allí estábamos los tres, el ordenador, la consciencia colectiva y yo. Me dediqué a transcribir sus señales, los otros 2 hicieron su trabajo.

Ah por cierto; ¡¡Otra señal!! En ese mismo 12 de Noviembre de 2019 este profesor dijo: *"la información está en las bases de datos, solo hace falta saber unirlas para abrir nuevas posibilidades"*

Ah por cierto; ¡¡Otra señal!! En ese mismo 12 de Noviembre de 2019 este profesor dijo: "Las personas no solo tienen biología, tienen biografía"

Hay muchas más señales que me las dejo para mí o para otra obra (si es que sale)....pero seguid vuestras señales. Vais bien. Las mías me llevan (por ahora) a desde donde pueda o sepa, legitimizar la MTC biológica y molecularmente. Aunque sea una locura.....pero todo llega, lo que ha de ser, será: ¡a su debido tiempo!

José María González San José

Alcázar de San Juan 08/12/2019

OPINION DE LOS PACIENTES RESPECTO A LA INTEGRACIÓN DE LA MTC (Montserrat Jiménez García)

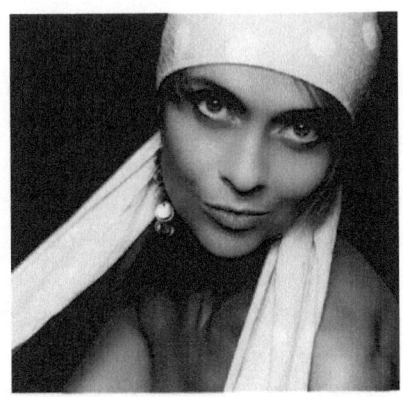

Me llamo Montserrat Jiménez y soy paciente oncológica desde 2104, diagnosticada con cáncer de mama a mis 37 años, que se generó a mis 36, en el embarazo de mi hijo pequeño.

Cuando recibimos un diagnóstico de cáncer, supone un mazazo. De repente se convierte en una encrucijada vital y toca sacar fuerzas de flaqueza para afrontar esta enfermedad. En esos momentos queremos recibir los mejores tratamientos, aquello que nos cure y salve nuestras vidas, pero no somos conscientes de lo que estos tratamientos nos van a quitar y por supuesto de lo que nos van a dejar.

Anterior a la enfermedad había escuchado vagamente hablar de meditación y de la acupuntura. Es muy probable que si me hubiesen dicho lo que he comprobado ahora, no lo habría creído, incluso, lo hubiese cuestionado.

Durante esta enfermedad creé un colectivo de afectadas de cáncer (Las Supernenas). Son muchas las horas dedicadas a escuchar a todas ellas, incluso encontrar similitudes en casi todos los casos, y digo casi porque las denominadas de herencia genética, son las únicas que podrían tener una explicación clara.

Comienzo a ver de una forma especial la vida y todo aquello que me rodea...digamos...que diferente. Ahora tengo claro que cuando un oncólogo busca eliminar un cáncer, se olvida del conjunto del ser humano, sólo ve una patología, algo físico. Somos muchas pacientes por lo que ahora entre todas, descubrimos las medicinas integrativas y complementarias, que éstas producen una mejora en los síntomas producidos por los tratamientos de quimioterapia, convierten al paciente en alguien participativo, informado y con poder, que reconoce su capacidad para controlar y así mejorar su parte física, psíquica y mental, produciendo una evolución de la asistencia médica de un cáncer. Incluso la mejora por el estrés que causa la enfermedad.

A veces, en algunos casos el estrés también genera enfermedades e incluso puede hacer que prolifere una metástasis y a pesar de estar demostrado, nunca escuché a un médico que me explicara esto y eso no quiere que no lo sepan, si no que no lo cuentan. Llega un momento en que las pacientes nos revelamos... presentamos un proyecto de integración y creemos que lo importante es mirar por el paciente. Este proyecto está avalado por 11.000 (once mil) firmas. Lo dejamos claro: no se trata de una competición para rienda suelta a nuestro ego, si no de un derecho como pacientes, como seres humanos a poder elegir, a poder ser informados de que un simple tratamiento de acupuntura puede ayudar y aliviar a nuestro proceso de curación, evitando así mas ingesta de fármacos.

Hemos podido comprobar que a pesar de las evidencias, no se quiere ver, y que en este país existe tanta reticencia a las posibilidades de la medicina tradicional china u otras terapias por desconocimiento o ignorancia. Sólo sabemos medicina de cuerpo y mente. Se olvidan que el ser humano es un conjunto físico y emocional y que ambos van de la mano, por lo cual la medicina accidental está coja, le falta la otra mitad.

Yo no soy un conjunto de órganos y piel, ahora sé que el alma también duele y que detrás de una enfermedad existe un shock emocional y no hay nadie más legitimadas que nosotras, para exigir que dejen de hablar en nuestro nombre y nos dejen hablar y decidir a las pacientes.

Nosotras estamos licenciadas en una carrera que por desgracia no hemos elegido.

¿Por qué no nos dejan conocer estas posibilidades? ¿Es por nuestra protección?...No lo sé.

Está claro que todo lo que genera dinero, está expuesto al intrusismo y ahí sí se puede quedar un paciente desesperado, desprotegido.

Se debe, si de verdad quieren proteger a los pacientes, incluir estas terapias en la cartera de servicios del sistema de sanidad pública, ya que es la forma más correcta de controlar que los terapeutas que las realizan. Son personas bien preparadas y cualificadas y que en realidad complementan y apoyan con estos tratamientos, los que recibimos en los hospitales, además tengo muy claro, que el médico que no entiende de almas, jamás entenderá a sus pacientes.

No es algo nuevo el que en otros países altamente cualificados y punteros en muchas especialidades el que las medicinas complementarias y alternativas estén presentes en el abordaje del paciente. Tanto que incluso que los organismos políticos tienen establecidos gubernamentalmente la organización, estudio, investigación y aplicación de estas medicinas. Claro ejemplo es EEUU cuyo ministerio de sanidad y departamento de salud y servicios humanos (NIH) tiene departamento nacional especifico de salud complementaria y alternativa (NCCIH). (NIH & NCCIH, 2019)

Así mismo en especialidades tan concretas y complejas como es la oncología, y sin salirnos de EEUU tenemos la integración de la MTC a través del Instituto Nacional del Cáncer (NCI), lo que sería en España el equivalente al CNIO (Centro Nacional de Investigaciones Oncológicas). Este NCI americano estableció en octubre de 1998 la Oficina de Medicina

Complementaria y Alternativa del Cáncer (OCCAM) y se desarrolla para coordinar y mejorar las actividades del Instituto Nacional del Cáncer (NCI) en el campo de la medicina complementaria y alternativa (CAM). (OCCAM, 2019). Esto es así hasta tal punto que grandes centros oncológicos de EEUU tratan a los pacientes oncológicos con MTC. Algunos ejemplos de una larga lista son:

- MD Anderson Cancer Center → Huston. www.mdanderson.org
- Dana Farber Cancer Institute → Boston. www.dana-farber.org
- Yale-New Haven Hospital → New Haven. https://www.ynhh.org
- Mayo Clinic Rochester → Rochester. http://www.mayoclinic.org/patient-visitor-guide/minnesota Intl.mcr@mayo.edu
- Memorial Sloan Kettering Cancer Center → NY. https://www.mskcc.org/

Evidentemente hace falta un movimiento cultural acorde a las capacidades y posibilidades de cada país y no es para menos que ese empuje educativo y de amplitud de visión está forjado desde las bases educacionales universitarias, por lo que no es nada raro ni extraño que en multitud de universidades se impartan dentro de los programas sanitarios la formación en abordaje integrativo de la salud, como ejemplo:

- University of Arizona, Stanford University, University of California, Irvine, , University of California , Los Angeles, University of California, San Diego, University of California, San Francisco, University of Colorado at Denver School of Medicine, Connecticut University of Connecticut Health Center , Yale University, University of Wisconsin-Madison , Alberta University of Alberta, University of Calgary, McMaster University, Laval University, University of Hawaii-Manoa, Northwestern University Feinberg School of Medicine, University of

Chicago Pritzker School of Medicine, University of Illinois at Chicago School of Medicine, University of Kansas, Johns Hopkins University, University of Maryland, Boston University School of Medicine, Harvard Medical School, University of Massachusetts Medical School, University of Michigan, Mayo Clinic, University of Minnesota, University of Washington, George Washington University, Georgetown University, University of Medicine and Dentistry of New Jersey, University of New Mexico, Albert Einstein College of Medicine of Yeshiva University, Columbia University, Mount Sinai Medical Center, Duke University of North Carolina at Chapel Hill, Wake Forest University School of Medicine, The Ohio State University, University of Cincinnati College of Medicine, Oregon Health and Science University, Thomas Jefferson University, University of Pennsylvania, University of Pittsburgh, Vanderbilt University, University of Texas Medical Branch , University of Vermont College of Medicine

Esta es la realidad sin salir de EEUU, y no hemos dado un repaso por Europa para compararnos con el resto de los países miembros.

Montserrat Jiménez García

Tomelloso, a 30 de Diciembre de 2019

Página Facebook del grupo Las Supernenas:
https://www.facebook.com/groups/208847952867236/

AGRADECIMIENTOS

Agradezco la generosidad y sabiduría de mi maestro y profesor José Sánchez García, Neurocientifico en el ISCiii, director de NEUROLEADER y MTCCONCIENCIA, doctorando en Neurociencia cognitiva en el Centro de Evolución y Comportamiento Humano (Instituto de Salud Carlos III - U. Complutense).Línea de investigación: Emociones sociales en el cerebro (culpa y vergüenza), por todo el apoyo de orientación en el desarrollo de este trabajo y de corrección en la difícil materia de la neurociencia del comportamiento humano detrás de los celos.

Igualmente a mi profesor Juan Pablo Moltó Ripoll. Profesor de las excelentísimas universidades de México, Argentina, Chile en la materia de Acupuntura Científica. Director y fundador del Instituto Español de investigación y estudio de Psiconeuroacupuntura y acupuntura científica. Aventurero del conocimiento y desarrollo de la MTC en España, perseverante investigador y docente dedicado a difundir y colocar la MTC científica en el lugar que se merece, buscando la innovación en las enseñanzas de la MTC

A la Dra. María del Pilar Mazuecos López. Especialista en Urología del Hospital Mancha Centro cuyo improvisado compromiso en la revisión de la obra y participación en una parte de un capítulo, ha sido fruto de un abordaje en su consulta sin premeditación, lo que confirma que lo que ha de ser.....será. Gracias por tu valentía.

A Fco. Javier García Castillo, fisioterapeuta en el servicio de salud pública, mi amigo y compañero de trabajo, como de aprendizaje, de escucha, luchador, investigador, máster en Mindfullnes y Máster Universitario en investigación en Psicología Clinica y colaborador experto en el desarrollo de parte de un capítulo sobre abordaje con terapias cognitivo-conductual en Mindfullnes.

A mi compañera y amiga Mª José Cabrerizo de Diego, valiente observadora de lo interno y emoción simbiótica viva, artista analista de la microbiota practica, a quien le debo mucho por ser partícipe de mi proceso de recuperación de salud. María José Cabrerizo de Diego, Licenciada en Historia del Arte y Bellas Artes, por problemas de salud, comienza a investigar y a formarse para afrontar lo que años después le fue diagnosticado como SQM. Superando esta situación, estudia en la Escuela Neijing Plantas medicinales. Ya interesada en la alimentación como base de la salud y a raíz de un problema con una infección resistente a los antibióticos, investiga sobre la fermentación aplicando lo aprendido hasta resolver la situación. Continúa su especialización con cursos monográficos y con el Curso Experto en Nutrición Simbiótica del Instituto de Microbiótica.

A mi amigo y chef Saúl Marcos Pola: Licenciando en Historia del Arte. Valiente, arriesgado, revolucionario y decidido propietario

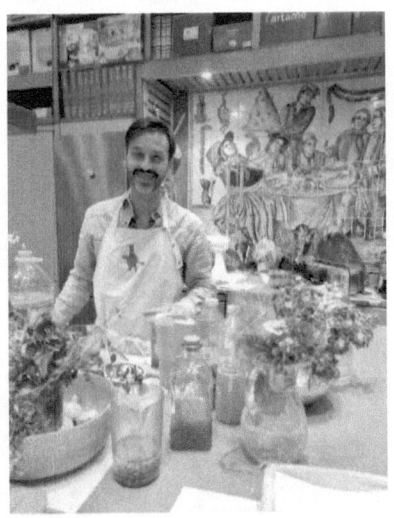

que junto a su hermano Abel van construyendo el carácter y personalidad propia del Restaurante "Estaciones de Mercado" en Alcázar de San Juan (Ciudad Real). Lo considero prescriptor de comida medicina que prepara y sirve con total emoción, dedicación y grandes dosis de humildad. Restaurador simbiótico y creador de exquisito arte fermentista, que ha sido capaz de junto a ese carácter de mente revolucionaria colocarse como el primer y único restaurador fermentista de toda Castilla la Mancha y de otras comunidades a la redonda.

Al Dr Sami Aoufi. FEA de aparato digestivo del Hospital Mancha Centro de Alcázar de San Juan (Ciudad Real) y presidente de la Asociación Española de Hígado y Riñón (AEHR), por estar abierto a la escucha y la apertura de abordaje del proceso patológico con rigor científico, y permitirme exponerle esta forma de ver integrativamente los procesos de salud/enfermedad.

Al compañero tanto de profesión en la sanidad pública como de pasión y dedicación a la MTC Juan Hanh y a todos los profesionales que nos hemos cruzado en el camino y que aportan con su trabajo más granos de arena en esta montaña imparable, gracias por tu confianza y tu trabajo

A mi primo Rafael San José Tovar, informático a distancia; por sus indicaciones y apoyo en menesteres de redes sociales e informática y su paciencia ante una calamidad frente al ordenador. Gracias!...y lo que te queda primo!

A Pablo García Miguel Martín del Campo de Fotografía (©FOLBAP) en Herencia (Ciudad Real). Por su incondicional ayuda en este proyecto.

A demás profesores que han formado parte de mi trayectoria: Alex Padilla, Boix, Jason Smith, Francisco, Marta y María Abengozar, Angelines, David Bonzom, Avi Amir, José Luis Padilla Corral, Alfredo Embid Fonfria y un largo etc

José María González San José
25 de Enero de 2020

PALABRAS Y TÉRMINOS CLAVE

- ✓ **(O2-):** Anión Superóxido
- ✓ **5-HT:** 5-HidroxiTriptamina o Serotonina
- ✓ **AChE:** Acetil colinesterasa
- ✓ **Acupuntura**
- ✓ **AMG:** Amígdala
- ✓ **ARNm:** Ácido Ribo Nucleico Mensajero
- ✓ **ATUI (LUT):** Afecciones del Tracto Urinario Inferior
- ✓ **Auriculopuntura**
- ✓ **BEN-BIAO:** Raíz-Manifestación de una enfermedad
- ✓ **BGA (CI):** Eje Cerebro-Intestino
- ✓ **BHE (BBB):** Barrera Hemato Encefálica
- ✓ **CCA (ACC):** Corteza Cingulada Anterior
- ✓ **Celos**
- ✓ **Cerebro**
- ✓ **CF (FC):** Conectividad Funcional Neuronal
- ✓ **CI (IC):** Cistitis Intersticial
- ✓ **Citoquinas**
- ✓ **cNs-CSF:** Neuronas de contacto con el Liquido Cefalorraquídeo
- ✓ **CPF (PFC):** Corteza Pre Frontal
- ✓ **CPFDL (DLPFC):** Corteza Pre Frontal Dorso Lateral
- ✓ **CPFVM (VMPFC):** Corteza Prefrontal Ventro Medial
- ✓ **CPM (PMC):** Centro Pontino de la Micción
- ✓ **Cronobiología / Biorritmos**
- ✓ **CTC:** Circuito Cerebelo Talámico Cortical
- ✓ **Cx43:** Conexina 43
- ✓ **DA:** Dopamina
- ✓ **dCCA:** Corteza Cingulada Anterior dorsal
- ✓ **DOPA:** Dihidroxifenilalanina

- ✓ **DSM:** Manual Diagnóstico y Estadístico de los Trastornos Mentales
- ✓ **EII (IID):** Enfermedad Inflamatoria Intestinal
- ✓ **Emociones**
- ✓ **EP (PD):** Enfermedad de Parkinson
- ✓ **ERO (ROS):** Especies Reactivas de Oxígeno
- ✓ **Estrés Oxidativo**
- ✓ **FNCD (BDNF):** Factor Neurotrófico Cerebral Derivado
- ✓ **GABA:** Ácido γ-aminobutírico. Inhibidor del SNC
- ✓ **GB (BG):** Ganglios Basales
- ✓ **GBGA (VIC):** Eje Vejiga-Intestino-Cerebro
- ✓ **GD (DG):** Giro Dentado
- ✓ **GP:** Globus Pallidum
- ✓ **GT (TG):** Ganglio del Trigémino
- ✓ **HAC (ACTH):** Hormona Adreno Corticotropa (Hipofisiaria)
- ✓ **HCM (MCH):** Hormona Hipotalámica Concentradora de Melanina
- ✓ **HCR (CRH) / FCR (CRF)** Hormona/Factor liberadora de corticotropina
- ✓ **HHG (HGA):** Eje Hipotálamo-Hipofisiario-Gonadal
- ✓ **Hipocampo**
- ✓ **HPA**: Eje Hipotálamo-Pituitario-Adrenal
- ✓ **IA (AI):** Ínsula Anterior
- ✓ **IgA:** Inmunoglobulina A
- ✓ **IL- (n):** Interleucina
- ✓ **IMAO:** Inhibidores de la Mono Amino Oxidasa
- ✓ **iRMF:** Imagen por Resonancia Magnética Funcional
- ✓ **ISCiii:** Instituto de Salud Carlos iii
- ✓ **ISRS (SSRIs):** Inhibidores Selectivos de Recaptación de Serotonina
- ✓ **LC:** Locus Coruleus
- ✓ **L-DOPA:** Levodopa (Precursor de Dopamina)
- ✓ **Medicina Integrativa**
- ✓ **MeSH:** (encabezados de temas médicos). Palabras clave
- ✓ **Microbiota**
- ✓ **MTC (TCM):** Medicina Tradicional China
- ✓ **MVM (VMM):** Médula Ventro Medial

- ✓ **NA:** NorAdrenalina
- ✓ **NA:** Núcleo de Accumbens
- ✓ **NET (STN):** Núcleo Espinal del Trigémino
- ✓ **Neurociencia**
- ✓ **NF-kB**: (factor nuclear potenciador de las cadenas ligeras kappa de las células B activadas)
- ✓ **NMDAr:** Receptores neuronales de *N-metil-D-aspartato*
- ✓ **NO/ONOO-:** Ciclo Oxido Nítrico/Peroxinitrito
- ✓ **NPV (PNV):** Núcleos Para Ventriculares (del Hipocampo)
- ✓ **NRA:** Núcleo Retro Ambiguo
- ✓ **nTMLC:** Eje Neuronal-Trigémino-Meninges-Liquido Cefalorraquídeo-Cerebral
- ✓ **NTS:** Núcleo del Tracto Solitario
- ✓ **Núcleo de Onuf**
- ✓ **ON (NO):** Óxido Nítrico
- ✓ **ONnS (nNOS):** Encima Oxido Nítrico Neuronal Sintasa
- ✓ **Oxt (OT):** Oxitocina
- ✓ **PET/TAC:** Tomografía por Emisión de Positrones / Tomografía Axial Computarizada
- ✓ **PFAG (GFAP):** Proteína Fibrilar Acídica de la Glía
- ✓ **PINE (PNIE):** Psiconeuroinmunoendrocrinología
- ✓ **Putamen**
- ✓ **rDD(n) (DRD2):** Receptores de Dopamina D2
- ✓ **rES (ESR):** Receptores Estrogénicos
- ✓ **rKISS1 (KISS1R):** Receptor Hormonal Kiss1
- ✓ **rOPK1 (OPRK1 / K):** Receptor Opiode K1
- ✓ **rOPM1 (OPRM1 / µ):** Receptor Opiode µ1
- ✓ **rP2x(n):** Receptores Purinérgicos 2x
- ✓ **rPG (PGR):** Receptor Hormonal Progeesterona
- ✓ **Saliencia:** Capacidad para llamar la atención
- ✓ **Salusin-β:** Neuropéptido modulador inflamatorio
- ✓ **SBH (BHS):** Sistema BongHan Kim de vasos
- ✓ **SBID (SIBO):** Sobrecrecimiento Bacteriano en Intestino Delgado
- ✓ **SCO (COS):** Sensibilización Cruzada entre Órganos
- ✓ **SDPC (CPPS):** Síndrome de Dolor Pélvico Crónico
- ✓ **Septum Lateral**

- ✓ **SGPA (PAG):** Sustancia Gris Peri Acueductal
- ✓ **SII/SCI (IBS):** Síndrome de Intestino Irritable / Síndrome Colon Irritable
- ✓ **SL (LS):** Sistema Límbico
- ✓ **SNC (CNS):** Sistema Nervioso Central
- ✓ **SNC:** Sistema Nervioso Central
- ✓ **SQM (MCS):** Sensibilidad Química Múltiple
- ✓ **Sustancia P:** Neuropéptido nocioceptor
- ✓ **SVD:** Síndrome de Vejiga Dolorosa
- ✓ **SVH:** Síndrome de Vejiga Hiperactiva
- ✓ **TGP:** Teoría de Género Y Poder
- ✓ **TH:** Tirosina Hidroxilasa
- ✓ **TNF-α:** Factor de Necrosis Tumoral
- ✓ **Vejiga**
- ✓ **VH:** Vejiga Hiperactiva
- ✓ **YNSA:** Yamamoto New Scalp Acupuncture

INTRODUCCIÓN:

¿Son los celos un factor predisponente para padecer una cistitis?

La Medicina Tradicional China (MTC) define la cistitis intersticial (CI) como (JIAN ZHI XING PANG GUANG).

Si hoy preguntáramos a un especialista en MOCC sobre si hay alguna relación entre una infección urinaria y estados emocionales, muy probablemente ese planteamiento seria poco probable, y si tuviésemos suerte estaría relegado a último lugar cuando ya no hubiese forma de tratar habiendo agotado todas las posibilidades terapéuticas. Si nos ponemos a rebuscar en la bibliografía científica la relación entre cistitis y celos y ponemos los MESH correspondientes en la base de datos NCBI nos encontraríamos lo siguiente:

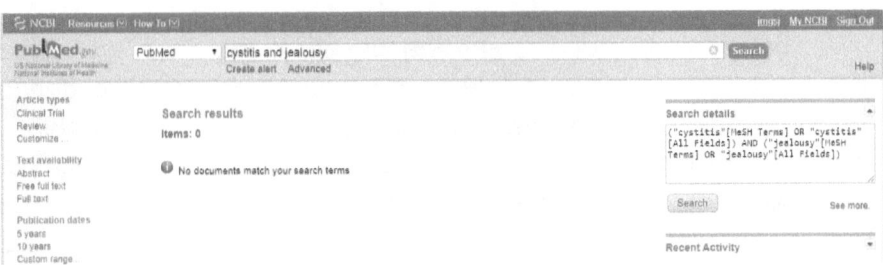

Entonces…. Si quiero hacer una búsqueda con los MESH acupuntura y celos en la misma base de datos, ¿qué ocurrirá?..... Pues justo lo mismo…. Probemos otras, TRIPDATABASE, SCIELO, CHOCRANE, GOOGLE SCHOLAR, WANFANGDATA, UP TO DATE, y mas de 118 recursos electrónicos disponibles en la biblioteca electrónica de salud del Servicio de Salud de Castilla la Mancha SESCAM (SESCAM, 2006)……..etc….. Igual…..todo cero resultados!!!

¡Vaya!... la cosa se complica. Parece que no está contemplado esa relación a fecha de Noviembre de 2019; pero, ¿entonces? ¿Cómo es que hace 2, 3, 4 o 5 mil años los eruditos de la MTC contemplaban esto? ¿Cómo podían realizar las inferencias casuísticas en la mujer con cistitis y exploraran durante la anamnesis la situación de vivencias de celos como posible etiología? ¿Sin métodos ni ciencia objetiva como lo hacían? ¿Por qué ajustaban los tratamientos de forma diferente en cada tipo de cistitis? ¿Cómo podían identificar diferentes tipos de cistitis? Sin duda todo un respeto y un gran mérito, al poder contemplar al individuo en su totalidad y porque desde entonces parece que las investigaciones en medicina occidental de talante concretizadora soslayan el entorno donde el paciente y perdemos multitud de datos muy importantes para poder entender un proceso patológico desde su multidimensionalidad

Vamos pues a intentar en el desarrollo de este libro desgranar desde la ciencia los datos objetivos y cuantificarlos, para legitimizar biológica y molecularmente las pesquisas, teorías y tratamiento de la MTC

Lo primero que vamos hacer es comprobar en obras bibliográficas de medicina interna de reconocido prestigio donde las referencias dentro de la etiopatogenia de las cistitis, son debidas en el 80% de los casos a la bacteria *E. Colli* y el 20% restantes por las enterobacterias *Proteus Mirabillis, Klebsiella, Streptococcus Aureus, Fecallis,* etc... pero no hace referencias a aspectos o factores psicológicos. (Mensa Pueyo, 1992).

Tenemos que esperar unos años más adelante, más concretamente a partir de 1996. El Dr. GEORGE F. SOLOMON (1931-2001), el padre de la PINE (Psico-Neuro-Inmuno-Endocrinologia) que ha estado investigando la relación entre cerebro, las emociones y el sistema inmune para poder plantearnos nuevas preguntas a los paradigmas hasta entonces presentes. Desde esta óptica el estrés, ansiedad, impactos y trastornos emocionales provocan alteraciones en las vías de funcionamiento de los sistemas inmunológicos, endocrinos y nerviosos, alterando los diferentes ejes cortico-hipotalámico-hipofisarios hasta tal punto de relacionarse con alteraciones neuropsiquiátricas, depresión, ansiedad, esquizofrenia, síndromes metabólicos, síndromes reumatológicos, enfermedades autoinmunes, síndromes de intestino irritable, enfermedades periodontales, tumores, etc. (Castés Boscán, 2018), (Nora González-Díaz, Arias-Cruz, Elizondo, & Monge, 2017). (Leue, Kruimel, Vrijens, Masclee, Van Os, & Van Koeveringe, 2017) . En cuanto a las emociones básicas de (miedo, ira, asco, tristeza, felicidad) es preciso indicar que existen muchos metaanálisis (Phan et al en 2002, Wager et al en 2003, Murphy et al en 2003, Vytal & Hamman en 2010, etc) que analizan a través de RMfl las regiones neuronales involucradas cuando uno está experimentando un estado emocional particular, en un intento de comprender las bases neuronales del procesamiento emocional asociado con percibir y experimentar una cierta emoción. (Eisenberger, 2015).

Así mismo, actualmente hay evidencias que constatan esta relación estrecha entre el sistema nervioso y el sistema inmune. Las células inmunitarias activadas producen mediadores solubles que no solo coordinan las respuestas inmunitarias locales y sistémicas, sino que también actúan en el lóbulo temporal medial del cerebro (Amígdala y Sistema Límbico) para iniciar adaptaciones conductuales, neuroendocrinas y metabólicas. Estudios anteriores han demostrado que la amígdala, un grupo de núcleos ubicados en el lóbulo temporal medial, está involucrada en el procesamiento central de señales aferentes del sistema inmunitario periférico. Esto apoya la visión del sistema inmunológico como un órgano sensorial que reconoce patógenos invasores y transmite rápidamente esta información al cerebro, independientemente de la naturaleza de la respuesta inmunitaria inducida. La observación de que las respuestas neuronales y de comportamiento a los desafíos inmunitarios periféricos no están necesariamente acompañadas por una mayor expresión de citoquinas (IL-1, IL-6 y TNF-α) en el cerebro sugiere que las citoquinas no son los únicos factores que impulsan las respuestas relacionadas con la enfermedad en el SNC y provocando un efecto comportamental denominado "Conducta de

Enfermedad". (Gorczynski & Stanley, 2007). (Peakman & Vergani, 2011). Dicha conducta incluye síntomas como anorexia, apatía, anhedonia, fatiga, depresión, ansiedad, deterioro cognitivo y aislamiento social. (Prager, y otros, 2013). Igualmente está documentado por Connor en 1998 y Koo en 2009 que tanto las citoquinas IL-1 y TNF-α han demostrado que poseen alto potencial ansiogénico. La presencia de citocinas proinflamatorias induce la activación de PGE2, que actúa sobre diversas aéreas cerebrales que están envueltas en la percepción de síndrome de enfermedad, actuando sobre hipotálamo, amígdala y sistema límbico y aquí producen cambios en los niveles de neurotransmisores (adrenalina, la noradrenalina, la serotonina y la dopamina), que son moduladores de distintos circuitos cerebrales y están relacionados con el funcionamiento correcto del cerebro. (Moltó Ripoll, Psiconeuroacupuntura aplicada a la Inmunología, 2018). (Moltó Ripoll, Acupuntura, Inflamación y Conducta, 2019) Esta relación entre sistema inmune y nervioso también está apoyado con estudios en modelos animales con enfermedades neurodegenerativas en el que se demuestra, que los astrocitos (las células gliales mas abundantes en el cerebro) responden a la acumulación de las placas amiloideas adoptando un fenotipo reactivo caracterizado por un incremento de la Proteína Fibrilar Acídica de la Glía (GFAP) y sintetizando citoquinas Proinflamatorias. (Velasco-Estevez, y otros, 2018).

La milenaria Medicina Tradicional China (MTC) ha desarrollado durante milenos una gran capacidad de observación de síntomas en ausencia de tecnología, por lo que durante el proceso de clínica siempre ha sido preciso un abordaje integral u holístico del cuerpo humano para anotar cuantos mas factores o signos fuesen determinantes en el proceso de diagnosis. Para ello utiliza una serie de teorías propias a través de usos de diferentes metáforas para explicar las enfermedades. En el desarrollo de la clínica describe perfectamente síntomas y signos que encuadra en unos síndromes y en un lenguaje propio. Dentro de la descripción de síndromes de MTC, es raro ver síndromes puros; existen algunos que son mezclas de varios o estados evolucionados de síndromes, manifestándose con síntomas que a priori nada tiene que ver con los factores del paciente. Estas situaciones hacen que tanto el terapeuta como el paciente se despisten en el proceso de descarte de la raíz o manifestación (BEN-BIAO) Este es el caso de un cuadro patológico que involucra a la vejiga que sucede cuando el Fuego de Corazón desciende a Intestino Delgado y desde aquí se trasmite a la Vejiga. La consecuencia más habitual es la cistitis que aparece tras un disgusto o la represión de una emoción fuerte. Dentro la etiología psicoemocional, como factor patógeno interno emocional (XIE QI) describen que los celos o sospechas mantenidas durante largo plazo pueden causar este cuadro patológico. (Vilamitjana Carandell, Identificación de síndromes según los ZANGFU, 2010)

Como premisa de base de conocimiento y abordaje del funcionamiento de cuerpo por parte de la MTC, esta lo entendía hace milenios como un todo indivisible interactuando entre sus partes en busca de un estado de equilibrio con mecanismos alostático y/o homeostáticos propios de las teorías MTC donde tienen cabidas, emociones, psiquismo, factores patógenos externos e internos, relaciones entre sus iguales y con el medio, etc. Es decir el SER HUMANO es un ser HOLISTICO que funciona en un todo conjunto.

Esta visión holística no ha sido propia solo de las culturas orientales, ya en la antigua Grecia Hipócrates (460 a.C. – 370 a.C.) se practicaba la medicina Holística considerando al SER HUMANO no solo como un cuerpo físico, sino que confería IGUAL importancia a emoción, mente y espíritu. En los templos se trabajaba con hipnoterapia, apoyo familiar, alimentación, ejercicio, música y oración.

> *"Preferiría saber qué clase de persona tiene una enfermedad, a qué clase de enfermedad tiene una persona"*. **HIPOCRATES**

> *"Cuando se enferma el alma, se enferma el cuerpo y a la inversa"*.

La medicina holística seguía haciéndose presente con GALENO (130 d.C – 200d.C.) quien demostraba características de personalidad melancólica en mujeres con cáncer de mama y PARACELSO (1493-1541) que insistía en la importancia de la imaginación en la aparición de la enfermedad, así como en el proceso de curación (Castés Boscán, 2018)

Los pensamientos holísticos de los padres de la medicina quedaron sepultados en el S.XVI a través de 2 grandes científicos y filósofos: RENE DESCARTES (1596-165) e ISAAC NEWTON (1643-1727). Apareció entonces el objetivismo del conocimiento científico con 2 nuevos conceptos (El Mecanicismo y el Reduccionismo). Esto hizo que el pensamiento Biomédico se viese modificado. Este pensamiento cartesiano que trajo Descartes consagraba la razón como fuente principal de conocimiento y trajo un cambio drástico en la imagen de la naturaleza y por ende a la concepción del cuerpo humano de organismo a máquina, lo que afectó a la actitud de la persona hacia la misma.

Esta distinción entre cuerpo y mente se afianzó aun más con ISAAC NEWTON quien asumió que la única aproximación válida para obtener conocimiento era erradicar los sentimientos y la subjetividad para tratar de ser lo más racional u objetivo. Este pensamiento sigue en nuestro siglo, así pues:

"El cuerpo humano es una máquina, que puede analizarse desde el punto de vista de sus partes; la enfermedad es el funcionamiento defectuoso de los mecanismos biológicos que se estudian desde la biología celular y molecular; la tarea del médico es intervenir, físicamente o químicamente, para corregir las disfunciones de un mecanismo especifico". **GEORGE ENGEL (1913-1999)**

En esta visión de fragmentación por parte de la medicina moderna, se está trazando un derrotero con rumbo hacia un proceso de deshumanización, reduciendo la salud a una función mecánica, e inexorablemente al abandono del proceso de curación, en el cual intervienen una complejidad de interacciones de aspectos físicos, fisiológicos, sociales, ambientales, psicológicos, cognitivos y espirituales; siendo algunas de estas funciones difícilmente cuantificables o mensurables con el método científico y el sistema biomédico actual. (Kottow, 2009)

Hemos tenido que esperar a la llegada de la física cuántica moderna, con científicos como ALBERT EINSTEIN (1879-1955) para descubrir que la materia o la masa es una forma de energía, lo cual esto influye en la percepción que tenemos de la materia y de las partículas y sus interacciones, que han demostrado comportarse igual tanto a nivel universal cósmico como a niveles subatómicos.... Como curiosidad en los pensamientos filosóficos y médicos de oriente en los que se basan las teorías de MTC se dice que lo que es abajo es arriba, y lo que es adentro es afuera. Aquí podemos ver en este ejemplo el puente que se tienden ambas visiones

Parece que con la llegada de la Psiconeuroinmunoendrocrinología (PINE) y todo el desarrollo e investigación en neurociencias, ambas formas de entender el proceso de salud y enfermedad confluyen en un mismo punto, una confluencia de visión holística del ser humano. Autores expertos en MTC como Juan Pablo Moltó proponen el abordaje del eje PINE a través de la acupuntura como emergencia, porque justifica los mecanismos de acción de la MTC justamente en la regulación del citado eje PINE y fascias musculares en un complicado proceso de homeostasis y alostasis. (Moltó Ripoll, Acupuntura Científica basada en la Psiconeuroendocrinoinmunología, 2018). La tradición metafórica de la MTC sobre los procedimientos de equilibrio entre meridianos, YIN, YANG, WU XING (5 elementos), sustancias vitales, etc, se basa en la integración de la más moderna modulación fisiológica y molecular, o sea modulación neuroinmunoendocrina, trabajo que la ciencia emergente empieza a utilizar desde el sistema Psico-Inmuno-Neuro-Endocrino (PINE). Este sistema podría explicar cómo puede afectar los celos al desarrollo de una cistitis, es decir un estado emocional que llega a somatizar una cistitis. (Moltó Ripoll, Acupuntura, Inflamación y Conducta, 2019). Increíble y vertiginosa propuesta, pero desde esta óptica PINE puede ser posible entender que hace milenios los médicos en la antigua china determinasen que los celos en la mujer pudieran provocar cistitis.

La monitorización de marcadores moleculares, biológicos, fisiológicos además de la tecnología de las imágenes de Resonancia Magnética Funcional de Imágenes (RMFI) para visualizar las estructuras cerebrales activas en los diferentes procesos mentales y emocionales, permiten una aproximación de que mecanismos entran en funcionamiento durante la experiencia de celos y de afecciones genitourinarias, así mismo algunos investigadores en la actualidad plantean hipótesis de algún eje de funcionamiento complejo vejiga-intestino-cerebro (GBGA) en el que también están implicada la microbiota intestinal y el eje hipotálamo-Hipofisiario-adrenal (HPA). (Li, y otros, 2015) y factores epigénicos.

Desde este foro de unificación trataremos de legitimizar la MTC y dar explicación de uno de esos síndromes que a priori parece difícil entender la relación: "CALOR HUMEDAD DE VEJIGA POR INVASION DE CALOR FUEGO EXUBERANTE DE CORAZON QUE SE DERRAMA A INTESTINO DELGADO" causado por CELOS en la mujer

Pero también este trabajo tiene otros objetivos secundarios pero igual de importantes, como

- Plantear la PINE como el puente de entendimiento entre ambas visiones de la medicina, ya que tanto como PINE como MTC contemplan el funcionamiento del organismo como un baile de procesos alostáticos en búsqueda de constante equilibrio biofisiológico
- Dar a conocer a los profesionales de la MOCC la evidencia y seriedad de la MTC para alejar su visión de procedimiento vinculado ignorantemente a la

magia u esoterismo y poderlo traducir de las complejas metafóricas de las teorías de la MTC

- Dar a conocer a los profesionales de MTC la necesidad de abordar la MTC desde la óptica de la investigación para fundamentar su aplicabilidad y que no es todo tan fácil si queremos que se tome en serio nuestra profesión y podamos ser escuchados con un lenguaje común clínico científico
- Dar a conocer a los grupos y colectivos de pacientes una posibilidad de abordaje integrativo de sus patologías con una base científica y sólida lejos de la postura misticista u mágica
- Y otro objetivo más loco pero, ¿por qué no? Plantear el descubrimiento o dar nombre a una patología hasta ahora no catalogada en MOCC. CISTITIS CELOPATICA. ¡Quién sabe!……

Capitulo 1: CISTITIS. ANATOMOFISIOPATOGENIA DESDE LA MOCC

Breve descripción de la cistitis desde la MTC

La MTC define la Cistitis Intersticial (CI) o Síndrome de Vejiga Dolorosa (SVD) como (JIAN ZHI XING PANG GUANG)

En términos de MTC también es complejo diferenciarlas en cuanto las posibles etiologías, enmarcada dentro de "Micciones frecuentes (XIAO BIAN PIN SHUO)", "Orina frecuente (NIAO PI)", "Micciones urgentes (NIAO JI)", "Dolor en abdomen menor (SHAO FU TENG TONG)", "Micciones dolorosas"(XIAO BIAN TENG TONG), "Micciones Turbias" (NIAO ZHUO), "Disuria-Estranguria" (LONG BI o LIN ZHENG), "Hematuria"(XIAO BIAN CHU XIE), "Relaciones sexuales dolorosas (NU XING XING JIAO TONG)", "Relaciones dolorosas femeninas en vientre bajo (PAIN IS *XIAO FU TONG)*" (Genis Sol, 2016), (Miralles Garcia, Disuria y Estranguria, 2012), (Flaws & Sionneau, 2005)

Desde la óptica de la fisioenergética de MTC la vejiga adopta funciones de recibir y trasformar los líquidos procedentes de Intestino Delgado, Intestino Grueso y líquidos turbios del Pulmón que envía al Riñón, para posteriormente almacenarlos o evacuarlos. Para ello, para realizar todas sus funciones depende íntimamente por una parte del QI y del YANG de Riñón, y por otra del SANJIAO principalmente JIAO Inferior. Puede verse igualmente afectada por bloqueos de QI Hepático que obstruye vías de agua y por fuego de corazón que lo trasmite a vejiga a través de ID. El síndrome más característico que le afecta es el de Calor-Humedad (Maciocia, La práctica de la Medicina China, 2009)

En el caso que nos compete nos centraremos en las cistitis recurrentes femeninas secundarias a la tensión provocada por los celos dentro de la etiología emocional del miedo, ansiedad, inseguridad mantenidas, que son emociones en desequilibrio propias de la clasificación por órganos y entrañas asociadas a Vejiga y Riñón y acaban agotando la energía de estos. Autores de prestigio como Giovanni Maciocia recoge de los textos milenarios clásicos y actuales que en adultos los desequilibrios de la Vejiga se manifiestan a menudo con sentimientos de desconfianza y celos. Este síndrome también es muy frecuente en ancianos y en periodos de gran actividad sexual. (Maciocia, Los Fundamentos de la Medicina China, 2013). Pero ¿cómo se llegaba a estas observaciones? ¿Qué significa esto hoy día en la visión y conocimiento científico? Empezaremos por entender la fisiología tal como la vemos en el método científico

Fisiología de la Micción en la MOCC

El reflejo de la micción es uno de los reflejos autónomos, pero la liberación de orina está regulada por mecanismos neuronales voluntarios que involucran centros en el cerebro y la médula espinal. El reflejo de micción es un reflejo de contracción de la vejiga para el cual el centro reflejo está ubicado en el tegmentum pontino rostral (centro de micción pontino: PMC). Hay dos vías aferentes desde la vejiga hasta el cerebro. Uno es el sistema dorsal y el otro es el tracto espinotalámico. Los aferentes al PMC ascienden en el tracto espinotegmental, que atraviesa el funículo lateral de la médula espinal. La vía eferente desde el PMC también atraviesa el funículo lateral de la médula espinal para inhibir el núcleo simpático toracolumbar y el núcleo del nervio sacro pudendal, al tiempo que promueve la actividad del núcleo sacro parasimpático.

Ilustración 4.Vias descendentes motoras parasimpática de los órganos y suelo pélvico. Control motor de la micción. La inhibición del núcleo simpático y del núcleo del nervio pudendo induce la relajación del cuello de la vejiga y el esfínter uretral externo, respectivamente. Hay dos centros que inhiben la micción en las protuberancias, que son el centro Pontino de almacenamiento de orina y la formación reticular pontina rostral. En el cordón lumbosacro, las neuronas glutamatérgicas e inhibidoras glucinérgicas / GABAérgicas excitadoras influyen en las extremidades aferentes y eferentes del reflejo miccional. La actividad de estas neuronas se ve afectada por la actividad pontina. Existen varias áreas excitadoras e inhibidoras que coexisten en el cerebro, pero el cerebro tiene un efecto inhibitorio general sobre la micción y, por lo tanto, mantiene la continencia. Para que ocurra la micción, el cerebro debe disminuir su influencia inhibitoria en el PMC. (Sugaya, Nishijima, Miyazato, & Ogawa, 2015), (Gómez Ayala, 2008), (Tortora & Grabowski, 1996)

Ilustración 1. Resumen esquema de factores y estructuras implicadas en la micción

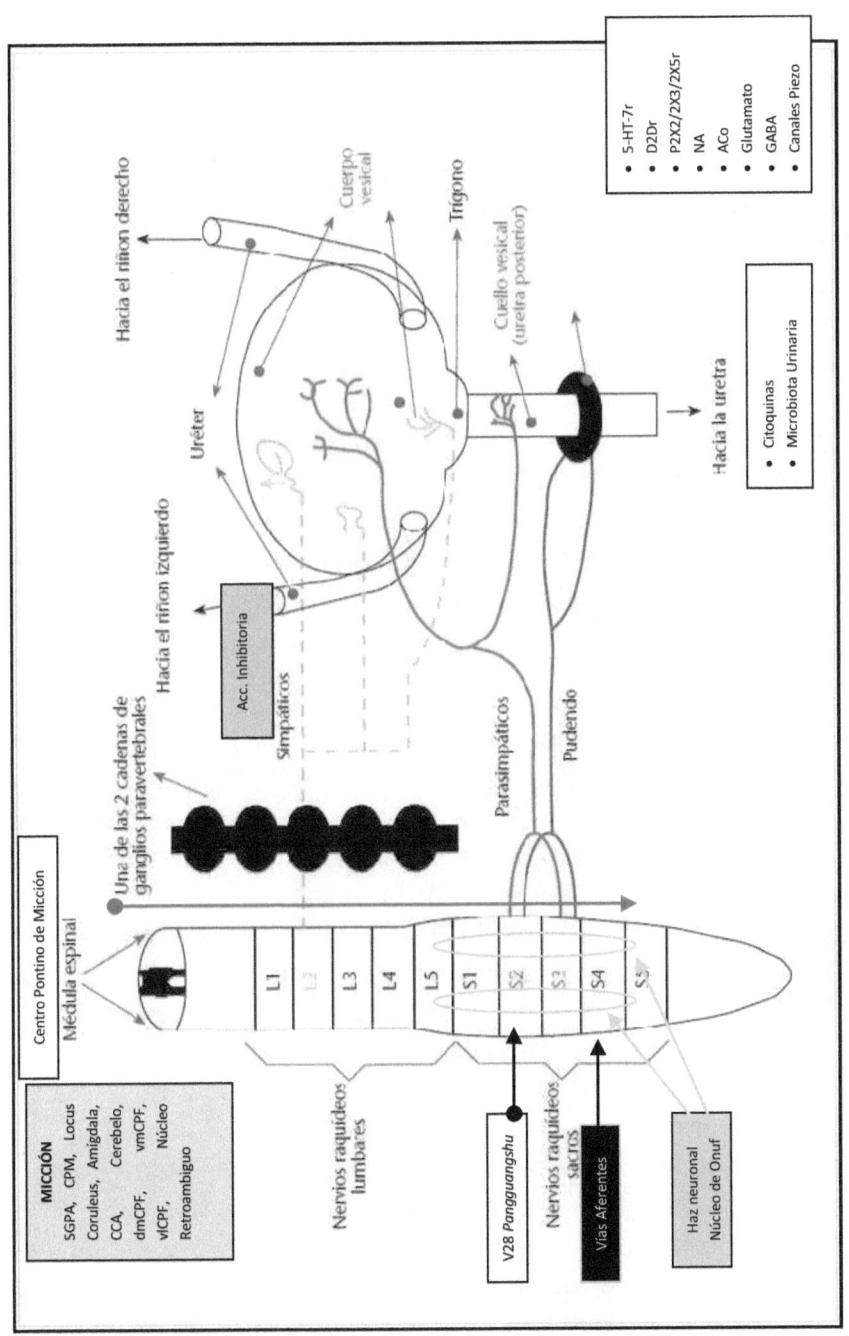

Perspectiva de la medicina occidental de la anatomofisiopatogenia de la cistitis intersticial

La cistitis intersticial (IC) es reconocida por los clínicos como una afección crónica de la vejiga dolorosa, pero que es difícil definir criterios estrictos. Ha habido diferentes estamentos que ha intentado definir la IC mediante criterios estrictos como El Instituto Nacional de Diabetes y Enfermedades Digestivas y del Riñón, La Asociación Americana de Urología (AUA), La Sociedad de Urodinámica y Urología Femenina, La Sociedad Internacional para el Estudio del Síndrome de Dolor en la Vejiga, La Asociación Europea de Urología (EAU). Mc Lennan informa en su estudio que la aplicación de estos criterios estrictos se omite el diagnóstico de más del 60% de los pacientes considerados por médicos con experiencia como definitivamente o probablemente con CI. (McLennan, 2014).

Otros autores determinan que es preciso la realización de cistoscopias para descartar la presencia de ulceras o lesiones de Hunner, pues el hallazgo cistoscópico es crítico para guiar el tratamiento. Se plantea que las lesiones de Hunner en las CI es una enfermedad distinta de las CI sin lesiones de Hunner y por tanto la terapia debe centrarse en la vejiga. La gran mayoría de pacientes con CI sin lesiones de Hunner necesitan el manejo de los músculos del piso pélvico como terapia primaria, complementarias por terapias dirigidas a la vejiga según sea necesario, así como un equipo multidisciplinario para gestionar una gran variedad de otros síntomas regionales / sistémicos, por lo que debido a la naturaleza compleja, a menudo multisistemica, de las no Hunner hay que ofrecer una variedad de complementarios medicamentos como la acupuntura, masajes, Imágenes guiadas, y terapia de Reiki. Psicológico Terapias que incluyen terapia cognitiva y conductual. (TCC), terapia interpersonal, y emocionalmente También se ofrece terapia expresiva (EET). La TCC ayuda a los pacientes a desarrollar un manejo efectivo de estrategias para manejar el estrés y la preocupación que pueda acompañar tanto el dolor como los problemas urológicos. Esto es particularmente importante a la luz de los recientes Estudios que resaltan la importancia de la intervención psicológica además de la terapia médica. para las comorbilidades asociadas con la CI no Hunner (Han, Nguyen, Sirls, & Peters, 2018). Esta situación plantea desde la neurobiología que los celos provocan una percepción dolorosa biopsicosocial que activan idénticas zonas cerebrales del dolor físico como Corteza Prefrontal. Por lo que esto refuerza el uso de terapias como la estimulación magnética transcraneal repetitiva, la estimulación de corriente directa transcraneal, los antidepresivos, la acupuntura, la terapia conductual cognitiva, la atención plena, la música, el ejercicio, el apoyo de la pareja, la empatía, la meditación y la oración. (Ong, Stohler, & Herr, 2019)

Independientemente de la definición que adopte el médico, parece haber ciertas consistencias a través de ellos: disuria, micción urgente, polaquiuria, o la nicturia, incontinencia, tenesmo, estranguria. No suele dar fiebre, rara vez hematuria y puede cursar asintomática en un 75% de los casos tras diagnosticarse por urocultivo. Tres quintos de los síntomas en mujeres suelen ser psicógenos. (Auerback & Smith, 1952).Hay autores que determinan en revisiones sistemáticas que existe un gran problema si atendemos a solo la determinación de presencia de bacterias con los protocolos de urocultivo habituales, ya que estos no detectan todas las cepas, y mucho menos las que son beneficiosas y regulan el equilibrio del microbioma urinario. Se necesitan análisis por secuencia metagenómica de ARNr 16S y el cultivo cuantitativo de orina expandido proporcionaron evidencia de la presencia de bacterias vivas en la orina, no detectables por los protocolos de cultivo estándar. (Antunes-Lopes, y otros, 2018) Existe más riesgo de infección renal en mujeres embarazadas (Escalante, 1997) y las recidivas se dan en un 20% de los casos de mujeres y el 80% por re infección de un nuevo germen. Ambas sin causa aparente y tras un tratamiento adecuado (Mensa Pueyo, 1992). También hay alimentos que pueden agravar esta condición incluye alcohol, tomates, especias, chocolate, bebidas con cafeína y cítricas, y alimentos con alto contenido de ácido. (Flaws & Sionneau, 2005)

Algunos autores apuntan que un 15-16% de las mujeres no tienen base orgánica de CI, no existiendo presencia obvia de bacterias sino por mecanismos subyacentes hiperactivos de la vejiga y por consecuencia la ineficacia de los tratamientos habituales que se encuentran limitados. (Grundy, Caldwell, & Brierley, 2018) Ya se referían en estudios de inicio de siglo XX que hay factores emocionales asociados a la ansiedad, estrés, frustración, conflictos sexuales, represión, insatisfacción, relaciones extramatrimoniales, idea de odio su pareja, rechazo de su propia feminidad, etc... que pueden ser la causa de la continuidad de las cistitis en las mujeres ya que en hombres es más común la etiología estructural o funcional. Una consideración puramente orgánica de lo genitourinario desórdenes llevarán a conclusiones erróneas y resultados terapéuticos insatisfactorios. El enfoque psicosomático, considerando tanto aspectos física como psicológicos explicarán muchos casos hasta ahora difíciles. Así mismo la activación (Arousal) sexual en la pubertad provoca tensión pélvica con sensación de ganas de orinar y en los adultos la excitación erótica en las relaciones sexuales puede provocar en la mujer la micción espontanea por distensión de vejiga (Auerback & Smith, 1952) Esto se confirma en la actualidad evidenciando que ciertos estímulos ponen en marcha mecanismos subyacentes que afectan a estructuras cerebrales implicadas en ciertas emociones que afectan directamente a una manifestación de problemas genitourinarios por sensibilización, activación e hiperfunción o hipofunción de la vejiga a través de vías aferentes, entre ellos estados emocionales, interacciones sociales negativas, depresión, ansiedad, estrés con una correlación muy fuerte. (Leue, Kruimel, Vrijens, Masclee, Van Os, & Van Koeveringe, 2017) (Grundy, Caldwell, & Brierley, 2018). Los últimos descubrimientos en neurociencia van determinando que el estrés está provocando CI y exacerban los síntomas de afecciones crónicas del dolor visceral por mecanismos o vías diferentes ya sea estrés crónico o estrés agudo daño en ciertas estructuras cerebrales como la Amígdala y la Médula Ventro-

Medial. (Fuentes & Crhistianson, 2018). Ilustración 2. Mecanismos de afectación del eje Hipotálamo-Pituitario-Adrenal (HPA) del estrés en etapas tempranas de la vida.

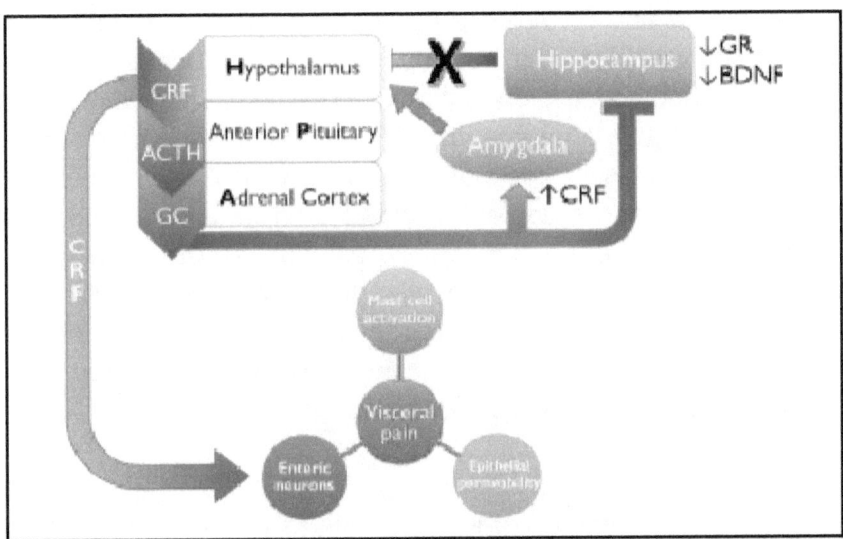

Ilustración 2. Mecanismos de afectación del eje Hipotálamo-Pituitario-Adrenal (HPA) del estrés en etapas tempranas de la vida.

Representación esquemática de los cambios inducidos por el estrés en la vida temprana en la regulación límbica y del eje hipotálamo-hipófisis-adrenal (HPA). Después de la exposición a un factor estresante agudo, el hipotálamo liberará el factor liberador de corticotropina (CRF), que le indica a la hipófisis anterior que libere hormona adrenocorticotrópica (ACTH). La circulación sistémica de ACTH inicia la corteza suprarrenal para liberar glucocorticoides (GC, cortisol en humanos, corticosterona en roedores). Tanto GC como CRF se unirán a receptores expresados por estructuras superiores dentro del eje HPA y por estructuras límbicas, incluyendo la amígdala e hipocampo, para reducir la actividad del eje HPA y restaurar la homeostasis al cesar el factor estresante. El estrés en la vida temprana interrumpe este sistema al aumentar la liberación de CRF desde el hipotálamo y la amígdala, así como la disminución del receptor de glucocorticoides (GR) y el factor neurotrófico derivado del cerebro (BDNF) en el hipocampo, que tiene un efecto combinado de aumentar la retroalimentación positiva sobre el eje HPA y activar la activación. Las acciones posteriores de CRF incluyen aumentar activación de mastocitos e induciendo efectos inflamatorios locales, uniéndose a las neuronas entéricas que pueden aumentar la motilidad del colon y aumentando la permeabilidad epitelial por interrumpir las uniones estrechas. Juntos, estos mecanismos provocan un aumento del dolor visceral en los órganos afectados por el síndrome del intestino irritable (SII), cistitis intersticial / dolorosa síndrome de vejiga (IC / PBS), prostatitis crónica / síndrome de dolor pélvico crónico (CP / CPPS) y / o vulvodinia entre otras. (Fuentes & Crhistianson, 2018)

Entre el 10-20% de las mujeres sufren alguna vez una infección de las vías urinarias. En el hombre es más frecuente durante el primer año de vida y a partir de los 50 posiblemente por factores prostáticos. En las mujeres pasa del 1% en la edad escolar al 5% a los 20 años coincidiendo con inicio de relaciones sexuales y embarazos. Esta tasa aumenta de 1-2% por cada década de vida y a la edad de 70 años se presenta en un 10% de ellas y de forma asintomática. La senectud, enfermedad crónica y enfermedades neurodegenerativas entre las que destaca con relevancia la Enfermedad de Parkinson (por la perdida por degeneración, daño mitocondrial y necrosis de neuronas dopaminérgicas en la sustancia Nigra, locus coruleus y núcleo dorsal del nervio vago, que causa el trastorno de generación de dopamina) (Li, y otros, 2018) (Samad, Sidi, Kumar, Das, Mindin, & Hatta, 2019) (Lee & Lim, 2017) (Reza Tamtaji, Naderi Taheri, Nothgi, Alipoor, Bouzari, & Asemi, 2019) y en hospitalizados aumenta la prevalencia al 25%. Su tratamiento es difícil y a veces comprometen a estructuras superiores (uretra, próstata, riñón). Estudios recientes sobre 32 comorbilidades en 55614 pacientes plasmaron la diferencia significativa con una $p<0.001$ en el aumento de prevalencia de aparición de Parkinson entre el grupo Cistitis (N=9269) de 265 (2.9%) y no cistitis (N=46345) de 629 (1.4%), con una Odds Ratio de 2.14 (1.85 – 2.48) (Keller, Chen, & Lin, 2012)

La fisiopatogenia de la IC es el ascenso de gérmenes desde el meato a la vejiga. La flora habitual es de Staphylococcus *Epidermidis* y *Saprophyticus*, *Estreptococos*, *E. Coli*, y más abundante y perenne en el uroepitelio de la mujer. En la mujer el meato es más corto y en el hombre aparte de más largo está protegido por sales de Zinc de secreciones prostáticas de efecto bactericida Por lo tanto en la mujer es más frecuente las cistitis. En la pared de la vejiga se distribuye un compuesto hidrofilico (glucosaminoglucano) que impide acercamiento de las bacterias a la mucosa.

El mecanismo de defensa de la vejiga es la dilución de gérmenes a través de la micción, pero la capacidad de multiplicación bacteriana hace que en 2-3 horas supere la capacidad eliminatoria. Los escasos leucocitos en vejiga no pueden mantener la producción de IgA y lisozimas fagociticas. Si la enfermedad progresa puede aparecer inflamación de pared vesical, sangrados y exudados

La etiología se debe en el 80% de los casos a la bacteria E. Colli y el 20% restantes por las enterobacterias Proteus Mirabillis, Klebsiella, Streptococcus Aureus, Fecallis, etc… Requiere un pH alcalino que se da fácilmente en niños varones menores de 1 año y en mujeres entre 15-25 años.

Hasta 2012, el tracto urinario de individuos sanos se consideraba estéril. El advenimiento de la secuencia metagenómica reveló una microbiota urinaria (UM) única. Este cambio de paradigma parece tener implicaciones prolíficas en la etiología de varios trastornos funcionales del tracto urinario inferior (LUT). (Antunes-Lopes, y otros, 2018) Estudios actuales sobre el microbioma urinario determinan que la disbiosis del microbioma hace que disminuyan las cepas de Lactobacullis Acidophillus, permitiendo florecer otras cepas como E.Colli. La severidad de los síntomas urinarios, pélvicos y mentales depende del grado de presencia de cepas Lactobacillus y éste está inversa y directamente relacionado con la presencia de citoquinas pro inflamatorias como la IL-4. Es decir las personas sin CI tienen mejor y más abundante flora de Lactobacillus Acidophillus y menos cantidad de citoquinas proinflamatorias, y las personas con CI la severidad de los síntomas depende de la menor presencia de Lactobacillus y mayor presencia de citoquinas. (Abernethy, Rosenfeld, White, Mueller, Lewicky-Gaupp, & Kenton, 2017)

Curiosamente, estudios actuales en modelos animales encuentran una relación directa entre infección del tracto urinario recurrente (una comorbilidad común en las personas de edad avanzada con demencia) por *E. coli* y la formación de placas degenerativas en el tejido cerebral, causando más cambios en la expresión del canal Piezo1 mecanosensible de la neuronas y neuroglias en el hipocampo, giro dentado y la corteza. Además, los astrocitos in vivo responden a implantes de cuerpos extraños mediante la liberación de citoquinas proinflamatorias, como la IL-1β. Tomados en conjunto, informamos que el envejecimiento y la infección periférica aumentan la regulación al alza inducida por la placa amiloidea de los canales iónicos de respuesta mecánica, como el canal Piezo1 mecanosensible, en los astrocitos. (Velasco-Estevez, y otros, 2018)

En cuanto a las vías de comunicación nerviosa o neurológica implicadas en la respuesta vesical tendremos que acudir al desarrollo embrionario de la Vejiga, a partir del final de la 3ª semana esta se origina a partir del seno urogenital compartiendo estructura embrionaria con la membrana cloacal y proctodeo que darán lugar a intestinos medio y posterior. (Tortora & Grabowski, 1996) Es por tanto que comparten orígenes embrionarios, linfáticos y de inervación además tener la misma influencia hormonal. (Auerback & Smith, 1952). Esta influencia continua en la edad adulta, por ejemplo es conocida la acción de la hormona/neurotransmisor Oxitocina en el SNC sobre las funciones de los tejidos profundos a través de acciones espina dorsal, como alteraciones de la motilidad uterina, intestinal y de la vejiga. (Goodin, Ness, & Robbins, 2015) (Li, y otros, 2015)

Otros mediadores en la respuesta y funcionamiento de la vejiga están en los receptores purinérgicos P2x2 y P2x3 presentes en el tejido vesical y vías aferentes sensitivas de la médula lumbosacra. La inmunorreactividad (IR) P2X2 estuvo presente en las células Uroteliales, el plexo suburoteliales, el músculo liso del detrusor y la serosa al nacer, siendo la tinción en las células Uroteliales y la serosa la más predominante. Con el aumento de la edad postnatal, la intensidad de P2X2-IR disminuyó en las células Uroteliales pero aumentó en el plexo suburoteliales. P2X3-IR aumentó en las células Uroteliales y el plexo suburoteliales con la edad postnatal, mientras que la tinción en el detrusor y la serosa se mantuvo relativamente constante. Al nacer, P2X3-IR estaba presente en el asta dorsal, la vía lateral colateral y la comisura dorsal. Con el aumento de la edad, P2X3-IR se restringió al asta dorsal superficial y la vía colateral lateral. P2X2-IR estaba presente en las células ependimarias (S-100-IR) del canal central ya en P2. Estos estudios demuestran la expresión plástica de los receptores P2X2 y P2X3 en la vejiga y la médula espinal durante el desarrollo postnatal temprano, a veces coincidente con la aparición de patrones de micción maduros. (Studeny, Torabi, & Vizzard, 2005)

Teorías de la inflamación crónica como generadora de conductas de enfermedad. Estrés e inflamación crónica

Los hallazgos proporcionan evidencia de que los sustratos neurales subyacentes a la hipersensibilidad de la vejiga producida por el estrés crónico difieren de los producidos por el estrés agudo. Estos hallazgos sugieren que mientras el AMG y VMM participan en el procesamiento del dolor durante períodos de exposición limitada al estrés, el estrés prolongado puede reclutar un nuevo conjunto de sustratos neurales que no se activan inicialmente por la exposición aguda al estrés. (Randich, DeWitte, DeBerry, Robbins, & Ness, 2017). Esto correspondería en MTC un patrón de síndrome de Estancamiento de Qi de Hígado en las fases agudas de estrés y un patrón de Insuficiencia de YIN en fase de estrés crónico, cosa que recoge estupendamente en su obra el profesor Moltó. (Moltó Ripoll, Acupuntura Científica basada en la Psiconeuroendocrinoinmunología, 2018) Lo que si es preciso determinar es que la CI que pueda presentar una paciente en que fase se encuentra, cosa que afortunadamente en la práctica habitual de la MTC es fundamental, ya que no tratamos patologías, sino tratamos el entorno en donde se manifiesta la patología.

Hoy día hay 4 teorías de la depresión que intentan explicar la expresión de ciertos síntomas y signos:

- Hipótesis monoaminérgicas
- Hipótesis del eje Hipotálamo-Hipofisiario-Adrenal (HHA)
- Hipótesis Neurotróficas
- Hipótesis Inflamatoria

Dentro de la hipótesis monoaminérgicas se sabe que los IMAO pueden elevar la concentración de los neurotransmisores Serotonina y Noradrenalina en los espacios extracelulares (espacios de Pishinger). A partir de aquí las tendencias de investigación se están llevando a cabo sobre los receptores de estos neurotransmisores (Adenoreceptores α-2 que liberan NA y receptores 5HT1A de serotonina). Así mismo se sabe que por causas de estrés traumático o emocional superior a 24 horas, activan los receptores tipo Toll (TRL-4), factores de transcripción NF-kB, el inflasoma NLRP3, secreción de IL-1, IL-6, provocando secundariamente como consecuencia una activación de la encima IDO (indolamina rg2,3-diogenasa) alterando la vía metabólica de la quinurenina, incrementando la síntesis de ácido quinolínico y esto hace disminuir la síntesis de serotonina por consumo de triptófano. Además la producción de IDO activa el glutamato (ácido QUIN) altamente neurotóxico que genera ROS provocando apoptosis (Moltó Ripoll, Acupuntura, Inflamación y Conducta, 2019).

Según la teoría del estrés, en la cual se desarrolla la PINE, es sabido que una situación estresante vamos a encontrar en las fases tempranas altos niveles de Adrenalina, Nor-Adrenalina y dopamina, y bajos de serotonina (lo que en MTC correspondería con SHI YANG de Hígado), y en donde el sujeto se nota activo, alterado, irritable. A la larga esta situación va a provocar una progresiva caída de Nor-Adrenalina y más lenta de Dopamina (fase de desgaste o Selye). Esta fase es un proceso de adaptación en la que la serotonina debe estar en bajos niveles, Es por ello que si elevamos los niveles de serotonina con medicamentos como (Inhibidores Selectivos de Reabsorción de Serotonina) ISRS o (Inhibidores Selectivos de Reabsorción de Serotonina-Norepinefrina) IRSNs podemos desbordar nuestro sistema de adaptación y descontrolar gravemente síntomas neurológicos, psíquicos llegando incluso al suicidio (Moltó Ripoll, Acupuntura Científica basada en la Psiconeuroendocrinoinmunología, 2018).

En cuanto a la hipótesis Neurotrófica, se establece que para la neuroplasticidad y creación de nuevas redes neuronales se precisa del factor neurotrófico cerebral Brain-Derived Neurotrophic-factor (BDNF) que puede ser expresado o secretado por 2 tipos de células (Nerviosas e Inmunes). Generalmente en el hipocampo estas células son muy abundantes, y se ha visto que en estados de depresión estas células tienen menor expresión de BDNF. Según esta hipótesis el estrés crónico podría desregular el eje HHA, ya que el alto nivel de cortisol provocado por el estrés, expondría al tejido cerebral a este cortisol y provocaría la disminución severa de BDNF, lo mismo que ocurre con la presencia de las citoquinas proinflamatorias IL1, IL6, TNF-α, de un proceso inflamatorio, que hacen disminuir la expresión de BDNF. La acupuntura ha demostrado en estudios de metaanálisis que tiene efecto neuroprotector al aumentar la expresión del BDNF en tejido cerebral. (Ko, Lee, Kim, & Park, 2019)

Dicho en términos de MTC un estado de exceso mantenido de estrés o distonías neuroinmunoendocrinas (SHI YANG H) provoca cuadros agotamiento, consunción e insuficiencia (XU). (Moltó Ripoll, Acupuntura, Inflamación y Conducta, 2019)

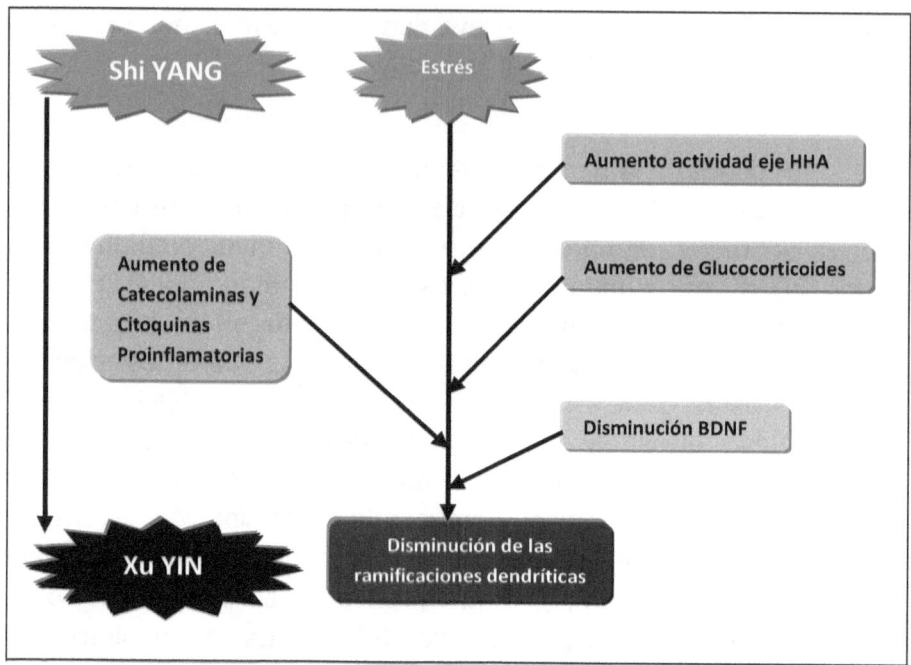

Ilustración 3. Mecanismos de neuroapoptosis por estrés. Dr. Moltó Ripoll

Neuroanatomofisiología vesical. Estructuras centrales del SN implicadas en la función vesical

Ya hemos descrito la fisiología de la micción: Vías neuronales aferentes y eferentes centrales para sensación de vejiga, micción y almacenamiento de orina.

A. Vías aferentes. Hay dos vías aferentes que transmiten la sensación de vejiga: el sistema dorsal y el tracto espinotalámico. Una extremidad aferente de la vía del reflejo miccional corre en el tracto espinotegmental, que puede ser un colateral del tracto espinotalámico.

B. Camino eferente para la micción. Hay una vía eferente esencial para la micción que surge del centro de micción pontino (PMC). Esta vía atraviesa el funículo lateral de la médula espinal para inhibir el núcleo del nervio hipogástrico (simpático) y el núcleo del nervio pudendo (núcleo de Onuf), mientras que excita al núcleo del nervio pélvico (parasimpático). El PMC recibe proyecciones de varias áreas de la corteza cerebral.

C. Vías diferentes para el almacenamiento de orina. Existen varias vías eferentes que promueven el almacenamiento de orina desde la corteza cerebral, el centro de almacenamiento de orina pontina (PUSC) y el área inhibidora de la micción pontina (formación reticular pontina rostral; RPRF). El tracto piramidal de la corteza cerebral atraviesa el funículo lateral de la médula espinal e inerva el esfínter uretral externo. Las vías descendentes desde el PUSC atraviesan los funículos laterales ventral y contralateral, mientras que la del área inhibidora de micción pontina (RPRF) atraviesa el funículo ventral. El PUSC y el RPRF también reciben proyecciones de varias áreas de la corteza cerebral que se proyectan hacia el PMC.

En general se acepta que el esfínter uretral externo está inervado por los nervios somáticos que se originan en el Centro Pontino de la médula (Centro pontino de la micción), de ahí se proyectan a los núcleos de Onuf (situado a nivel de S2-S4) en la médula espinal lumbosacra, pasan a través de los nervios periféricos, incluido el nervio pudendo, y finalmente llega al músculo uretral estriado. (Ni, y otros, 2019). En edad adulta, tanto el rabdoesfínter uretral como el esfínter anal están inervados por el nervio pudendo y en su correcto funcionamiento en la contracción están implicados la activación de receptores muscarínicos y purigénicos P2x2 y P2x3 (Meng, Zheng, Yang, Li, Fan, & Li, 2015) (Studeny, Torabi, & Vizzard, 2005) a través de los neurotransmisores liberados por una sección de neuronas motoras de la medula espinal sacra (núcleo de Onuf) como la serotonina, noradrenalina, acetilcolina, glutamato y Oxitocina OXT. Durante la defecación, en caso de que el que la Sustancia Gris Periacueductal (PAG/SGPA) decida, también basándose en información de la corteza pre frontal, que iniciará la defecación, activando las neuronas en el Centro de Órganos Pélvicos (POSC), a su vez proyectando las motoneuronas parasimpáticas que inervan el colon distal y el recto. Adicionalmente, (Leñero, Castro, Vicktrup, & Bump, 2007) (Holstege, 2014) (Goodin, Ness, & Robbins, 2015) la SGPA, a través de sus proyecciones al Núcleo Retroambiguo (NRA), activará los músculos abdominales para aumentar la presión abdominal para ayudar a expulsar las heces del colon distal y el recto. A su vez LA SGPA y sus proyecciones NRA controlan las motoneuronas en el núcleo de Onuf, también relaja el esfínter anal durante la defecación. Esto confirma la estrecha relación entre respiración y defecación (Holstege, 2014)

En este núcleo hacen también sinapsis tractos nerviosos procedentes de centros superiores del sistema nervioso central (médula y locus coruleus) los cuales utilizan a la serotonina y a la noradrenalina como neurotransmisores, además de la oxitocina. (Leñero, Castro, Vicktrup, & Bump, 2007) (Goodin, Ness, & Robbins, 2015). De hecho ciertos medicamentos inhibidores de la recaptación de la serotonina y noradrenalina como la Duloxetina que están siendo utilizados para el control de síntomas de la CI, aunque sin buenos resultados. (van Ophoven & Hertle, 2007)

Así mismo en estudios farmacológicos en modelos animales han demostrado que la serotonina (5-hidroxitriptamina, 5-HT) es un neurotransmisor crucial involucrado en las vías neuronales mediadoras del esfínter urinario externo (EUS), y es probable que funcione a través de varios subtipos de receptores 5-HT1A, 2A, 2C y 7. El receptor 5-HT7 (5-HT7R) ha sido identificado en el núcleo dorsolateral (equivalente al núcleo de Onuf en humanos). En este estudio se monitorizó la localización de numerosos receptores de serotonina en la zona lumbosacra. (Ni, y otros, 2019). En esta zona igualmente otros estudios determinan la presencia muy importante de OXT. (Goodin, Ness, & Robbins, 2015)

Se ha estudiado mediante análisis inmunohistoquimico el papel de los receptores purinérgicos P2X2 y P2X5 como moléculas importantes en la vía sensorial aferente de la vejiga en mujeres con vejiga hiperactiva (VH) con hiperestesia vesical. El bloqueo del receptor P2X2 podría inhibir significativamente la contracción de las tiras musculares de la vejiga, disminuir la presión de la vejiga y la descarga eléctrica del nervio pélvico y visualizándose mediante pruebas de imagen una captación en la sustancia Gris Periacueductal (PAG) una activación en caso de sensación de micción. La regulación positiva de P2X2 en ICC es un factor importante para causar hiperestesia vesical en pacientes con VH. La PET y el estudio urodinámico indican que los impulsos nerviosos originados en la vejiga son una causa importante de VH. Este estudio proporciona una base para el estudio del receptor P2X2 en ICC en hiperestesia vesical de pacientes con VH. (Meng, Zheng, Yang, Li, Fan, & Li, 2015) Así mismo se ha demostrado la hiperestimulación de los receptores purinérgicos P2X2 de los nervios simpáticos de la zona lumbar y que están muy presentes en los núcleos paravetriculares del hipocampo (PVN). Los aumentos en la osmolalidad plasmática (como ocurre en un proceso inflamatorio, inmune, infeccioso) activan el PVN, que a su vez aumenta la respuesta fisiológica al aumentar la liberación de arginina vasopresina y la actividad nerviosa simpática a los órganos terminales como el riñón. El PVN expresa una abundancia de receptores purinérgicos, incluidos los receptores P2X2. (Ferreira-Neto, Ribeiro, Moreira, Yao, & Antunes, 2017).

Existen otros receptores como el receptor de dopamina D2 (DRD2), que se sobre expresa en varios tipos de cánceres entre ellos varios tipos de Carcinoma de Células Uroteliales UCC (vejiga, pelvis renal y carcinomas de uréter) con similar características histológicas, y siendo aproximadamente el 90% de vejiga, y siendo más frecuente en las mujeres y se correlacionó con el pronóstico de estos cánceres. Se demostró que los polimorfismos dentro del gen DRD2 están asociados con cánceres de pulmón y colon. Los datos de de estudios al explorar los efectos de los polimorfismos del gen DRD2 sobre la susceptibilidad y las características clinicopatológicas del (UCC). Los análisis posteriores de los conjuntos de datos The Cancer Genome Atlas (TCGA) y Gene Expression Omnibus (GEO) revelaron correlaciones de la expresión de DRD2 con un tumor invasivo, metástasis tumoral y la menor tasa de supervivencia en pacientes con UCC. Nuestros hallazgos sugieren que los niveles de DRD2 podrían afectar la progresión de UCC, y los polimorfismos rs6277, rs1800497 y rs1799732 de DRD2 probablemente estén asociados con la susceptibilidad y el desarrollo clínico-patológico de UCC. (Tung, y otros, 2018). Es por tanto que la dopamina está presente e implicada como neurotransmisor en el tejido urotelial a través de los mecanismos receptores de dopamina.

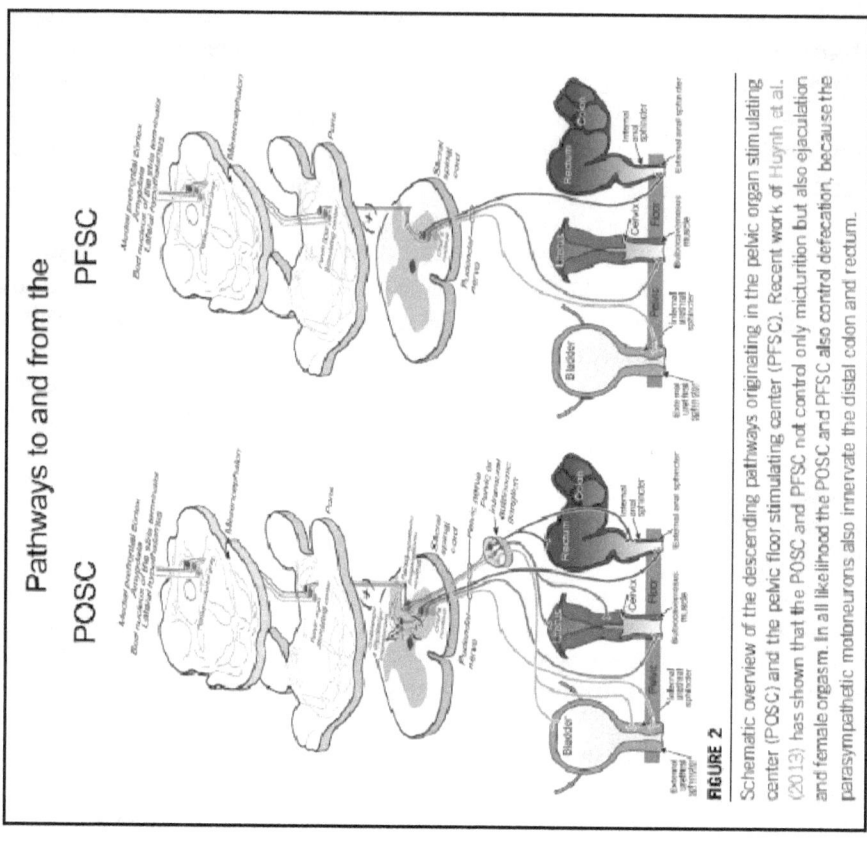

Ilustración 4.Vias descendentes motoras parasimpática de los órganos y suelo pélvico. Control motor de la micción. (Holstege, 2014)

Otras estructuras visualizadas a través de la determinación de la captación de cFos en células del sistema nervioso están implicadas en la compleja función de la micción de la vejiga están: (1) la materia/sustancia Gris Periacueductal (PAG/SGPA), ventrolateral caudal, cerca del acueducto; (2) el centro de micción pontino y el locus coruleus; y (3) las capas superficiales del asta dorsal, el núcleo parasimpático sacro y la región del canal central de la médula espinal.

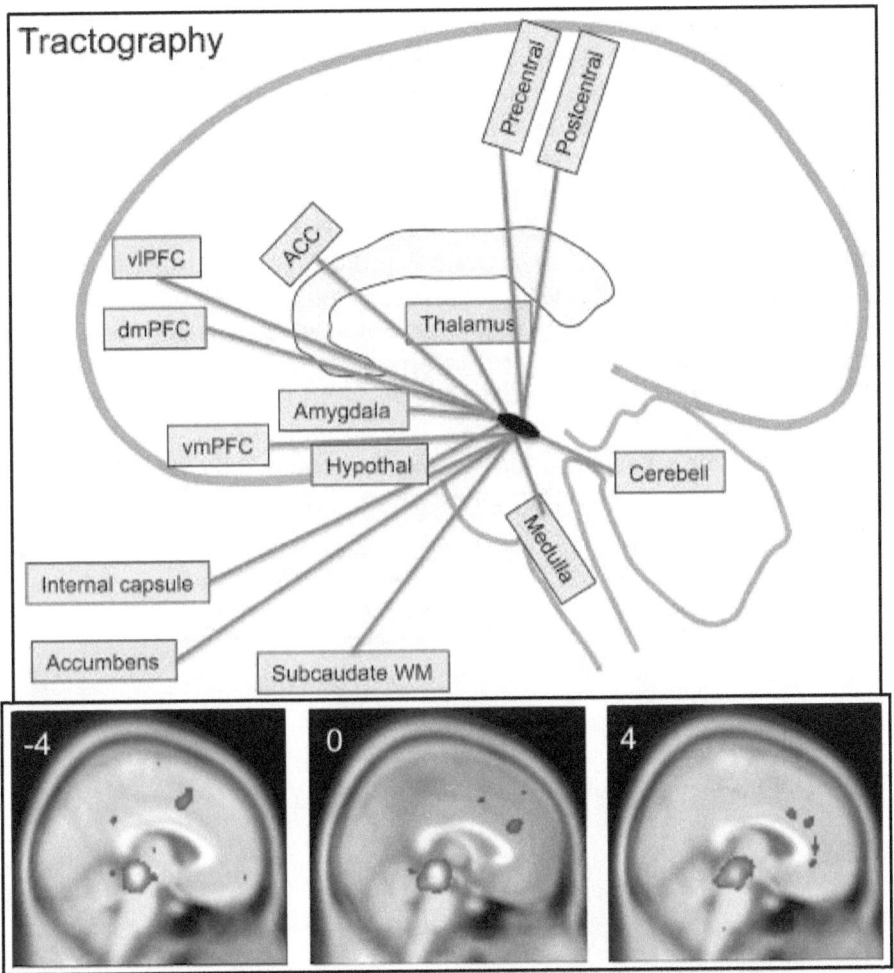

Ilustración 5. Zonas de conectividad con la SGPA. Amigdala, Putamen, ACC = corteza cingulada anterior, Cerebelo = cerebelo, dmPFC = corteza prefrontal dorsomedial, vmPFC = corteza prefrontal ventromedial, vlPFC = corteza prefrontal ventrolateral, WM = materia blanca. (Linnman, Moulton, & Barmettle, 2012)

La alteración en esta vía podría conducir a trastornos de la micción e incontinencia urinaria, como el complejo de síntoma de vejiga hiperactiva (OABS), provocando la señalización sensorial defectuosa sobre el estado de llenado de la vejiga urinaria, lo que resulta en una señal eferente aberrante que conduce a las contracciones del detrusor y la sensación de urgencia y micción frecuente. No obstante, dado que varios niveles del sistema nervioso central están involucrados en el control de la micción, se debe considerar un estudio de cFos en estructuras como la corteza Prefrontal, la ínsula y la corteza cingulada anterior para evaluar su posible influencia en el procesamiento de la sensación de vejiga urinaria provocada por estimulación eléctrica. (Meriaux, y otros, 2018). Revisiones y meta análisis confirman a través de métodos que incluyen imágenes de resonancia magnética estructural y funcional, medidas de conectividad funcional, imágenes ponderadas por difusión y tomografía por emisión de positrones que la SGPA está involucrada en las funciones motoras de la vejiga. El dolor y la modulación del dolor, la emoción, la función de la vejiga y el intestino y la regulación autonómica están cubiertos por la acción de la SGPA. (Linnman, Moulton, & Barmettle, 2012). Es justo en esta zona donde la acupuntura hace un efecto muy importante por utilizar las vías oxitocinergicas nociceptoras. (Goodin, Ness, & Robbins, 2015)

Ilustración 6. Captación de Activaciones en la SGPA. (Linnman, Moulton, & Barmettle, 2012)

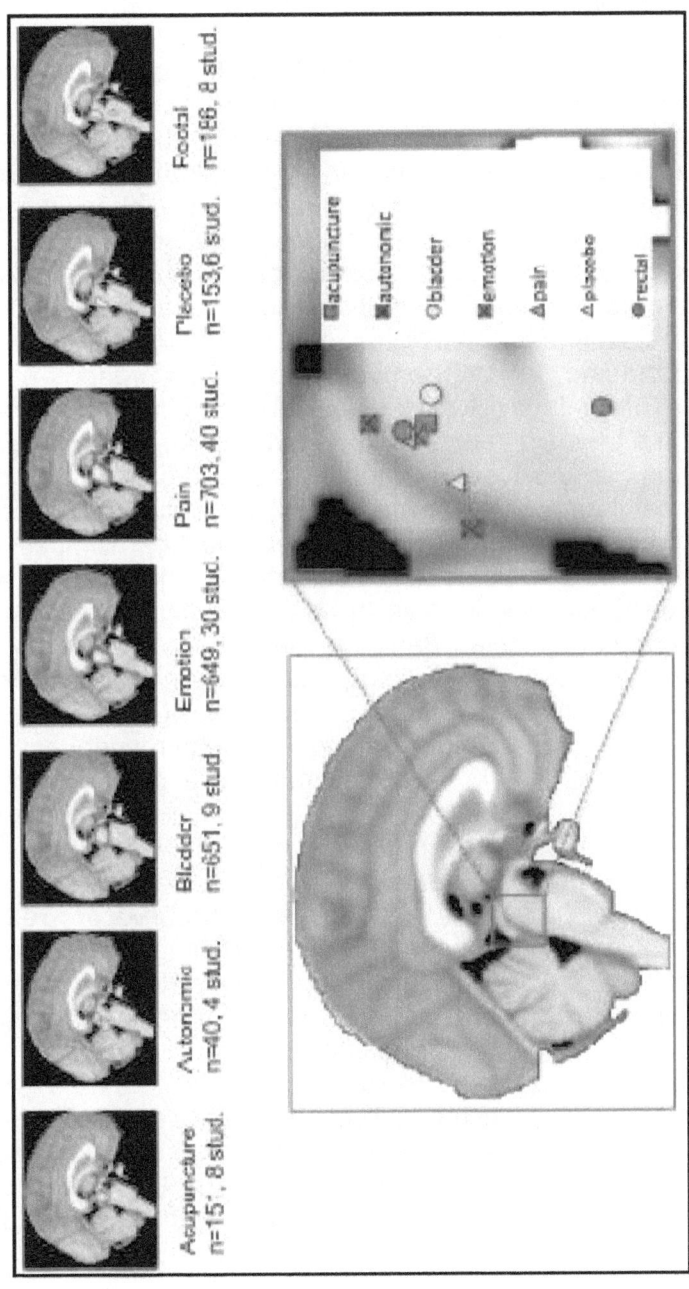

Los sistemas motores que generan y abarcan el control de la presión abdominal están mediados por la Sustancia Gris Periacueductal mesencefálico (PAG). Se distribuye su configuración del nivel de todo el cuerpo por medio de sus proyecciones muy fuertes al tegmentum medular Ventromedial, pero también controla los grupos celulares que generan y permiten controlar la presión abdominal e intratorácica, la inspiración, la expiración forzada, la tos, la vocalización, la vocalización, la tos, estornudos, vómitos, micción, parto, eyaculación, defecación, postura de apareamiento. Para este control, el PAG mantiene conexiones muy fuertes con el Núcleo Retroambiguo (NRA), lo que le permite controlar. En este mismo contexto, la PAG también recorre los órganos pélvicos, la vejiga, el útero, la próstata, las vesículas seminales y el colon distal y el recto a través de sus proyecciones al centro de estimulación del órgano pélvico y al centro de estimulación del suelo pélvico. Estos grupos celulares, a través de largas proyecciones descendentes, tienen control directo de las motoneuronas parasimpáticas en el cordón sacro, así como de las motoneuronas somáticas en el núcleo de Onuf, que inervan el suelo pélvico. Se ha demostrado que al parecer, también dentro de la corteza motora de la pared abdominal y el piso pélvico está estrechamente conectado, lo que se ajusta al hallazgo de que durante la micción el cortex sensomotor abdominal está activado. Reafirmando así la fuerte relación entre SGPA y NRA durante la micción (micción y respiración) (Holstege, 2014)

Para todos estos procesos mecánicos y bioquímicos, se precisa de una serie de canales proteínicos mecanosensitivos (Piezo 1 Y 2) presentes en todos los vertebrados. Todas estas transducciones mecanosensoriales subyacen igualmente al tacto, la audición y la propiocepción y requiere canales mecanosensibles que están directamente bloqueados por fuerzas mecánicas. Los canales Piezo juegan un papel fundamental en las comunicaciones eléctricas, moleculares y mecánicas y por tanto esta implicados el sistema nervioso en dichas actividades por su rapidez de respuesta (<5 milisegundos). Tanto Piezo1 como Piezo2 están expresados en múltiples tejidos, como vejiga, colon y pulmón. Además, Piezo2 esta enriquecido en las neuronas del ganglio de la raíz dorsal (DRG), lo que sugiere un papel para Piezo2 en la

mecanosensación. (Xiao & Shawn Xu, 2010) (Velasco-Estevez, y otros, 2018)

Así mismo los mecanismos de regulación cortical ante el estrés, ansiedad y Depresión están involucrados, en tanto que las señales sensoriales aferentes de vejiga convergen en la Sustancia Gris Periacueductal (PAG), donde son modulados por la entrada del sistema límbico (amígdala, hipotálamo, tálamo, giro Cingulado), ínsula, y la corteza Prefrontal, que a su vez pueden modular o ser modulado por el eje de la hipófisis suprarrenal hipotalámico (HPA). Como tal, los cambios en las redes corticales o la modulación de los estados emocionales afectivos pueden tener efectos profundos en la sensación de vejiga y puede ser un mecanismo subyacente en el desarrollo y persistencia de los síntomas de vejiga hiperactiva, dolor pélvico y CI. La evidencia científica determina la significante presencia de alteraciones emocionales, ansiedad y estrés en pacientes con CI incluso desde edades tempranas, concluyendo que incluso la presencia crónica de estas situaciones en la infancia predisponen a desarrollar en edad adulta desajustes en el eje HPA (Grundy, Caldwell, & Brierley, 2018). (Li, y otros, 2015) En respuesta a factores de estrés crónico e incontrolable (ya sean internos o externos) puede producirse una desregulación inadaptada, dando lugar a síntomas afectivos y funcionales, incluyendo hipersensibilidad y dolor visceral. Ilustración 7. Entorno amenazante del eje BGBA Así, el estrés y las emociones negativas, dolor, ansiedad, miedo, disminución del estado de ánimo y comportamiento relacionado con la amenaza, lucha, huida o congelamiento, defensa inmune e hipermovilidad de la vejiga o de la tripa - todos podrían ser parte del mismo sistema de defensa que sirve para reducir la amenaza. (Leue, Kruimel, Vrijens, Masclee, Van Os, & Van Koeveringe, 2017).

Ilustración 7. Entorno amenazante del eje BGBA (Leue, Kruimel, Vrijens, Masclee, Van Os, & Van Koeveringe, 2017)

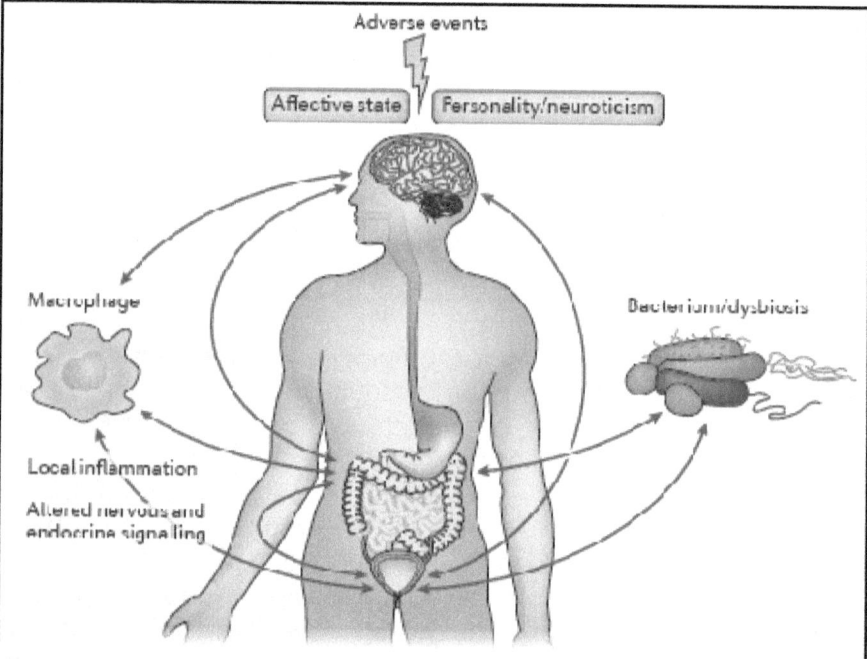

Figure 1 | The threatening environment and the bladder–gut–brain axis (BGBA)
External psychological and/or physical adverse events can negatively affect the body via the BGBA, which can also be affected by internal threats such as infections or dysbiosis. Emotional, cognitive, and behavioural consequences include functional urological and gastrointestinal disorders, parts of which might be related to altered immunological, endocrine, and nervous system signalling.

Ilustración 8. Inervación de la vejiga, uretra y suelo pélvico. (Leñero, Castro, Vicktrup, & Bump, 2007)

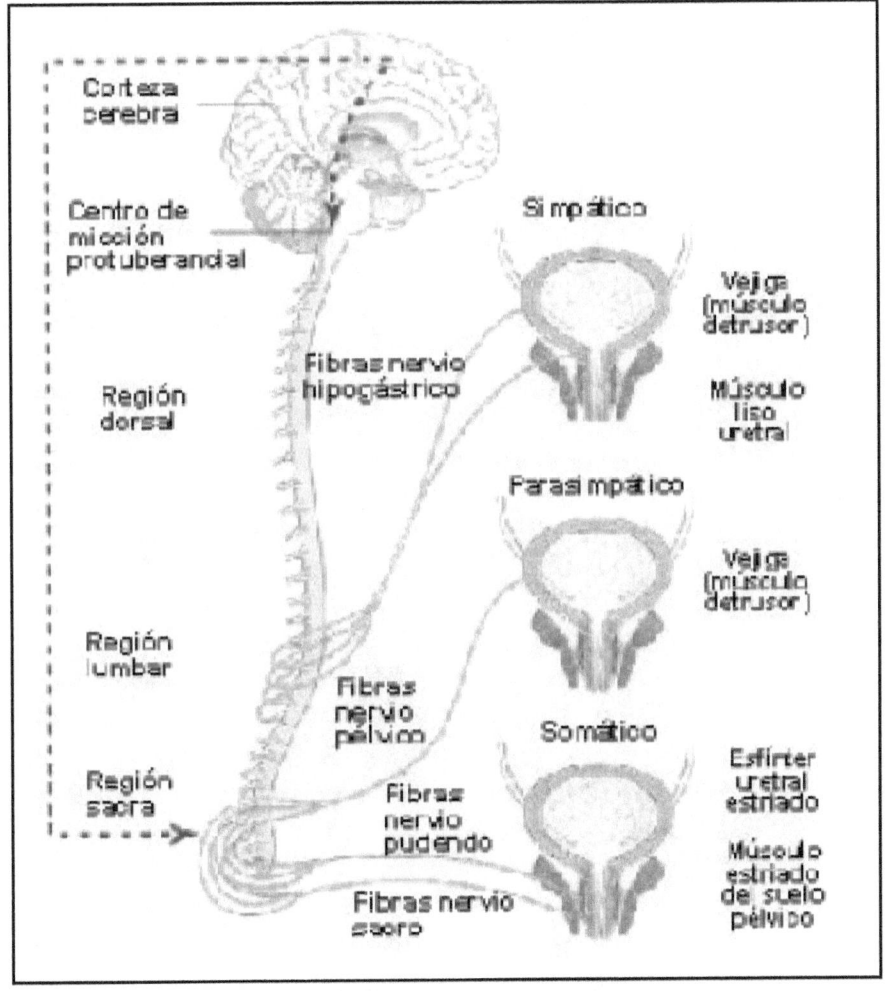

Ilustración 9. Vías aferentes y eferentes desde SGPA. Funciones y estructuras reguladas o

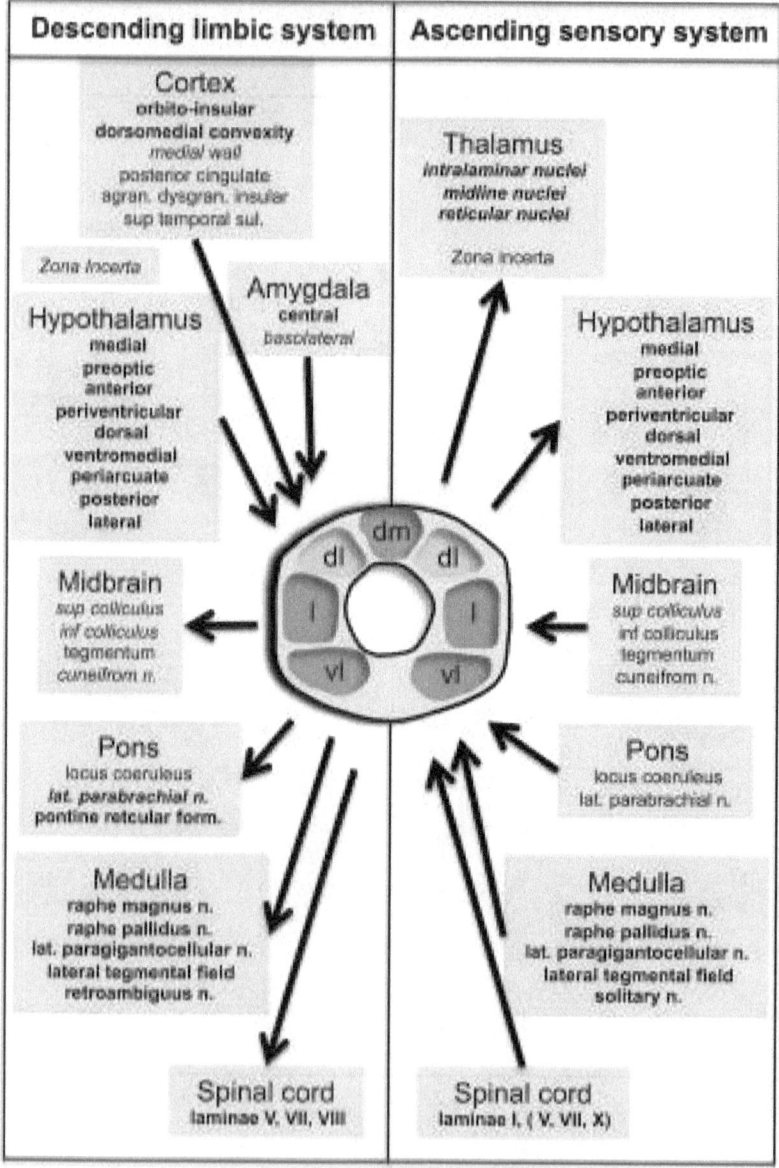

en las que intervienen la SGPA. (Linnman, Moulton, & Barmettle, 2012)

Concretamente la serotonina (5-HT) en la vejiga humana funciona de dos formas: puede actuar directamente, actuando sobre el detrusor, o indirectamente, actuando sobre el sistema nervioso, aunque predominan claramente los efectos indirectos sobre los directos. En la vejiga humana, 5HT tiene 2 efectos opuestos sobre la respuesta contráctil a la estimulación eléctrica: a concentraciones bajas potencia la contracción vesical por actuar sobre receptores atípicos presinápticos que incrementan la producción de acetilcolina; y a concentraciones altas tiene un efecto inhibidor por la interacción con receptores 5HT-1. (Pérez Martínez, Pérez Martínez, de las Heras Sánchez, & Vela Navarrete).

Pero la serotonina parece no ser el único neurotransmisor implicado en la transmisión de los impulsos nerviosos. Recientes estudios de la neurobiología y fisiopatología del dolor han encontrado un papel fundamental de la Oxitocina OXY. Las neuronas oxitocinergicas de la PVN tienen proyecciones axonales a la médula espinal que forma conexiones sinápticas con neuronas en el cuerno dorsal, y reciente los estudios han implicado un papel para la hormona como un neurotransmisor de nivel espinal con una papel particular en la modulación del procesamiento sensorial de primer y segundo orden (Goodin, Ness, & Robbins, 2015)

Así mismo hay otras moléculas como el ATP implicadas en la activación de los receptores purigénicos P2X2 y P2X3. Está bien establecido que en la mayoría de las especies, la liberación vesicular exocitótica de ATP de las neuronas parasimpáticas contribuye a la contracción de la vejiga. Sin embargo, el ATP se libera no solo de los nervios parasimpáticos, sino también del urotelio. Durante el llenado de la vejiga, el urotelio se estira y el ATP se libera de las células paraguas, lo que activa las vías de mecanotransducción. La liberación de ATP también puede ser inducida por varios mediadores presentes en la orina y / o liberados de los nervios u otros componentes de la lámina propia. La liberación urotelial de ATP se atribuye principalmente al transporte vesicular o a la exocitosis y, en menor medida, al flujo de salida de hemichannel de pannexina. Después de la liberación, el ATP actúa sobre los receptores P2X3 y P2X2 / 3 en los nervios sensoriales suburoteliales para iniciar el reflejo miccional y mediar la sensación de llenado y urgencia de la vejiga. El ATP también actúa sobre las células suburoteliales intersticiales / miofibroblastos generando un transitorio interno de Ca (2+) que a través de uniones brechas podría proporcionar un mecanismo para la propagación de señales a larga distancia desde el urotelio al músculo detrusor. La liberación de ATP puede verse afectada por enfermedades urológicas, por ejemplo, cistitis intersticial y tanto los mecanismos de liberación como los receptores activados por ATP pueden ser objetivos para futuros medicamentos para el tratamiento de trastornos del tracto urinario inferior. (Andersson, 2015)

La neurofisiología de la función vesical normal requiere coordinación de aferentes. Señales provenientes de la pared de la vejiga con excitadores y señales inhibitorias de la corteza cingulada anterior (ACC), ínsula, e hipotálamo para proporcionar una visión general de la adecuación para orinar que está en última instancia bajo conciencia control por la corteza Prefrontal. Las fibras aferentes de vejiga incrustadas dentro del musculo detrusor liso muestran una sensibilidad exquisita para la distensión mecánica, pero también se encuentran inervando el urotelio. Esta topología proporciona un nivel secundario de resolución a la transmisión sensorial de estímulos, incluida la detección de infección vesical, inflamación urotelial o ruptura de la barrera (Ilustración 1 y 2). En consecuencia, los sensores aferentes de la vejiga expresan un rango de receptores anti y pro nociceptivos y canales iónicos que integran la entrada de este complejo entorno de señalización y puede inducir una gama de sensaciones desde plenitud hasta el dolor. Estas señales están recogidas y transducidas por los canales mecanosensitivos Piezo1 y Piezo2 presentes en la vejiga. (Xiao & Shawn Xu, 2010) Estos aferentes, cuyos cuerpos celulares están localizados dentro de los ganglios de la raíz dorsal (DRG), se proyectan proyecto a través de los nervios pélvicos, hipogástricos / esplénicos, haciendo sinapsis dentro del asta dorsal de la lumbosacra (LS, L5-S1) y médula espinal toracolumbar (TL, T10-L2) y terminan dentro de la Sustancia Gris Periacueductal (PAG /

SGPA). El PAG actúa como un centro de integración para las señales aferentes de la médula espinal y centros cerebrales superiores. Se percibe así un "impulso" de orinar consciente cuando la actividad de un aferente aumenta más allá de un umbral preestablecido y, si se modula dentro del cerebro, este permite que el PAG activa el centro de micción pontino (PMC) para inducir la evacuación eficiente. (Grundy, Caldwell, & Brierley, 2018). (Holstege, 2014)

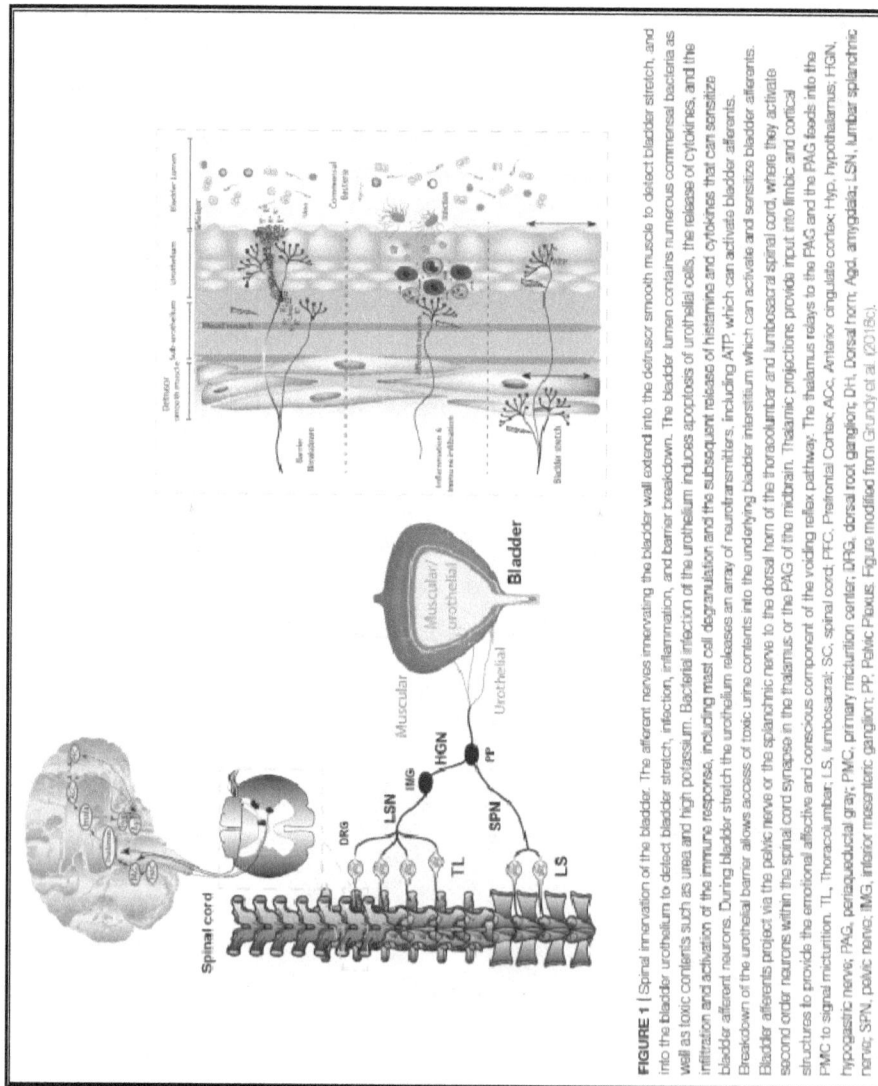

FIGURE 1 | Spinal innervation of the bladder. The afferent nerves innervating the bladder wall extend into the detrusor smooth muscle to detect bladder stretch, and into the bladder urothelium to detect bladder stretch, infection, inflammation, and barrier breakdown. The bladder lumen contains numerous commensal bacteria as well as toxic contents such as urea and high potassium. Bacterial infection of the urothelium induces apoptosis of urothelial cells, the release of cytokines, and the infiltration and activation of the immune response, including mast cell degranulation and the subsequent release of histamine and cytokines that can sensitize bladder afferent neurons. During bladder stretch the urothelium releases an array of neurotransmitters, including ATP, which can activate bladder afferents. Breakdown of the urothelial barrier allows access of toxic urine contents into the underlying bladder interstitium which can activate and sensitize bladder afferents. Bladder afferents project via the pelvic nerve or the splanchnic nerve to the dorsal horn of the thoracolumbar and lumbosacral spinal cord, where they activate second order neurons within the spinal cord synapse in the thalamus or the PAG of the midbrain. Thalamic projections provide input into limbic and cortical structures to provide the emotional affective and conscious component of the voiding reflex pathway. The thalamus relays to the PAG and the PAG feeds into the PMC to signal micturition. TL, Thoracolumbar; LS, lumbosacral; SC, spinal cord; PFC, Prefrontal Cortex; ACc, Anterior cingulate cortex; Hyp, hypothalamus; HGN, hypogastric nerve; PAG, periaqueductal gray; PMC, primary micturition center; DRG, dorsal root ganglion; DH, Dorsal horn; Agd, amygdala; LSN, lumbar splanchnic nerve; SPN, pelvic nerve; IMG, inferior mesenteric ganglion; PP, Pelvic Plexus. Figure modified from Grundy et al (2018c).

Ilustración 10. Mecanismos Neurofisiológicos de la vejiga. (Grundy, Caldwell, & Brierley, 2018)

La relación entre vejiga e intestinos. Eje Vejiga-Intestino-Cerebro y el papel de la microbiota. Proceso de Sensibilización Cruzada entre Órganos (SCO)

Esta relación de inervación común se evidencia hoy en día con estudios donde la CI esta vista como un trastorno que coexiste con el síndrome del intestino irritable (SII) y enfermedad intestinal inflamatoria (EII), pudiendo estas provocar la CI sin daño evidente de los tejidos vesicales ni signos inflamatorios en un proceso denominado Sensibilización Cruzada entre órganos (SCO). (Grundy, Caldwell, & Brierley, 2018). Diferentes estudios recogen evidencia para comunidades microbianas protectoras, específicamente los del tracto gastrointestinal. Esto ha llevado a las investigaciones sobre el papel desempeñado por el microbioma humano en salud y bienestar. Dicha investigación incluye la identificación de un microbioma urinario biodiverso que no está aislado por cultivo convencional. Igualmente se ha demostrado la influencia de las comunidades microbianas en la vagina y el tracto gastrointestinal, y de cómo las alteraciones en el microbioma urinario pueden tener un efecto en el desarrollo de la disfunción del tracto urinario inferior debido a la disminución de cepas Lactobacillus y aumento de citoquinas proinflamatorias como la IL-4 mediadas por macrófagos. Curiosamente los pacientes con CI presentaron puntuaciones mas altas (más síntomas) de estado psicológicos de ansiedad y depresión (Abernethy, Rosenfeld, White, Mueller, Lewicky-Gaupp, & Kenton, 2017). Esto último confirma las investigaciones sobre las conductas de enfermedad en pacientes con estados infecciosos y/o inflamatorios. (Prager, y otros, 2013) (Gorczynski & Stanley, 2007) (Peakman & Vergani, 2011) (Moltó Ripoll, Acupuntura, Inflamación y Conducta, 2019) Es decir, la disbiosis del microbioma en la vejiga puede ser la causante de las respuestas inflamatorias y de los estados patológicos del tracto urinario y suelo pélvico y así queda constatados den recientes revisiones sistemáticas. (Antunes-Lopes, y otros, 2018)

Existen estudios que recogen el uso de los probióticos (se refieren a productos microbianos que cuando se administran en una cantidad apropiada afectan beneficiosamente al huésped al mejorar el equilibrio microbiano intestinal. Una revisión sistemática ha confirmado su eficacia para el síndrome del intestino irritable (SII). Puede ser una opción de tratamiento para pacientes con IC / BPS con SII comórbido de acuerdo con la teoría de "conversación cruzada de órganos". Una encuesta mostró que el 58,8% de los 442 pacientes con CI / BPS que recibieron probióticos informaron una mejora notable basada en una autoevaluación (3). Mansour y col. (42) trataron a dos pacientes con IC / BPS e infección recurrente del tracto urinario usando probióticos combinados con tabletas de L-arginina y arándano. Después de varias semanas a 1 año de tratamiento, los dos pacientes informaron una mejora del 80-100% en sus síntomas de IC / BPS. (Pang & Abdullah, 2015)

Otros autores han extendido más en profundidad los desordenes funcionales urológicos como respuestas explicables a través del denominado Eje Vejiga-Intestino-Cerebro (BGBA), en las que están implicadas las disbiosis de la microbiota bacteriana intestinal y la comorbilidad afectiva como el neurocitismo, inestabilidad emocional, afectividad negativa, comportamientos emocionales, cognitivos, etc. Así mismos se recoge que existe asociación entre la angustia psicológica y la severidad de la urgencia y el dolor, convirtiéndose progresivamente más fuerte en pacientes con más síntomas (Leue, Kruimel, Vrijens, Masclee, Van Os, & Van Koeveringe, 2017). (Li, y otros, 2015) Esta relación o eje BGBA puede explicarse a través de los canales mecanosensitivos. Estas señales están recogidas y transducidas por los canales mecanosensitivos Piezo1 y Piezo2 presentes en la vejiga y colon. (Xiao & Shawn Xu, 2010). Otra relación BGBA conocida es a través de las rutas opioides internas que utiliza la Oxitocina, pues está demostrado como la aplicación de oxitocina modula la movilidad no solo de vejiga, sino también de intestino y de útero. (Goodin, Ness, & Robbins, 2015) (Li, y otros, 2015)

En una encuesta de 2,405 pacientes con IC, el SII fue la segundo condición médica más comúnmente enumerada que no sean alergias. Estas dos condiciones pueden compartir fisiopatología, ya que el IC está presente en 40 a 60% de los pacientes con SII, y el 38% de los pacientes con IC también tienen IBS. Estudios confirman la relación de la serotonina con el IBS, ya que en la inflamación la señalización serotonérgicos está específicamente disminuida en la mucosa. Las transcripciones que codifican el triptófano hidroxilasa-1 y el transportador de recaptación de serotonina disminuyen notablemente. La potenciación sucesiva de 5-HT y / o desensibilización de su receptor podría explicar los síntomas observados en el síndrome de intestino irritable con predominio de diarrea y estreñimiento, respectivamente, así pues se observa que se producen defectos moleculares en el intestino humano en el IBS fortaleciendo la legitimación la enfermedad de que al menos no es "todo en tu cabeza". El intestino contribuye. (Gershon, 2004). Curiosamente, estos cambios en la función de la vejiga se pueden revertir por un tratamiento terapéutico dirigido sólo al colon. La posible explicación para la hipersensibilidad visceral en ambos síndromes sería la presencia de células inflamatorias, citocinas, sustancia P, Factores de crecimiento neural y la plasticidad neural patológica en las zonas compartidas toracolumbares, lumbosacras y espinal. Así mismo hoy se sabe que más de un 15% de las neuronas Toracolumbares y Lumbosacras inervan simultáneamente el colon muestran y la vejiga. (Grundy, Caldwell, & Brierley, 2018). Otros estudios explican como estas moléculas inflamatorias linfocitos T y citoquinas cruzan la barrera hematoencefálica llegando a estimular ciertas estructuras cerebrales de manera más prominente desregulando el eje hipotálamo-hipófisis (HPA), alterando la plasticidad celular (por ejemplo neurogénesis del hipocampo), y / o neuroinflamación elevada. Además recientemente, un creciente cuerpo de literatura ha llamado la atención una conexión/interacción recíproca entre la activación del sistema inmunitario y los trastornos neuropsiquiátricos, donde el 5-HT (serotonina) juega un papel fundamental entre los sistemas inmunitarios tanto periférico como el del SNC. (Robson, Quinlan, & Blakely, 2017)

Este planteamiento del eje Intestino-Cerebro parece estar mediado por un factor de la microbiota intestinal su disbiosis. Estudios recientes ha mostrado que los pacientes con enfermedad de Parkinson (EP) tienen agregación de alfa-sinucleína (α-Syn) en su colon con evidencia de inflamación del colon. Si los pacientes con EP han alterado la microbiota del colon, la disbiosis podría ser el mecanismo de neuroinflamación que conduce al plegamiento erróneo de α-Syn y la patología de la EP. La comunidad microbiana mucosa y fecal de los pacientes con EP fue significativamente diferente a la de los sujetos sanos, y las muestras fecales mostraron diferencias más marcadas que la mucosa sigmoidea. A nivel taxonómico del género, las supuestas bacterias productoras de butirato "antiinflamatorio" de los géneros Blautia, Coprococcus y Roseburia fueron significativamente más abundantes en las heces de los controles que los pacientes con EP. Las bacterias del género Faecalibacterium fueron significativamente más abundantes en la mucosa de los controles que la EP. Las proteobacterias putativas, "proinflamatorias" del género Ralstonia fueron significativamente más abundantes en la mucosa de la EP que los controles. La metagenómica predictiva indicó que una gran cantidad de genes involucrados en el metabolismo fueron significativamente más bajos en el microbioma fecal de la EP, mientras que los genes involucrados en la biosíntesis de lipopolisacáridos y los sistemas de secreción bacteriana tipo III fueron significativamente más altos en los pacientes con EP. Entonces se concluye que se evidencia de que la disbiosis proinflamatorias está presente en pacientes con EP y podría desencadenar un plegamiento inducido por inflamación de α-Syn y el desarrollo de la patología de la EP. (Keshavarzian, y otros, 2015)

La evidencia ahora está disponible para apoyar el papel y tratamiento del sobrecrecimiento bacteriano del intestino delgado (SIBO) en la CI y el SII. Así mismo otros estudios con medicamentos agonistas de receptores (receptor 4 de la Hidroxitriptamina) de 5-TH4 (Tegaserod) que estimulan la motilidad digestiva, determinaron que el uso de este retrasaba el sobrecrecimiento excesivo de bacterias y por tanto controlo los efectos del SII (Weinstock, Klutke, & Lin, 2007)

Otros estudios recientes en animales confirman y demuestran la importancia de los receptores de Serotonina 5-HT3A como afecta al desarrollo de la inervación y función de la vejiga urinaria. Los sistemas nerviosos autónomo y sensorial son necesarios para el correcto funcionamiento de todos los órganos viscerales, incluyendo el tracto urinario inferior. Existe evidencia previa de que los receptores de serotonina 5-HT3A se expresa temprano en los ganglios pélvicos durante en el desarrollo embrionario del tracto urinario (mediante determinación de la expresión del gen *Htr3a* en las células de ganglios fetales) y es un importante mediador de la función de la vejiga adulta. El 5-HT3A se mantiene hasta la edad adulta y es un componente fundamental para el correcto desarrollo del sistema nervioso periférico y lleva a pensar que la pérdida o disminución de de receptores 5-HT3A infiera en alteraciones genitourinarias (Elaine Ritter, Wang, Vezina, Bjorling, & Southard-Smith, 2017).

Estudios farmacológicos demuestran que el uso de medicamentos antagonistas del los receptores de serotonina 5-HT3 como Ondansetron (utilizado principalmente como un antiemético para el tratamiento de náuseas y vómitos durante la quimioterapia), provoca como efecto secundario estreñimiento. Esto nos justifica la intima relación entre vejiga e intestino, y la presencia de receptores serotoninérgicos en la vejiga. (Elaine Ritter, Wang, Vezina, Bjorling, & Southard-Smith, 2017). Así mismo, los antagonistas 5-HT3 no solo inhiben la transmisión de señales sensoriales al SNC al actuar sobre el receptores expresados por los nervios sensoriales extrínsecos, pero también la motilidad intestinal lenta, presumiblemente al interferir con la neurotransmisión serotonérgicos dentro del Sistema Nervioso Enteral (ENS) y al bloquear el inicio de los reflejos, como las contracciones migratorias gigantes. (Gershon, 2004)

Procedimientos complementarios como la acupuntura han demostrado resultados interesantes en cuanto que la punción de unos determinados puntos (*Zusanli* E-36), determinan que aumentan los niveles de serotonina por estimulación de los orgánulos de los mastocitos al ser pinchada la piel y músculos y otros que controlan o manejan los síntomas de las CI como la incontinencia urinaria asociada (*Qugu* DM-22). (Embid Fonfria, 1988), (Dimitrov, Atasanova, Tomov, Sivrev, & Lazarov, 2017) (Barnes, Bennett, Ross, Kraemer, & Cotton, 2018).Así mismo esta milenaria medicina ha demostrado la regulación de los sistemas endocrinos, inmunológicos y psíquicos a nivel de la fisiología y molecular es decir, la acupuntura regula los niveles de neurotransmisores y hormonas como la serotonina, la noradrenalina, dopamina, neuropéptido Y y ACTH, lo que altera la química del estado de ánimo del cerebro para ayudar a combatir estados afectivos negativos. Así pues se convierte en herramienta en el campo de acción de la PINE. (Cheng, 2009) (Nora González-Díaz, Arias-Cruz, Elizondo, & Monge, 2017). Así mismo existe estudios comparativos de acupuntura (falsa Vs. Real) de neuroimagen por RMFI en las que se puede identificar las zonas cerebrales involucradas en determinadas punciones como la conocida SIGUAN o las 4 puertas (IG4 *"Hegu"*+ H3 *"Taichong"*) estando por ejemplo activadas las regiones cerebrales que se activaron más por la estimulación real de acupuntura que por la simulación de acupuntura incluyeron el cortex somatosensorial (el lóbulo parietal superior y el giro postcentral), el sistema límbico-paralímbico (el giro calcarino, el precuneus, el cortex del Cingulado y el giro parahipocampático), el aspecto visual corteza (los giros fusiformes y occipitales), los ganglios basales y el cerebelo. De esta manera, este estudio sugiere que *Siguan* puede provocar actividades específicas en el cerebro humano. (Shan, y otros, 2014). Por lo que se precisaría establecer más estudios de ensayos clínicos para determinar los mecanismos de acción de la acupuntura en el control de la cistitis recurrente en la mujer de etiología emocional.

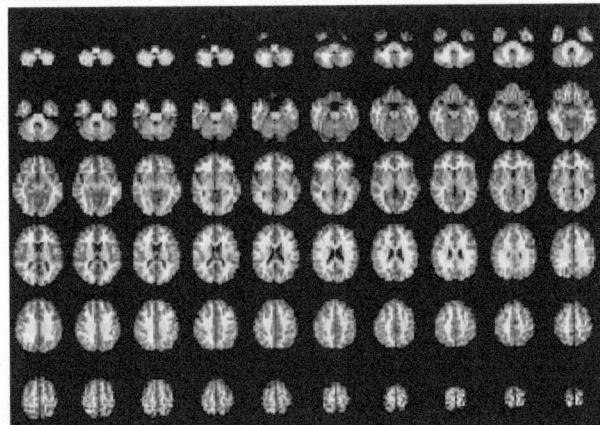

FIGURE 3: Brain regions activated by acupuncture stimulation at the sham point. Left side of the images is the right side of the brain. $P <$ 0.05 (AlphaSim correction).

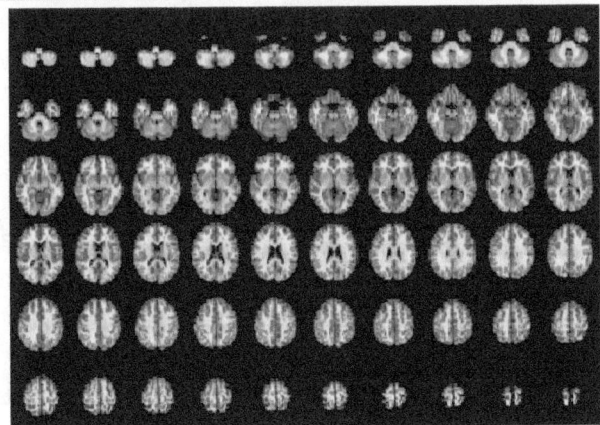

FIGURE 2: Brain regions activated by acupuncture stimulation at real acupoints. Left side of the images is the right side of the brain. $P <$ 0.05 (AlphaSim correction).

Ilustración 11. Comparativa de zonas de activación cerebrales entre acupuntura real Vs falsa. (Shan, y otros, 2014)

Dado la complejidad del control miccional, otro de los enfoques terapéuticos innovadores para restablecer el funcionamiento correcto de la vejiga urinaria en pacientes seria la estimulación cerebral profunda (DBS) parece ser una modalidad de tratamiento alternativa atractiva. (Meriaux, y otros, 2018)

Otra vía de estudio respecto al normal funcionamiento de la vejiga es el papel del microbioma específico de la vejiga y la relación con la flora intestinal. Se identifican las relaciones entre ambas floras y sus umbrales de equilibrio con respecto a los síntomas de CI o vejiga hiperactiva. (Leue, Kruimel, Vrijens, Masclee, Van Os, & Van Koeveringe, 2017) (Grundy, Caldwell, & Brierley, 2018). Así mismo el crecimiento excesivo de bacterias y fermentación anormal se asocia con un aumento permeabilidad intestinal, translocación bacteriana con exposición a antígenos bacterianos y posterior activación de la respuesta inmune del huésped. Un equilibrio de la flora intestinal va a permitir que estos (cepas Lactobacillus y bifidobacterias presentes en los alimentos fermentados) generen neurotransmisores como GABA (ácido gamma-amino-butírico) que favorecen la tranquilidad, y como la Serotonina. (Moltó Ripoll, Eje Cerebro-Aparato Digestivo. Instestinos y Shen, 2018)

Se ha observado que en las mujeres la CI está asociada a una menor variedad de flora bacteriana y perdida de las familias Lactobacillus (de propiedades antimicrobianas) y el aumento del dolor pélvico y molestias igualmente asociado a disminución de esta familia. Estos datos apoyan una línea de comunicación entre el microentorno urinario y los nervios aferentes subyacentes que probablemente están mediados por el urotelio. (Leue, Kruimel, Vrijens, Masclee, Van Os, & Van Koeveringe, 2017) (Grundy, Caldwell, & Brierley, 2018)

La evidencia para la activación inmunitaria en SII y CI incluye lo siguiente: (1) la presencia de mastocitos en biopsias de vejiga en CI, (2) presencia mastocitos en el íleon, los mastocitos adyacentes a los nervios colónicos y los linfocitos en la lámina propia y el plexo mesentérico en el SII y (3) elevación de citoquinas,

Interleucina en la orina en CI y en suero en SII. La fermentación anormal de las bacterias produce el gas Sulfuro de hidrógeno que interactúa con los neurotransmisores y pueden proporcionar una explicación para hipersensibilidad visceral en tejidos de vejiga, induciendo la contracción del músculo detrusor. Igualmente es un activador de los nervios sensoriales extrínsecos sensibles a la capsaicina y está involucrado en influir en la sensibilidad neuronal. Así mismo el exceso de bacterias provoca una producción anormal de citoquinas proinflamatorias y tejidos inmunológicamente activados, tanto a nivel sistémico como en vejiga. Este crecimiento anormal de bacteria provoca la desgranulación de los mastocitos por estos factores podría explicar la pelvis dolorosa y disfunciones vesicales, además de otros factores como alergias alimentarias, neuropéptidos y estrés (a través del efecto del factor liberador de corticotropina) son todos los desencadenantes conocidos de la activación de los mastocitos GI (Weinstock, Klutke, & Lin, 2007) (Grundy, Caldwell, & Brierley, 2018)

CUADRO RESUMEN CAPÍTULO 1

CUADRO RESUMEN Capítulo 1
CISTITIS. BREVE DESCIPCION DESDE LA MTC Y
PERSPECTIVA DE LA ANATOMOFISIOPATOGENIA DESDE
LA MEDICINA OCCIDENTAL

- **Cifras:** 20% de mujeres. En >70 años aumenta 10%. En enfermedades neurodegenerativas aumenta un 25%. El 75% asintomática. El 20% recidiva y el 80% por nuevo germen. El 16% no tiene base orgánica (Factores Emocionales). 60% tienen síntomas psicógenos
- Los urocultivos solos no son validos como prueba diagnóstica. Se precisa análisis de secuenciación metagenómica e urocultivo cuantitativo de flora simbiótica
- Las CI no Hunner precisan de terapias integrativas (MTC+ TCC) ya que el estrés crónico y agudo y dolor social provocan CI por afectación de las mismas estructuras cerebrales
- En la comunicación nerviosa de la micción, están implicadas moléculas como serotonina y receptores de serotonina (r5-HT-7/3), dopamina y receptores de Dopamina (rD2D), oxitocina, receptores purigénicos (rP2X2-2X3-2X5), Noradrenalina, AcetilColina, Glutamato, GABA
- Existe un eje Vejiga-Intestino-Cerebro en un proceso denominado Sensibilización Cruzada de Órganos (SCO).
- Existe Microbioma vesical predominante en L. Acidofillus que en disbiosis hace proliferar E. Colli. La gravedad de síntomas de la CI es inversamente proporcional del nivel de disbiosis.
- El microbioma es responsable de la producción molecular de neurotransmisores implicados en la actividad vesical (GABA, Serotonina, etc)
- La disbiosis urinaria provoca aumento de placas

neurodegenerativas en hipocampo, giro y corteza, y aumentan las citoquinas proinflamatorias que destruye sustratos neuronales y los canales Piezo de neuronas, Neuroglias y Astrocitos. Provoca hiperactividad vesical. Provoca la Conducta de Enfermedad

- La MTC ha demostrado poder intervenir en el control de la CI al actuar no solo a nivel fisiológico y molecular sino también a nivel epigénico al modificar la expresión génica de ciertos receptores implicados en la transmisión y mantenimiento de la actividad neuronal (D2Dr, P2X2r, 5-HT3r, BDNFr)

- **E36 *Zusanli* + DM 22 *Qugu* + Siguan (IG4 *Hegu* +H3 *Taichong*):** Aumentan niveles de Serotonina y modulan la actividad de sustratos neuronales en Cortex somatosensioral (lóbulo parietal superior, giro postcentral), Sistema Límbico y Paralímbico (Giro Calcarino, Precuneus, Córtex del Cingulado y Giro Parahipocampático), Corteza visual en giro fusiforme y occipitales, Ganglios Basales y Cerebelo

- **V28 Pangguangshu:** Situado sobre el haz (L5-S4) y núcleo de Onuf (S2-S4) podría actuar: 1.-modulando la actividad vesical mediante la modificación de la expresión génica de receptores D2Dr y D3Dr que están elevados en hiperactividad vesical. 2.-Modulando señales de los canales mecanosensitivos Piezo1 y 2 en los ganglios desde L5-S1

- Ver
-
-
-
- Ilustración 1. Resumen esquema de factores y estructuras implicadas en la micción

Capítulo 2: SINDROME URINARIO EN MTC-SINDROME LIN. (CISTITIS). FISIOPATOGENIA Y PERSPECTIVA DESDE LA MTC.

En términos de MTC también es complejo diferenciarlas en cuanto las posibles etiologías, enmarcada dentro de "Micciones frecuentes (XIAO BIAN PIN SHUO)", "Orina frecuente (NIAO PI)", "Micciones urgentes (NIAO JI)", "Dolor en abdomen menor (SHAO FU TENG TONG)", "Micciones dolorosas"(XIAO BIAN TENG TONG), "Micciones Turbias" (NIAO ZHUO), "Disuria-Estranguria" (LONG BI o LIN ZHENG), "Hematuria"(XIAO BIAN CHU XIE), "Relaciones sexuales dolorosas (NU XING XING JIAO TONG)" , "Relaciones dolorosas femeninas en vientre bajo (PAIN IS *XIAO FU TONG)*" (Genis Sol, 2016), (Miralles Garcia, Disuria y Estranguria, 2012), (Flaws & Sionneau, 2005). Dentro de estos síndromes urinarios podemos identificarlos según el tipo de manifestación: (Maciocia, La práctica de la Medicina China, 2009)

1. S.U. tipo calor
2. S.U. tipo piedras
3. S.U. tipo Qi
4. S.U. tipo Sangre
5. S.U. tipo turbio
6. S.U. tipo fatiga

Nos centraremos en el tipo calor por la etiopatogenia que nos ocupa y que desarrollaremos más adelante en este capítulo

Fisioenergética de la Vejiga en la MTC y su relación con la micción

Para explicar la fisioenergética desde la perspectiva de la MTC tomamos referencia de uno de los más grandes, importantes y reputados autores que reunió compendios de MTC a nivel internacional, Giovanni Maciocia. (Maciocia, Los Fundamentos de la Medicina China, 2013) (Maciocia, La práctica de la Medicina China, 2009)

En la MTC la vejiga desempeña más funciones que la de solo almacenar y excretar orina, también participa en la transformación de líquidos para la producción de orina. En el capítulo 8 del SU WEN (Las Preguntas Sencillas) dice: *"La vejiga es como una capital de distrito; almacena los líquidos que son posteriormente excretados mediante el poder de transformación del QI"*

En este proceso los líquidos "claros" separados por el ID pasan a Vejiga que la transforma en orina, la almacena y la excreta. En esta transformación necesita el QI y calor que proporciona el Yang de Riñón. La Vejiga es el aspecto Yang del Riñón y por tanto está relacionada con el Fuego Ministerial (Fuego de la Puerta de la Vida – MIG MEN). Vejiga está relacionada con otros órganos para la elaboración de la orina como el Intestino Delgado, Corazón, San Jiao, Hígado y Pulmones). Ilustración 12. Órganos participantes en la micción.

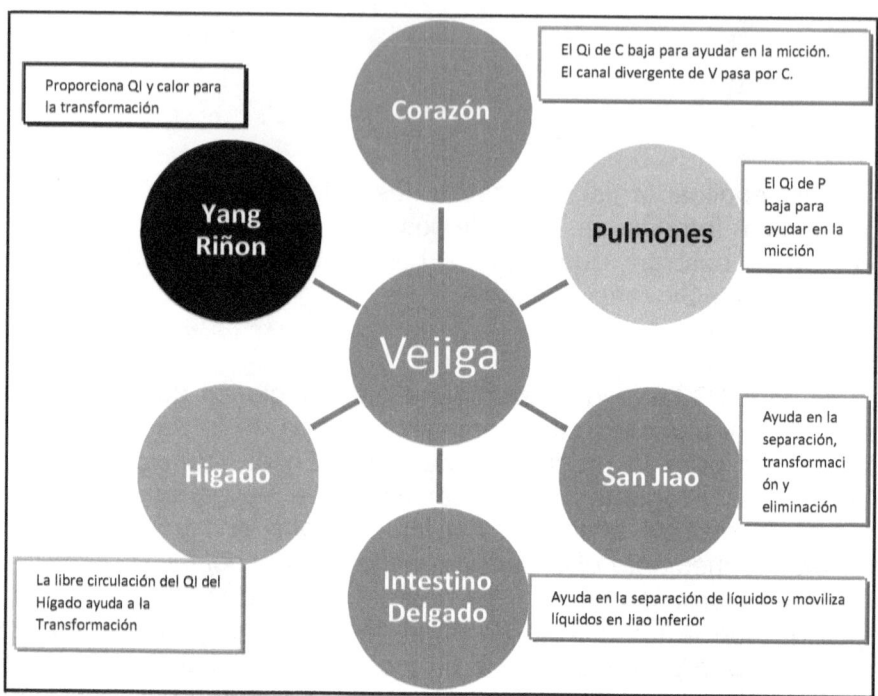

Ilustración 12. Órganos participantes en la micción. (Maciocia, Los Fundamentos de la Medicina China, 2013)

Es de destacar que se anota la influencia del corazón sobre la micción, hasta tal punto que el canal divergente de la vejiga pasa por Intestino Delgado y corazón y no es extraño ver que en desequilibrios de corazón puedan darse síntomas de hematuria.

Ilustración 13.Representación de la vejiga y el canal de vejiga del texto clásico de 1500 "Canciones de los puntos de acupuntura de los catorce meridianos"

Dentro síndromes del elemento agua la Vejiga pertenece al canal o meridiano de vejiga (ZU TAI YANG). Las funciones fisioenergéticas que se describe en la literatura clásica son:

- Recibe y almacena y transforma los líquidos impuros/puros que llegan del Intestino Delgado / Intestino Grueso y Riñón.

- Los líquidos turbios del Pulmón se envían al Riñón para convertirlo en orina.
- Almacena y evacua la orina. Elimina el agua por medio de la transformación del QI y trabaja con otros órganos para el proceso de control de micción (Intestino Delgado, Corazón, San Jiao, Pulmones e Hígado)
- Está relacionada con el corazón porque necesita del QI de Corazón para expulsar la orina e incluso el canal divergente de la Vejiga pasa por el corazón. Los desequilibrios del Corazón pueden transmitirse a la vejiga a través del intestino delgado
- Un desequilibrio fisioenergética de la vejiga afecta al plano psíquico o mental provocando emociones negativas como **celos,** desconfianza, rencor que perdura en el tiempo.

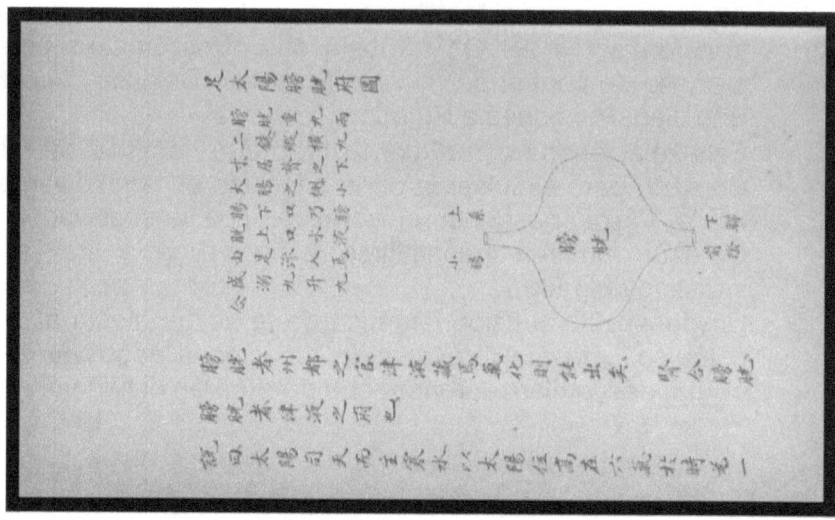

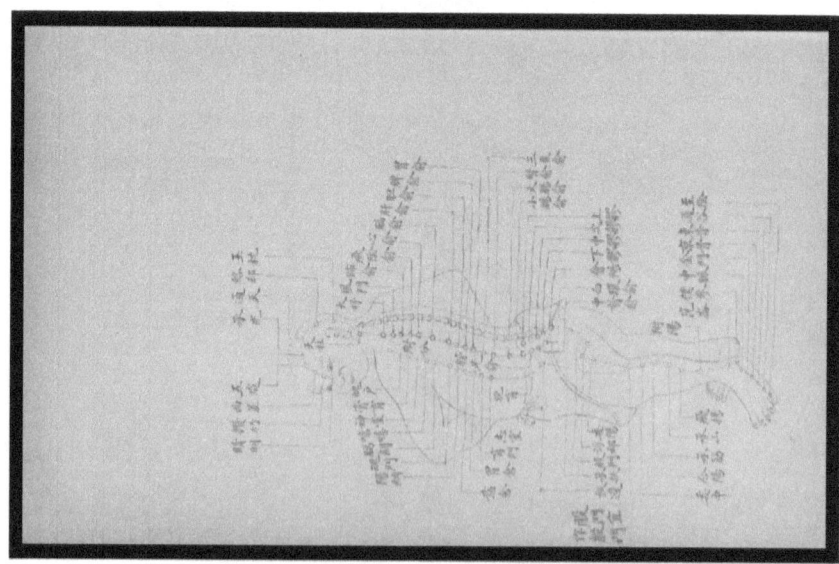

Ilustración 13.Representación de la vejiga y el canal de vejiga del texto clásico de 1500 "Canciones de los puntos de acupuntura de los catorce meridianos" (WDL, 2019)

Sus funciones dependen directamente del QI R y YANG R y está relacionada con SAN JIAO en el metabolismo y movimiento de líquidos. Una deficiencia de QI o YANG puede provocar un estancamiento de líquidos en JIAO Inferior

Su cronobiología según la MTC está determinada en el intervalo entre las 15:00 y 17:00, y esto se está confirmando actualmente en multitud de estudios de funcionalidad de riñón, vejiga y cerebro, donde se demuestra como aspectos emocionales afecta al normal funcionamiento de la función urinaria en el transcurso del día por afectación génica de regulación hídrica. Ilustración 14. Cronobiología Riñón/Vejiga/Cerebro. .

En humanos, varios estudios de comportamiento demostraron un cambio funcional diurno en el riñón y la vejiga. Por el contrario, los pacientes con enuresis nocturna y nicturia mostraron deterioro en esta tríada de factores. Las ratas y los ratones, que son animales nocturnos, también tienen un ritmo de frecuencia de micción que disminuye durante el día, que es la fase de sueño para ellos. Los ratones con un sistema de reloj circadiano genéticamente defectuoso muestran ritmos fisiológicos deteriorados en la tríada de factores. La existencia del reloj circadiano se ha demostrado en el cerebro, los riñones y la vejiga, en los que existen miles de genes oscilantes circadianos. En el riñón incluyen genes involucrados en la regulación del agua y los electrolitos principales. En la vejiga incluyen la proteína conexina 43 (Cx43), un gen asociado con la regulación de la capacidad de la vejiga. Esta conexina 43 está igualmente presente en las células de los músculos lisos de intestino y también depende su movilidad del nivel de expresión génica. (Zhang, y otros, 2016) Estos estudios concluyen que el progreso reciente en biología molecular sobre el reloj circadiano brinda la oportunidad de investigar la base genética del ritmo miccional o la alteración del ritmo en la enuresis nocturna y la nicturia. Si este enfoque se va a traducir clínicamente, una estrategia es analizar y tratar la tríada de factores de micción como partes separadas de un problema. La otra forma podría ser hacer frente a esta tríada de problemas simultáneamente, si es posible, tratando el ritmo fisiológico circadiano en sí. Los descubrimientos revisados apuntan a una mayor investigación del ritmo miccional por cronobiología básica y traslacional. (Negoro, Kanematsu, Yoshimura, & Ogawa, 2013)

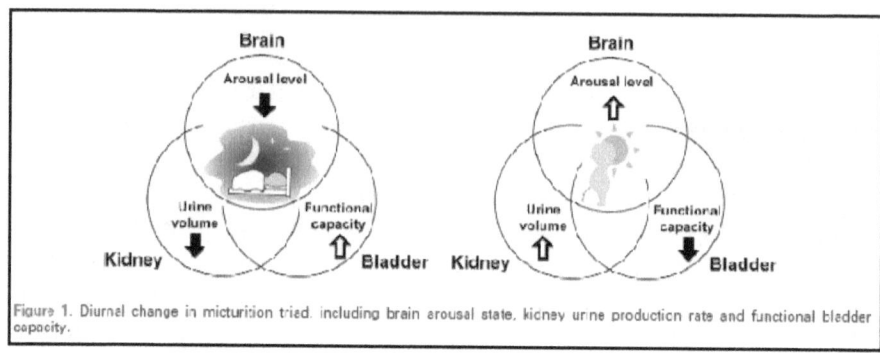

Ilustración 14. Cronobiología Riñón/Vejiga/Cerebro. (Negoro, Kanematsu, Yoshimura, & Ogawa, 2013)

Recorrido del meridiano/canal de Vejiga (ZU TAI YANG / TSOU TAE YANG) o actual "paquete neurovascular" de vejiga

La historia de la acupuntura se remonta a más de 5000 años. Los textos clásicos del Emperador Amarillo HUANG DI, (435 a.C.) recogen dentro del canon de Medicina (NEI KING) 2 partes, una el SU WEN que trata sobre patologías, higiene y terapéutica y otra el canon de Acupuntura (LING SHU) que trata sobre la acupuntura. Estas obras están basadas en textos antiguos de 3000 años de antigüedad, aún hoy en día siguen en utilidad obligatoria y plena al ser la base de enseñanza de la MTC. Constan de 81 capítulos cada libro

Pero, nos vemos obligados a reflexionar y preguntarnos ¿cómo?, ¿Quién?, ¿de dónde llegó toda esa información para que desde hace mas de 5000 años siga siendo útil? ¿Esto justifica su credibilidad? ¿Qué método de conocimiento había entonces sin los recursos que contamos hoy día? ¿Podemos imaginar lo que hubieran hecho antaño con la tecnología actual? Estas son preguntas que pueden surgirnos cuando cuestionamos el cómo se sabía el recorrido de los meridianos.

Ilustración 13.Representación de la vejiga y el canal de vejiga del texto clásico de 1500 "Canciones de los puntos de acupuntura de los catorce meridianos"

No había un método científico que contrastara esta información. Y todas las obras actuales de prestigio en atlas simplemente son una copia actualizada de la localización en superficie de puntos de acupuntura y recorrido.

A principios de la década de 1960 el Dr. Bonghan Kim descubrió y creó el "Sistema Bonghan". Es un sistema circulatorio, que corresponde a los meridianos de acupuntura clásicos. A pesar de su importancia potencial en biología y medicina, ha sido ignorado u olvidado durante mucho tiempo. Solo recientemente se ha confirmado que el Sistema Bonghan (BHS) lo forma la mayoría de partes importantes, como dentro de los vasos sanguíneos o linfáticos, en las superficies de los órganos internos y en los ventrículos cerebrales. Para esto, eran necesarios nuevos métodos que utilizaran tecnología moderna porque Bonghan Kim no describió sus métodos. Por ejemplo, entre otros métodos, el descubrimiento de un tinte específico de BHS, el azul tripán, fue una de las contribuciones originales más importantes que hicieron posible la observación de BHS. Con esta técnica, el BHS en el tejido adiposo se hizo rastreable, y el BHS se descubrió en la fascia que rodea los tejidos tumorales, un hallazgo que puede tener una gran importancia en relación con los problemas de salud graves en la sociedad moderna, a saber, la obesidad y el cáncer. (Soh, 2009) (Kang, 2013). Esos primeros canales o paquetes primovasculares se denominaron "Sanals" y más bien es una mezcla originaria de vascular y nervioso, es decir podríamos denominarlo como paquetes neurovasculares (Kang, Pustovyy, Global, Sorokulova, & Vodyanoy, 2018) (Kimg, Li, & Lee, 2015)

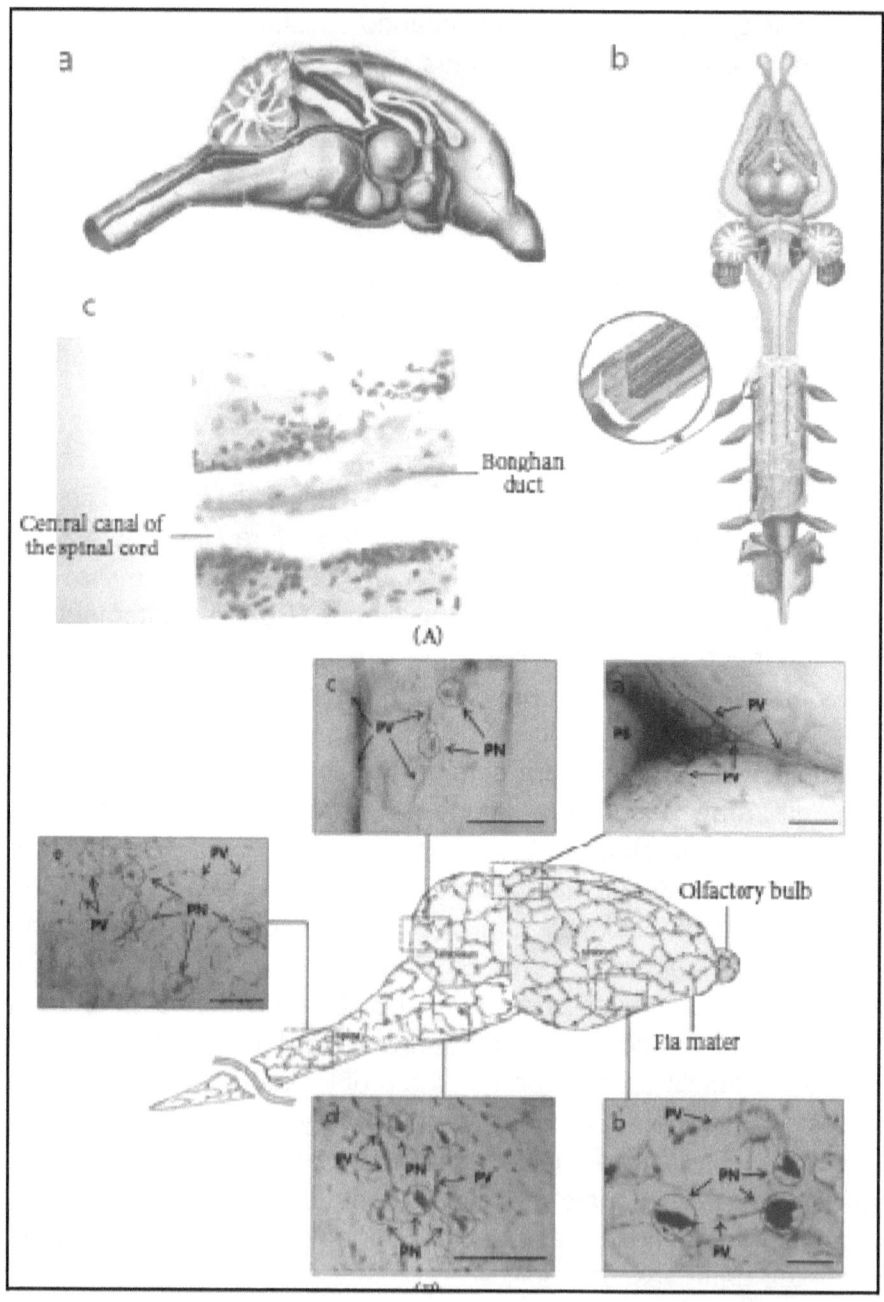

Ilustración 15. Sistema Bonghan teñido de azul en tejidos cerebrales

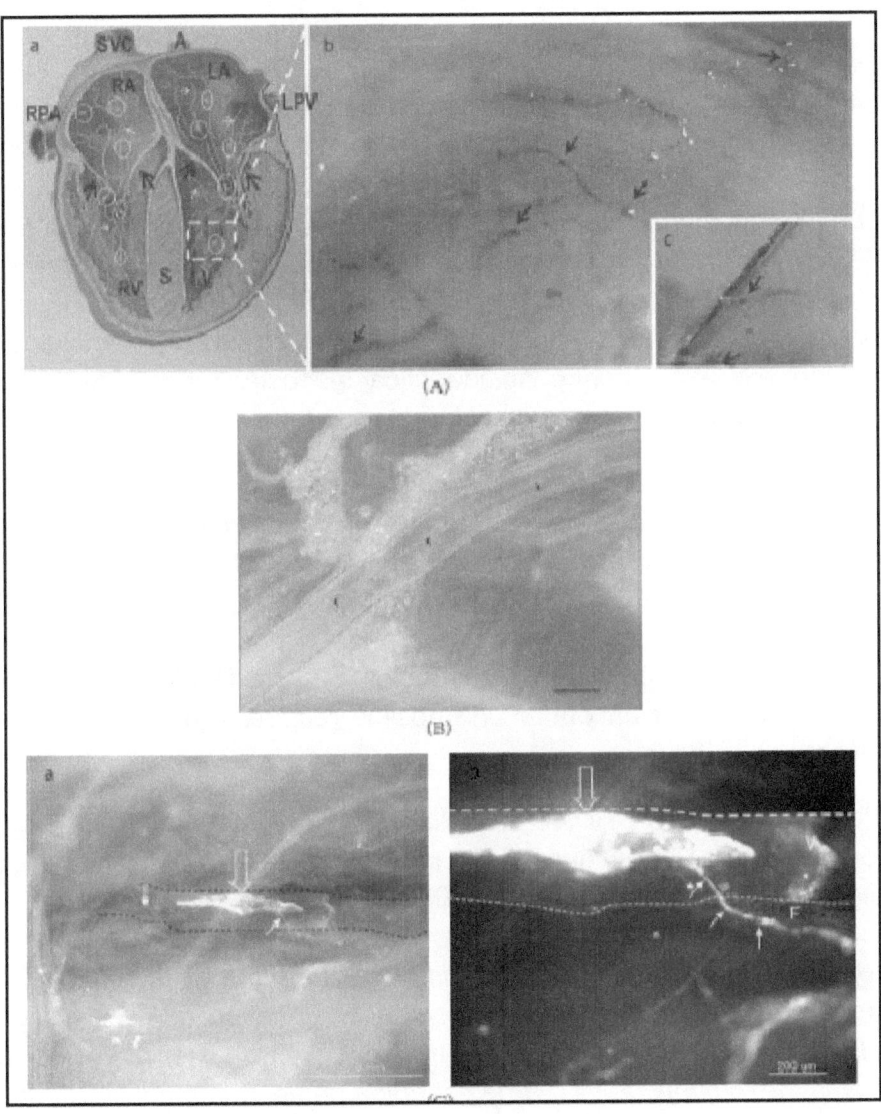

Ilustración 16. Sistema Bonghan teñido de azul en estructura corazón. (Kimg, Li, & Lee, 2015)

Es justo aquí donde las últimas investigaciones con pruebas de imágenes de alta resolución (SPECT, TAC, RMN, RMfl, etc.) están permitiendo identificar y corroborar los trayectos de los meridianos o canales de acupuntura descrito desde hace milenos. Hoy tenemos una eminencia viva en México, el Dr. Tomas Alcocer, que gracias al Instituto "Alcocer" de MTC y a varios colaboradores de entre ellos la Universidad de México, Universidad de Beijing, Hospitales de Dong Zhi, Tian Jing, ha permitido poner de manifiesto el recorrido de estos meridianos y plasmarlo en una grandiosa obra en formato atlas, donde se identifica las estructuras externas e internas (paquetes neurovasculares) que atraviesa el meridiano. (Alcocer Gonzalez, 2014)

Así pues dejamos de pensar en ideas metafóricas nunca cuestionadas a pasar a evidenciar con datos estos trayectos. Esto va a suponer en breve un cambio en el paradigma del entendimiento de cuestiones hasta ahora incontestables sobre el proceso de una patología, o aspectos que hasta ahora pasaban soslayados poder encontrar una posible respuesta o derroteros de investigación futuras.

En el LING SHU se desarrolla en el capítulo X el trayecto de los meridianos, y lo que llama enormemente la atención es los siguiente; copio textualmente: *"El médico Leu Kong dice: En la creación del hombre, lo primero fue la esencia vital, luego se formaron el cerebro y la médula. Se formaron en seguida una armadura para el cerebro y la medula, los huesos. Los vasos alimentaron todo el cuerpo. Los músculos jugaron el papel de la trama de un tejido. La carne, seguidamente formó el muro que cerca una mansión. A la formación de la epidermis, los pelos y los cabellos brotaron. Desde que el alimento penetra en el estómago, la sangre y la energía comienzan a circular en los meridianos. Por eso debemos estudiarlos al detalle"* (Xuezhong, 1931)

El recorrido de los meridianos según la MTC ha sido un asunto nunca cuestionado en la ciencia. Ahora el Dr. Tomás Alcocer a través de apoyo de técnicas de imagen ha podido demostrar que estructuras anatómicas atraviesa e implica. El texto clásico de LING SHU describe el trayecto de manera que define varios vasos secundarios que van de la cabeza al ángulo superior de la oreja, y otro vaso que sigue trayecto directo, en la cabeza, el cerebro y resurge por debajo de cuello, bajando hacia abajo a través de la columna y ramificándose en riñones y vejiga.... Entonces ya nos preguntamos: ¿a qué parte de cerebro pasa? ¿Qué estructuras invade? ¿Cuál va a ser su función? ¿Cómo va a afectar en el cerebro?

Así pues sigue describiéndose en las alteraciones y síntomas comunes de la afectación de la Vejiga (FU): Cefaleas, cefaleas en zona de fontanela anterior, impresión de que algo asalta la cabeza, locura, epilepsia, punzadas en los ojos, ojos amarillentos, lagrimeo abundante de ojos, epistaxis, dolor intenso en cuello, columna dolorosa, sensación de rotura en zona renal, imposibilidad de plegar o flexionar cadera, dolor nalgas, sensación de raquitismo en las pantorrillas, talón y maléolos muy dolorosos..etc. (Xuezhong, 1931) (Maciocia, Los Fundamentos de la Medicina China, 2013)

Ni que decir tiene que la sintomatología descrita en cuanto a aspectos psíquicos/psicológicos tendrá algo que ver con la penetración del canal de vejiga (ZU TAI YANG) o meridiano a estructuras cerebrales, pero ¿cuáles? ¿Qué relación hay entre cerebro y vejiga en la medicina occidental que pueda explicarlo? ¿Cómo sigue hoy en día válidas estas inferencias? Quizás hoy nos preguntemos esto porque en base al conocimiento científico, que no es otra cosa que una forma de lenguaje para entender la realidad, requiere de datos objetivos palpables y concretizadores. Antes la base de conocimiento estaba basada en otros conceptos, pero es de reconocer que a fecha de hoy son útiles.

Hoy se sabe que la amígdala (AMG) es un sitio de interés neuroanatómico potencial que podría mediar / modular el dolor de vejiga y el influencia del estrés en el dolor de vejiga. El núcleo central de la AMG (CeA) densamente expresa receptores de glucocorticoides (Reul y de Kloet, 1985) también sugiriendo un posible sitio de acción y función de los glucocorticoides de liberación periférica en respuesta a la exposición a estresores y modificaciones en la experiencia del dolor de vejiga. (Randich, DeWitte, DeBerry, Robbins, & Ness, 2017). Entonces, es preciso preguntarse si el recorrido que traza el meridiano de vejiga que refiere los textos clásicos al introducirse dentro del cerebro, ¿pasaría la Amígdala?, ¿Qué otras estructuras?, ¿justificaría esto nuestra hipótesis?

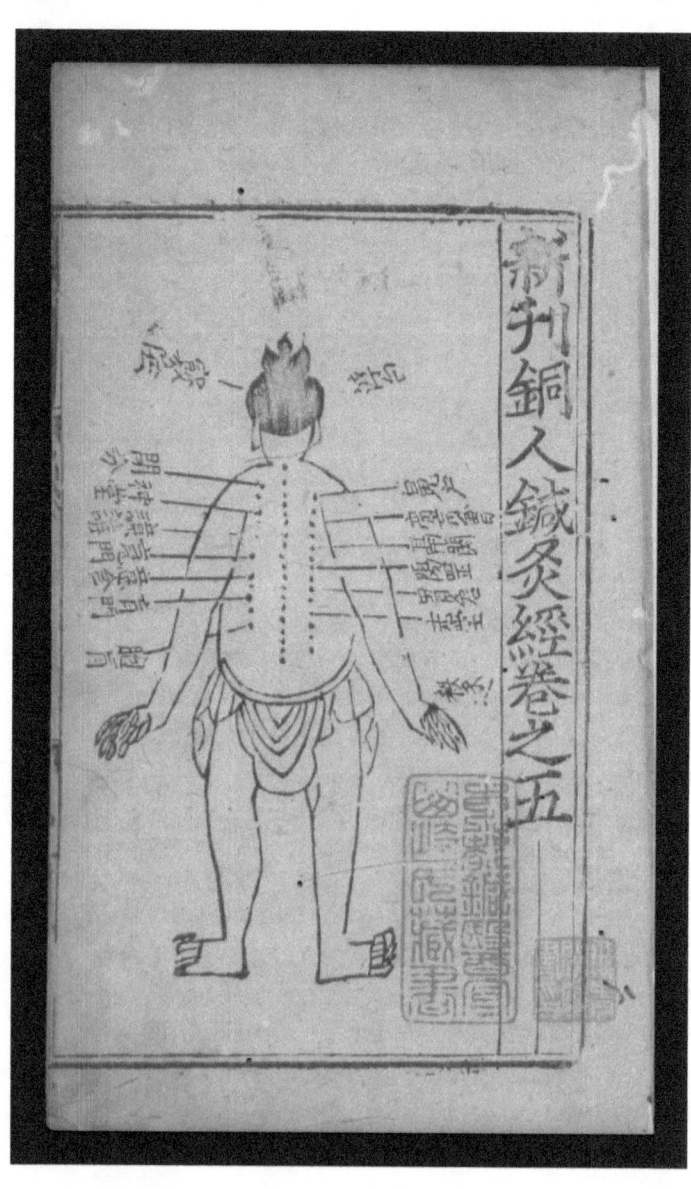

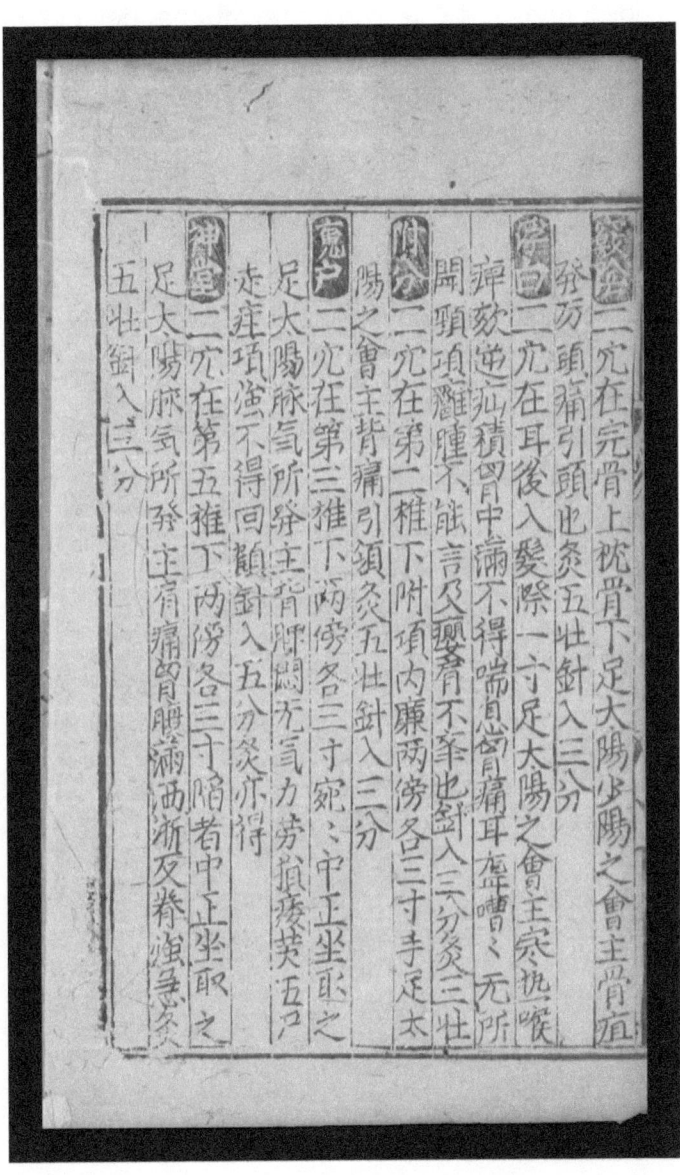

Ilustración 17. Mapa de Acupuntura puntos SHU de canal de vejiga de la Dinastía SONG (960-1279) (WDL, 2019)

En la obra del Dr. Alcocer se detalla párrafo a párrafo el recorrido, iniciándose en la comisura interna del ojo donde se encuentra la arteria y nervio supratrocleares, para luego ascender por las ramas supraorbitarias por la frente y cruzan hasta los paquetes neurovasculares de la región parietal, y temporal para llegar al vórtice de la cabeza donde se ubica la Aponeurosis Epicraneal (Gálea Aponeurótica) de donde sale de dentro de la cavidad craneal la vena emisaria parietal.

En este punto por la localización corresponde al punto 8V *(Louque)*, que traducido significa "que se une y después se retira". (Embid Fonfria, 1988). Es interesante esta definición porque literalmente se refiere unirse al cerebro para luego salir. Esto nos aporta un apoyo al recorrido interno por las estructuras cerebrales

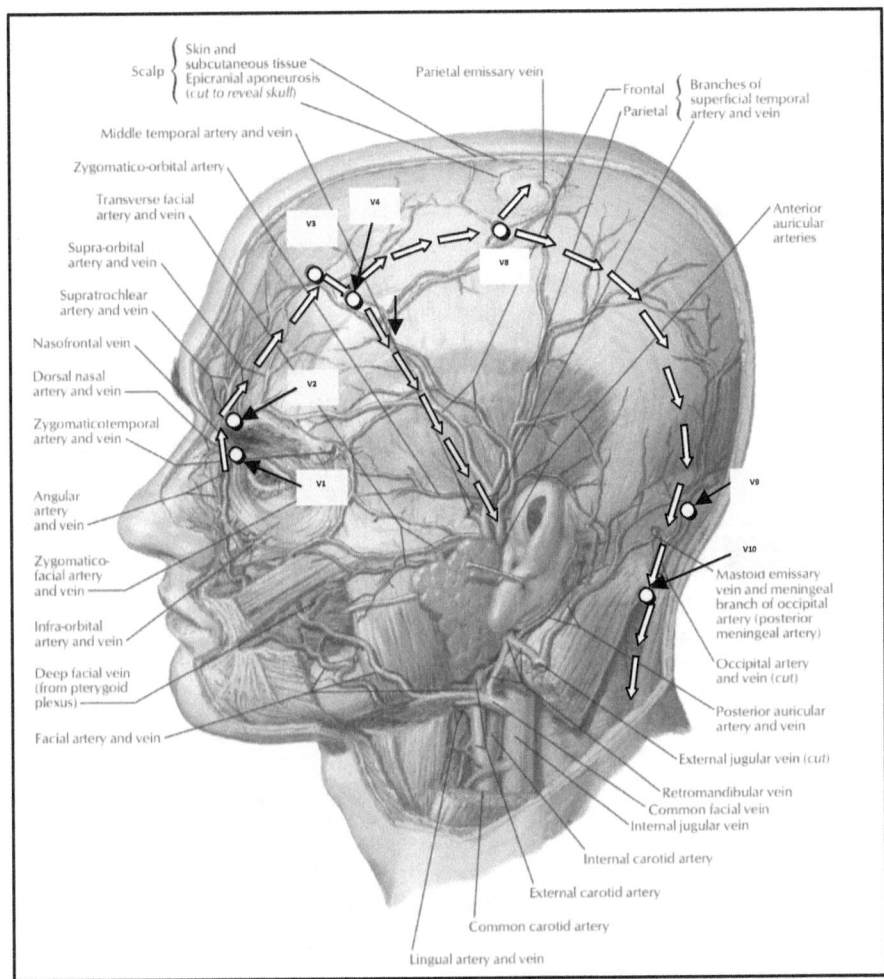

Ilustración 18. Recorrido inicial del paquete neurovascular de Vejiga. Basado en el libro de Dr. Tomas Alcocer. El trayecto directo está representado por las flechas amarillas. Las flechas verdes representan las ramas temporolaterales. Las flechas blancas representan la rama que se introduce y emerge de la cavidad craneal

Es desde aquí se retoma el recorrido habitual hacia los paquetes neurovasculares occipitales hacia atrás al cuello y hasta el pie pasando por la porción lumbosacra en contacto con las fibras simpáticas y parasimpáticas que recogen con las fibras aferentes nerviosas los estímulos para llevarlos a través de la medula de vuelta al cerebro. Entonces, ¿Que estructura ha cruzado en la cavidad craneal antes de salir por la Gálea Aponeurótica?

Ya hemos propuesto que V8-*Luoque* es el punto donde el paquete neurovascular de Vejiga se introduce a las estructuras cerebrales. Es aquí donde la conducción espinotalámica y las fibras nerviosas ascendentes (Aferentes) conducen los estímulos de los puntos de acupuntura del canal de Vejiga a la Corteza cerebral, donde está representada la parte somática, áreas sensitivomotoras, para dar la respuesta nerviosa al regresar por el cuerpo calloso, a los ganglios basales, al tálamo, hipotálamo e hipófisis, donde no solo se dará respuestas nerviosas somáticas, sino también respuestas viscerales, emocionales y glandulares. El hipotálamo dará respuestas a los núcleos activadores de la hipófisis para las hormonas estimulantes y activar a las glándulas que les corresponden para la producción de hormonas.

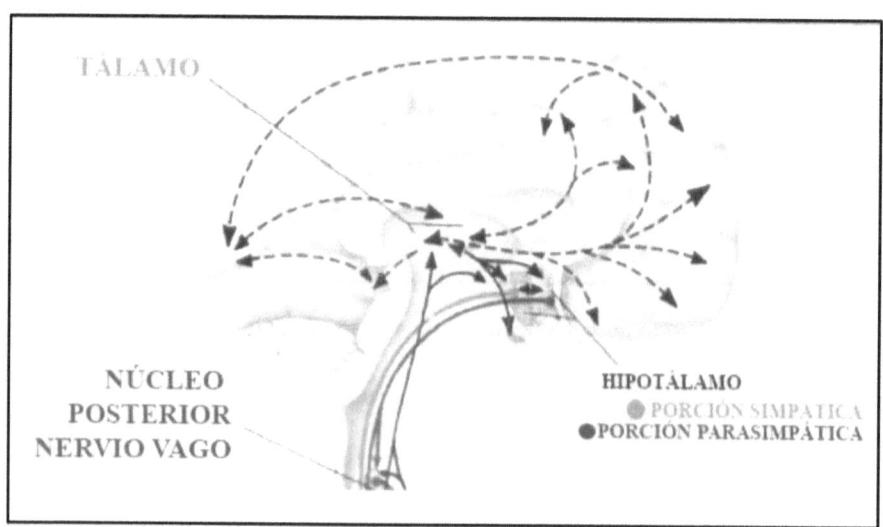

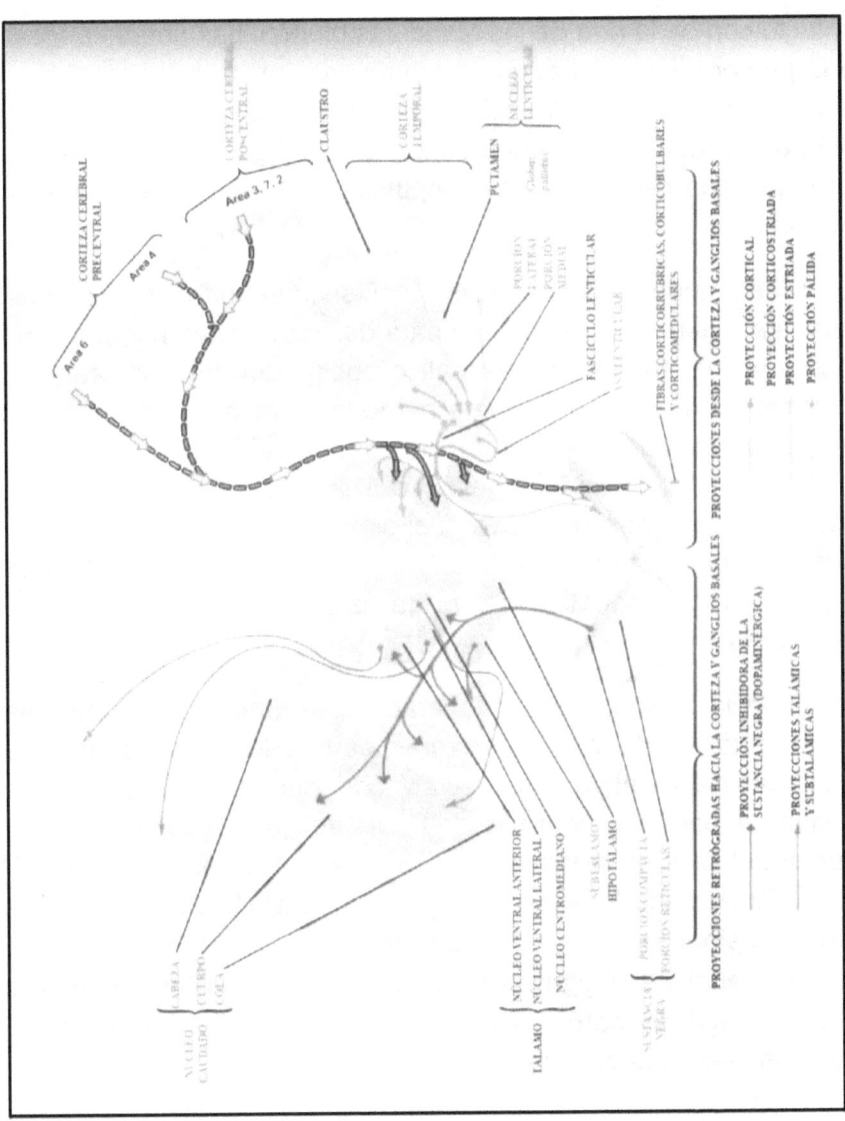

Ilustración 19. Estructuras cerebrales implicadas en el canal de vejiga o paquete neurovascular de Vejiga. Del Dr. Tomás Alcocer

En el paquete neurovascular de Vejiga se hacen los estímulos acupunturales nerviosos al lado de la columna vertebral para llegar a la hipófisis, que son activaciones directas para tener el contacto con cada una de las glándulas blanco. Las fibras nerviosas de la primera línea del paquete neurovascular de vejiga (a 1,5 cun de la línea media de la columna / Puntos SHU) principalmente están activando las funciones de Zang-Fu (Órganos y vísceras). La segunda línea del canal están regulando los aspectos mentales y emocionales. (Alcocer Gonzalez, 2014)

Las fibras hipotalámicas del sistema nervioso simpático eferentes bajarán por la médula para dar respuestas nerviosas a la víscera vejiga. El SN Parasimpático por medio del Par Craneal X (N. Vago) conecta con paquete neurovascular de vejiga y por los nervios parasimpáticos pertenecientes a los nervios del hueso sacro, llevando el estímulo nervioso a las respuestas glandulares, vasculares y nerviosas a través del simpático y parasimpático para las áreas correspondientes de la vejiga. A partir de la red nerviosa medular de los paquetes de vejiga se forman los dermatomos o metámeras.

En la región bulboprotuberancial se hacen las conexiones den los núcleos de los pares craneales que le corresponden, que en el caso de la vejiga se conectará con todos los pares craneales ya que el paquete neurovascular de vejiga se convierte en el director del sistema nervioso, que junto con el canal central DU MAI (Vaso Gobernador) representa el Sistema Nervioso Central y médula espinal. Ilustración 20. Pares craneales y direccionalidad de sus fibras El canal de Vejiga es el resumen de todos los canales del Sistema Nervioso porque es el que recibe las fibras aferentes y envía las eferentes para recorrer todo el cuerpo.

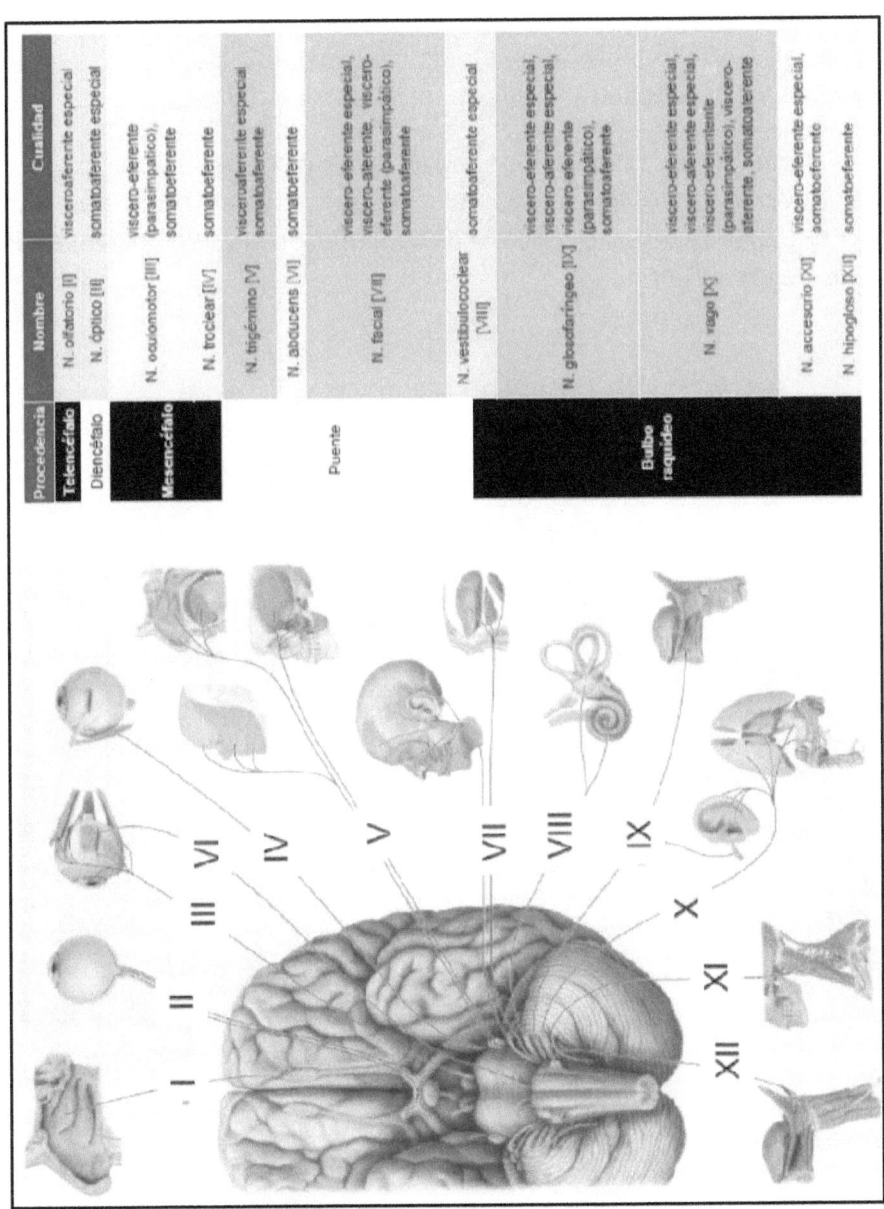

Procedencia	Nombre	Cualidad
Telencéfalo	N. olfatorio [I]	visceroaferente especial
Diencéfalo	N. óptico [II]	somatoaferente especial
Mesencéfalo	N. oculomotor [III]	viscero-eferente (parasimpático), somatoeferente
	N. troclear [IV]	somatoeferente
	N. trigémino [V]	visceroaferente especial somatoaferente
	N. abducens [VI]	somatoeferente
Puente	N. facial [VII]	viscero-eferente especial, víscero-aferente (parasimpático), somatoaferente
	N. vestibulococlear [VIII]	somatoaferente especial
	N. glosofaríngeo [IX]	viscero-eferente especial, viscero-aferente especial, viscero eferente (parasimpático), somatoaferente
Bulbo raquídeo	N. vago [X]	viscero-eferente especial, viscero-aferente especial, viscero-eferente (parasimpático), víscero-aferente, somatoaferente
	N. accesorio [XI]	viscero-eferente especial, somatoeferente
	N. hipogloso [XII]	somatoeferente

Ilustración 20. Pares craneales y direccionalidad de sus fibras

El paquete neurovascular que baja por ambos lados de la columna, igualmente incluye las aortas descendentes para vertebrales que inervan también los intercostales penetrando en la columna y hacia delante, conformando las metámeras.

Existe un colateral nervioso simpático del riñón que se distribuye en la vejiga, donde se conjugan el plexo renal nervioso con el plexo vesical nervioso y el conjunto de nervios intermedios entre Vejiga y Riñón

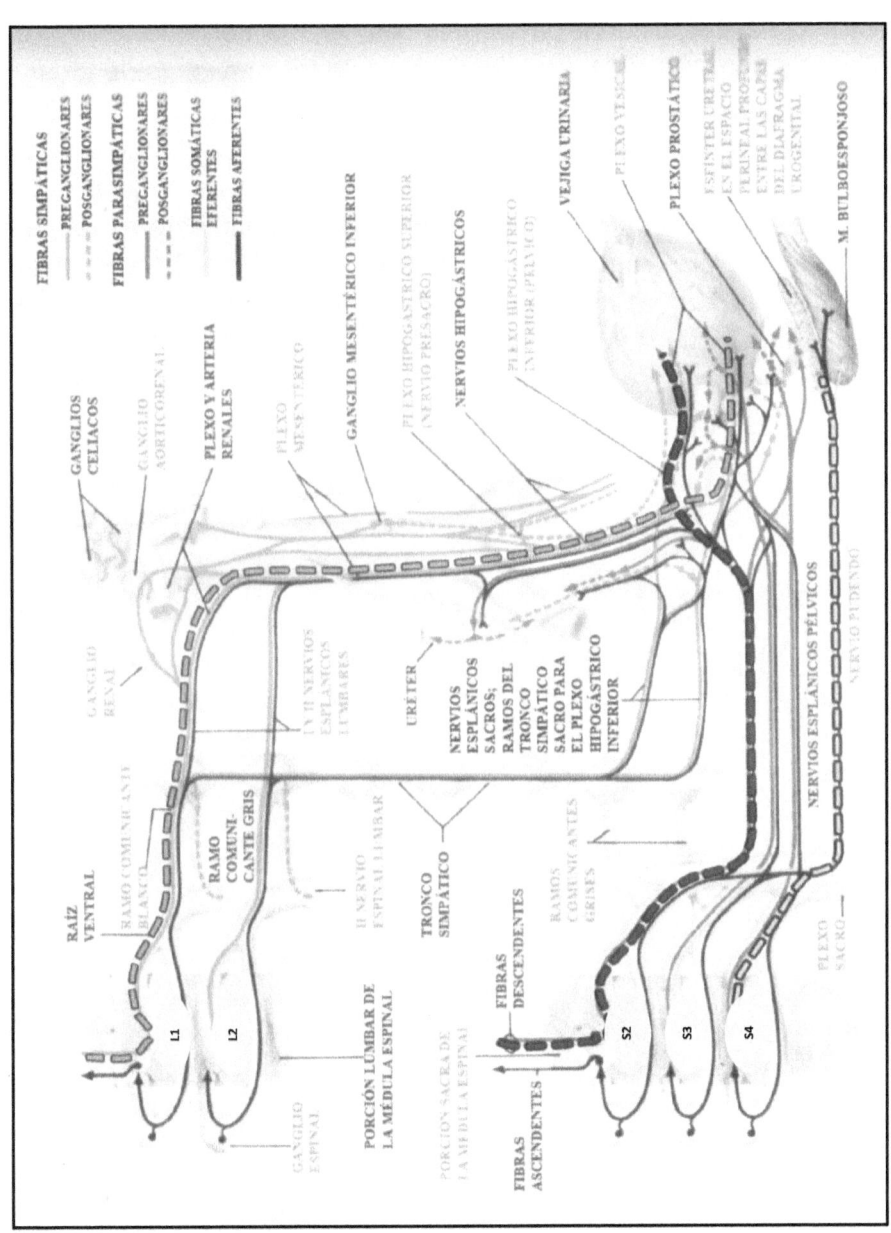

Ilustración 21. Paquete neurovascular de Vejiga, sección lumbosacra y suelo pélvico. Del libro del Dr. Tomás Alcocer

Es importante conocer que el núcleo de Onuf, como haz de neuronas especializadas eferentes en el control miccional se encuentra entre S2 y S4 e inervan ramas de los nervios pudendos y pélvicos (Goodin, Ness, & Robbins, 2015), (Ni, y otros, 2019), (Studeny, Torabi, & Vizzard, 2005), (Meng, Zheng, Yang, Li, Fan, & Li, 2015), (Holstege, 2014) y que el punto SHU de Vejiga V28-Pangguangshu (Traducido como punto correspondiente a Vejiga) se localiza a nivel del segundo foramen sacral a 1,5 cun hacia afuera de DUMAI en una depresión entre el borde interior de la espina iliaca posterior y el sacro. (Embid Fonfria, 1988).

Ilustración 4.Vias descendentes motoras parasimpática de los órganos y suelo pélvico. Control motor de la micción.

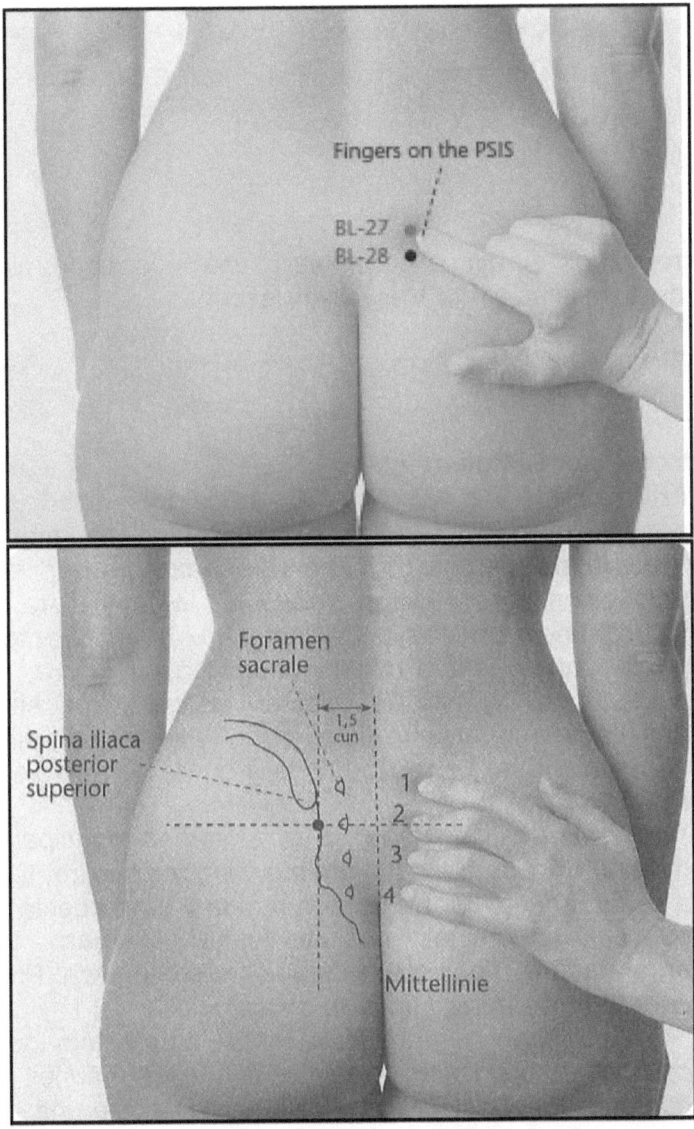

Ilustración 22.Localización de V28 Pangguangshu. Nivel de localización de Núcleo de Onuf

Patrones diagnósticos diferenciales habituales en los síndromes y cistitis según la MTC y mecanismos etiopatogénicos

Dentro de los síntomas comunes o patrones sindrómicos que pueden desarrollarse en la Vejiga se describe: (Flaws & Sionneau, 2005) (Genis Sol, 2016) (Maciocia, La práctica de la Medicina China, 2009). (Maciocia, Tongue Diagnosis in Chinese Medicine, 1987)

1. **Síndrome por Deficiencia:**
   1.1. **Frío por XU V o XU QI V**: Enuresis, Incontinencia, Goteo postmiccional, dificultad miccional, Retención Urinaria
   1.2. **Vacío/Insuficiencia (XU) QI Bazo:** Los síntomas principales son: micción frecuente, larga y clara, posible incontinencia urinaria o enuresis, labios pálidos, tez facial pálida, fatiga, latitud del espíritu, falta de fuerza, mareos, escasez de QI, falta de calor en las cuatro extremidades, posible edema facial, reducción de la ingesta de alimentos, heces blandas. **Lengua:** pálida y gorda con pelaje blanco. **Pulso**: vacío y débil
   1.3. **Agotamiento de Bazo:** Los síntomas principales son: micción frecuente, posiblemente de color oscuro, tendencia a secar, heces duras, hambre rápida y gran apetito, posible plenitud abdominal, posible fatiga. **Lengua:** gorda y agrandada con piel amarilla, posiblemente seca. **Pulso:** De cuerda resbaladiza / flotante derecha
   NOTA: El bazo estrechado se refiere a un estómago repleto con un bazo vacío. Se dice que los riñones son la compuerta del estómago. Por lo tanto, existe una estrecha relación recíproca entre el estómago y los riñones. Si el estómago está caliente, está en hiperfunción. Dado que una de sus funciones es reducir la turbidez, un estómago en hiperfunción dispersa los alimentos demasiado rápido, por un lado, mientras que los fluidos reducen demasiado rápidamente a la vejiga por el otro. Esto da lugar a hambre rápida y micción frecuente acompañada de una tendencia al estreñimiento. Este es un patrón común en la práctica

clínica occidental. En la vida real, generalmente se complica por depresión hepática / calor depresivo.

1.4. **Vacío/Insuficiencia (XU) YIN Riñón:** Los síntomas principales son: Micción frecuente, corta, de color oscuro, tinnitus, mareos, garganta y boca secas, mejillas y labios rojos, irritación e insomnio al vacío, dolor y debilidad en la parte baja de la espalda y las rodillas, huesos humeantes y fiebre impositiva, calor en los cinco corazones, sudores nocturnos, heces secas. **Lengua:** roja con pelaje escaso. **Pulso:** fino y rápido

1.5. **Vacío/Insuficiencia (XU) YANG Riñón:** Los síntomas principales son: Micción frecuente, larga y clara, posible incontinencia urinaria o enuresis, una tez facial de color blanco brillante, mareos, tinnitus, escasez de QI, falta de fuerza en la parte baja de la espalda y las rodillas, falta de calor en las extremidades. **Lengua:** pálida y gorda con pelaje delgado y blanco. **Pulso:** profundo, fino y débil

2. **Síndrome por exceso:**

   2.1. **Humedad Calor en canales de Vejiga y Vesícula Biliar por Bloqueo QI H:** Dolor y distensión hipocondrios, sabor amargo en boca, dispepsias, disuria, orina escasa, rojiza y quemante

   2.2. **Acumulo de humedad e insuficiencia de Hígado:** Los síntomas principales son micción frecuente, una sensación inacabada después de orinar, molestias en el lado de las costillas, distensión abdominal inferior y plenitud, irritabilidad, posible premenstrual o distensión y dolor menstrual del seno, dolor y distensión abdominal inferior, sangre menstrual normal o posiblemente oscuro. **Lengua:** algo hinchada con una piel viscosa y blanca. **Pulso:** cuerda

   2.3. **(Humedad calor vertido hacia abajo)→ Humedad Calor en V por Fuego de C que desciende a ID y se transmite a V:** Cistitis tras impactos o represiones emocionales. Celos y sospechas de celos pueden provocarlos. Los síntomas principales son micción frecuente, urgente, dolorosa con sensación de ardor en la uretra, corta, de color oscuro, orina turbia, boca seca y pegajosa, sed sin ganas de beber, distensión abdominal inferior y plenitud, estreñimiento. **Lengua:** enrojecida con pelaje viscoso y amarillo. Ilustración 32. Lengua en cistitis por fuego de corazón. **Pulso:** resbaladizo y rápido

NOTA: en la vida real, la mayoría de los pacientes occidentales con CI no exhiben este patrón. Si bien el calor húmedo puede complicar algunos patrones de los pacientes, generalmente es calor húmedo debido a una desarmonía entre bazo-hígado

2.4. **Humedad Frío**
2.5. **Estancamiento de Sangre que obstruye internamente.** Los síntomas principales son: Micción frecuente y dolorosa con orina turbia de color oscuro y posibles coágulos morados en la orina, micción por goteo, distensión abdominal baja y dolor que rechaza la presión. **Lengua:** oscura con máculas o manchas estáticas. Pulso: De cuerda y/o entrecortado. NOTA: Este patrón principalmente complica otros patrones asociados con micción frecuente.

Los factores etiológicos más frecuentes son:

- Invasión de Factores patógenos externos (Frío/Humedad, Calor/Humedad)
- Tensión emocional: En niños el miedo, ansiedad, inseguridad provocan agotamiento QI, manifestándose en Enuresis y en adultos está relacionado con sentimientos de desconfianza y celos provocando cistitis crónica no infecciosa. (Maciocia, Los Fundamentos de la Medicina China, 2013)
- Actividad sexual excesiva. Agota el YANG
- Actividad física excesiva

Los mecanismos de enfermedad de la CI son principalmente el bazo y el vacío renal con calor húmedo vertiendo hacia abajo. El vacío del bazo puede deberse a sexo, edad, dieta defectuosa, demasiado trabajo, muy poco ejercicio, excesivo pensamiento, preocupación y ansiedad o iatrogénesis. Porque el bazo y riñones se refuerzan y se apoyan mutuamente, la vacuidad QI del bazo a menudo evoluciona a la vacuidad yang del bazo-riñón, especialmente en mujeres de 30-40 años o más. El bazo y los riñones son dos de las tres vísceras que controlan los fluidos de agua en el cuerpo. Si, debido a la debilidad de la vacuidad, el QI del bazo y / o riñón no puede moverse y transformarse fluidos, estos pueden acumularse y transformarse en humedad. Si la humedad se vierte hacia abajo, puede inhibir aún más los mecanismos QI de la Vejiga. Además, la humedad por insuficiencia puede engendra calor depresivo y, por lo tanto, genera calor húmedo. El calor del calor húmedo tenderá a forzar los fluidos en la vejiga que se moverán frenéticamente, mientras el Vacio (XU) QI del bazo y / o los riñones pueden no contener y contener los fluidos dentro del cuerpo. Además, típicamente habrá una complicación de depresión hepática con estancamiento QI de Hígado que puede dar aumento del dolor en la parte inferior del abdomen. Existe por tanto una desarmonía concomitante entre Hígado y Bazo (Flaws & Sionneau, 2005) Ilustración 23. Resumen esquema de la etiopatogenia la CI según la MTC

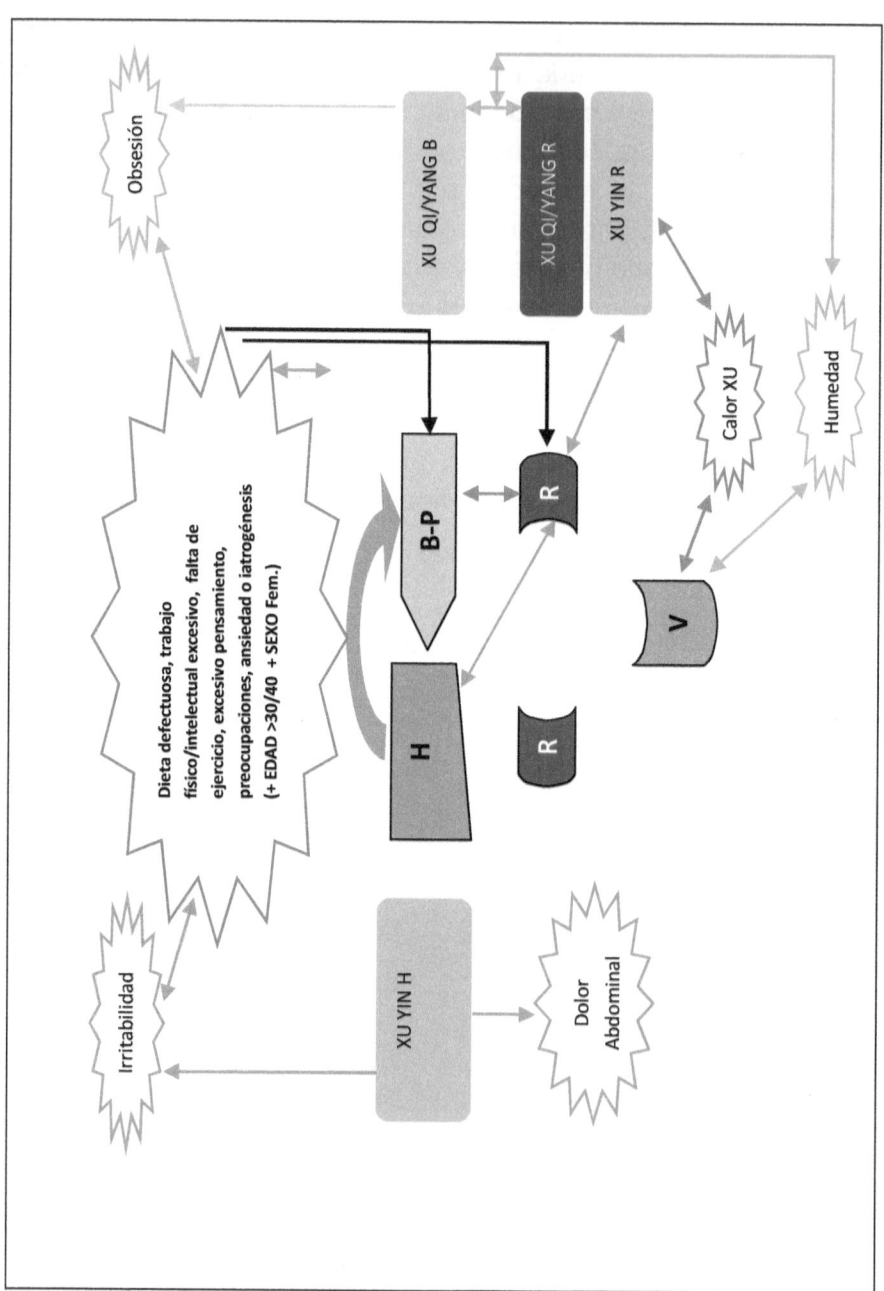

Ilustración 23. Resumen esquema de la etiopatogenia la CI según la MTC

En el caso que estamos tratando de cistitis celopática (o incluso Cistitis Intersticial) tomaríamos el Síndrome más característico: **Calor-Humedad.** En nuestro caso de plenitud fuego-calor en intestino delgado, hay que recordar que el corazón como gobernador de la sangre y su relación interior/exterior con Intestino delgado hace que cuando hay calor en el YIN de Corazón, al tener naturaleza descendente se suma al calor intenso que sube y perturba el YIN de Corazón. Esto hace que el principio terapéutico en la formulaciones de fitoterapia, no solo sea dirigida a resolver refrescando el YIN, y dispersando el calor hacia la capa del QI sino que además se debe dirigir la materia para liberar y eliminar del Intestino Delgado el calor del YIN de Corazón fuera del Intestino Delgado (Fei, Rui-Ji, & Qiao-Ling, 2012)

Esta dolencia está definida por unos criterios de estado y de órgano determinan síntomas como: Micción frecuente e imperiosa, Tenesmo vesical, Disuria, Escozor al orinar, Micción difícil de brusco cese, Congestión hipogástrica Orina amarilla oscura o turbia, a veces hematuria, fiebre en infección, sed sin ganas de beber, plenitud hipogastrio, etc. No obstante estas manifestaciones expresan cuadros de exceso o plenitud y otros de insuficiencia o vacio, así pues vemos: (Maciocia, La práctica de la Medicina China, 2009), (Miralles Garcia, Disuria y Estranguria, 2012), (Flaws & Sionneau, 2005)

- Leve malestar en Vejiga: Estancamiento de Qi o Calor
- Sensación de presión: Humedad
- Hipersensibilidad: Humedad o insuficiencia de Qi
- Dolor intenso: Humedad y/o estancamiento de Qi con estasis de sangre
- Urgencia: Hundimiento de Qi
- Frecuencia: Hundimiento de Qi
- Pared de vejiga Irritada: Calor (plenitud o vacio o fuego YIN)

- Glomerulaciones: Hematuria por irritación recurrente en pared vesical provocada por calor plenitud o vacio YIN
- Ulceras de Hunner: Calor por plenitud o por vacio YIN
- Nicturia: Deficiencia de YANG Riñón

Todo esto nos hace pensar que no se puede generalizar los tratamientos a elegir pues es normal encontrar síndromes mezclados

Tratamiento base en MTC para el diagnostico diferencial de Calor-Humedad en Vejiga

Hemos visto que la etiopatogenia que analizaremos en MTC seria calor producido en ZANG corazón y que se desborda por FU Intestino delgado, y desde aquí se comunica a vejiga, provocando una invasión de calor en Vejiga. Es decir, nos encontraríamos en un síndrome urinario tipo Calor, que en vejiga se manifiesta con el factor patógeno humedad (de origen interna o externa), provocando a la larga el síndrome Calor-Humedad que se complica aún más en alimentación muy especiada (Pang & Abdullah, 2015) y en personas con XU (Insuficiencia de Bazo). La humedad obstruye los pasos de agua y causa dificultad urinaria, y el calor provoca quemazón al orinar. Este síndrome de Calor-Humedad puede ser por calor plenitud (SHI / calor de Vejiga, Intestino Delgado, Corazón e Hígado) o por calor por insuficiencia (XU / Calor de Riñones).

El principio terapéutico en condiciones de plenitud/SHI hay que limpiar calor y en condiciones de vacio/XU hay que limpiar calor y nutrir YIN (Pener, 2010), (Maciocia, La práctica de la Medicina China, 2009), (Fei, Rui-Ji, & Qiao-Ling, 2012) (Miralles Garcia, Disuria y Estranguria, 2012) (Miralles Garcia & Campos Vilardebó, Prescripción, 2012)

El tratamiento seria en método de dispersión sin moxa:

- B6 *Sanyinjiao* + B9 *Yinlingquan*: Resuelven humedad en JIAO Inferior
- V22 *Sanjiaoshu*: Punto Shu SanJiao. Estimula la transformación de agua en JIAO Inferior y abre vías de agua
- V28 *Pangguangshu*: Punto Shu de Vejiga que aclara el calor de Vejiga y drena humedad
- RM3 *Zhongji*: Punto Mu de Vejiga que aclara el calor de Vejiga y drena humedad
- V54 *Zhi Bian*: Especifico para cistitis. Precisa punción profunda para inducir una fuerte sensación de Qi en la parte inferior del abdomen o genitales.
- V63 *Jinmen*: Punto Xi de la Vejiga que detiene dolor al orinar
- V66 *Tonggu*: Aclara el calor de Vejiga
- E28 *Shuidao*: Estimula la transformación de líquidos en el JIAO Inferior y resuelve la humedad en Vejiga
- Puntos opcionales:
  - IG11 *Quchi*: Si hay fiebre
  - H2 *Xingjian* + B6 *Sanyinjiao*: Si hay fuego de Hígado
  - C8 *Shaofu* + ID2 *Qiangu* (En dispersión): Si hay fuego de Corazón, drena y calma la mente. Limpia calor fuego en ID
  - IG4 *Hegu* + P7 *Lieque* + TR5 *Waiwan* (En dispersión): Si hay invasión externa liberan el exterior y expulsa viento. P7 abre pasos de agua

- Fitoterapia: (Maciocia, La práctica de la Medicina China, 2009) (Méndez & Garay, 2015) (Fei, Rui-Ji, & Qiao-Ling, 2012) (Martinez, 2015)
  - BA ZHENG SAN* (Fórmula principal para drenar calor humedad en Vejiga)
  - **DAO CHI SAN*** (específica si el calor humedad procede del Fuego de Corazón trasmitido por ID)
  - LONG DAN XIE GAN TANG (especifica si el calor procede de fuego de Hígado)
  - HUANG LIAN JIE DU TANG
  - ZHU LING TANG
  - WU LIN SAN

Otros autores, para la etiopatogenia calor-humedad en Vejiga, como Alfredo Embid Fonfría recogen otros puntos con utilidad en casos de cistitis como E27 *Daju*, E28 *Shuidao*, PC12 *Zi Gong*, PC76 *Qi Men*, PC99 *Xia Ji Shu*, PA118 *Xiao Gu Kong*, R2 *Rangu*, R3 *Taixi*, R9 *Zhubin,* RM3 *Zhongli*, RM6 *Qihai*, V26 *Guanyuanshu*, V28 *Pangguangshu*, V39 *Weiyang*, V58 *Feiyang*. (Embid Fonfria, 1988). Igualmente se recoge en la obra de Miralles los siguientes puntos: B6 *Sanyinjiao*, B9 *Yinlingquan*, RM3 *Zhongli*, E28 *Shuidao*, RM9 *Shuifen*, V22 *Sanjiaoshu*, V28 *Pangguangshu*, V39 *Weiyang*, V32 *Ciliao*, E44 *Neiting*. (Miralles Garcia, Disuria y Estranguria, 2012). (Fernandez Muñoz, 2017)

Estudios actuales de ensayo clínico aleatorio sobre 100 mujeres con cistitis con patrón sindrómico de XU Qi/YANG R (insuficiencia) demostraron que el tratamiento (2 veces/semana x 4 semanas) de pacientes relacionados con el patrón renal con la combinación de V23 *Shenshu* y R3 *Taixi* resultó en un resultado mucho mejor que otros puntos / combinación de puntos para otros diagnósticos de medicina china. También se midió las actividades del nervio simpático y de la vagotonía utilizando conductancia de la piel y arritmia sinusal respiratoria, respectivamente. El punto de acupuntura B6 *Sanyinjiao* puede estar menos indicado de lo que se suponía anteriormente cuando se trata a mujeres propensas a la cistitis de forma profiláctica. (Alraek, Baerheim, & Birch, 2016)

La importancia de la observación de la Lengua y el pulso para la identificación de la cistitis por calor humedad

La MTC prestaba mucha atención a los signos externos como reflejo de los procesos internos. Se ha descubierto en las inscripciones de piedras, huesos y caparazones de tortuga (Jiaguwen) datados de la dinastía Xiá (2200 a.C.) y dinastía Shang (S.XVI a.C. (1066 a.C.)) una aproximación a la diagnosis e inspección de la lengua. La observación de la lengua sigue presente al día de hoy y ya se sabe que fuera de toda tradición de enseñanzas sobre MTC, puede tener su explicación en el origen embrionario de la lengua que coincide con el proceso de organogénesis en las primeras etapas del proceso embrionario por lo que comparten igual origen tisular. (Campos i Viladerbó & Miralles Garcia, 2016), (Maciocia, Tongue Diagnosis in Chinese Medicine, 1987) (Ramos Padilla & Rivera Rivas, 2016). Ver Ilustración 25. Inscripciones medicas en caparazón de tortuga de la dinastía Xiá

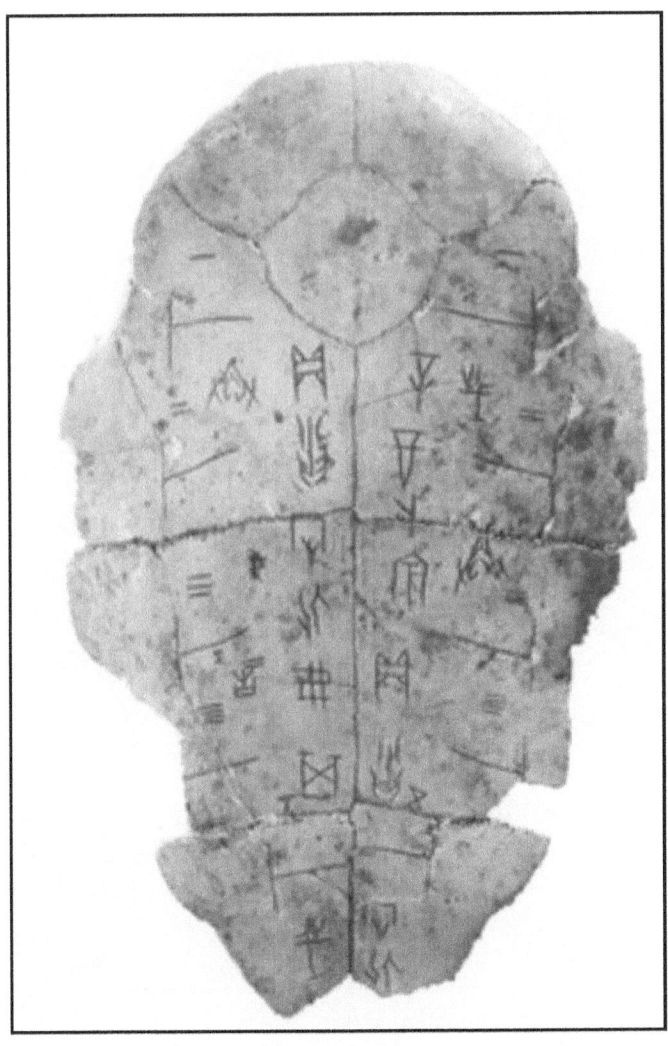

Ilustración 25. Inscripciones medicas en caparazón de tortuga de la dinastía Xiá

La órgano-topografía de la lengua según la MTC para la glosodiagnosis se identifica de la siguiente manera. (Maciocia, Tongue Diagnosis in Chinese Medicine, 1987), (Sánchez Viescas & Skopalik, 2014). Ilustración 26.Zonas reflejas de órganos y vísceras (Zang-Fu)

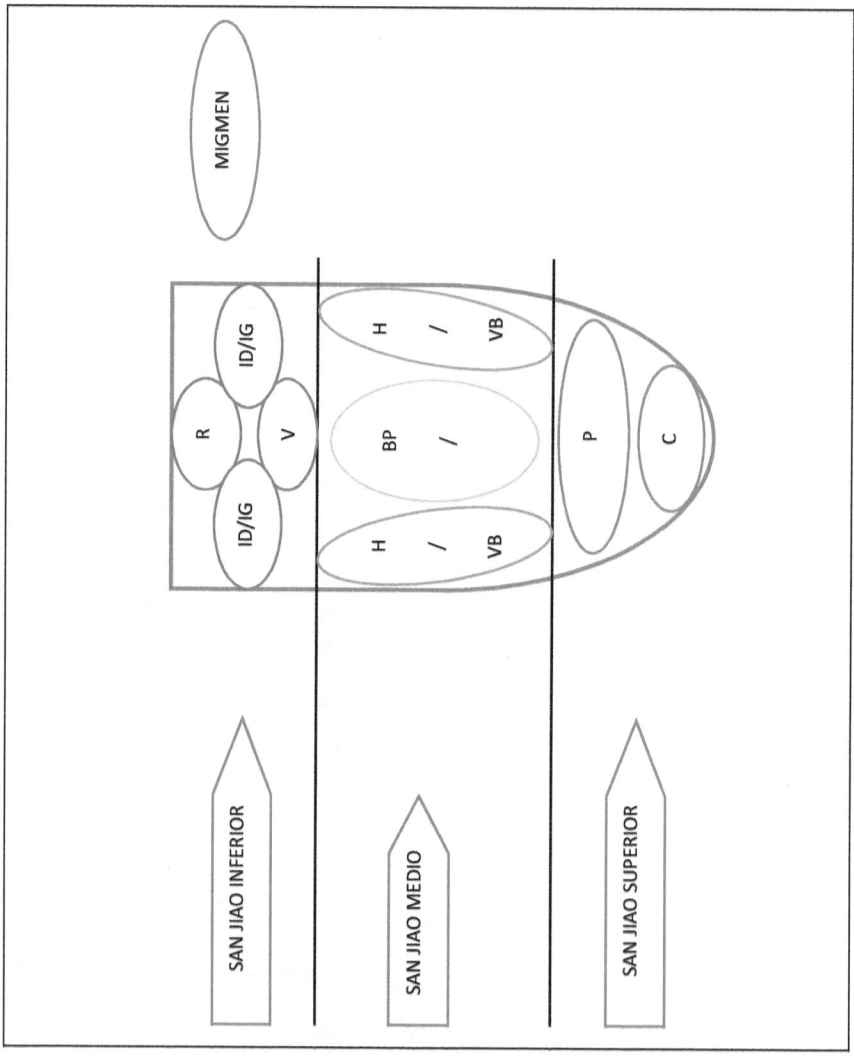

Ilustración 26.Zonas reflejas de órganos y vísceras (Zang-Fu)

Embriogénesis y lengua. Mecanismos moleculares de señalización de diferentes comunidades y poblaciones celulares epiteliales. Hipótesis de Justificación de la glosodiagnosis

La lengua se desarrolla durante el desarrollo embrionario a partir del Primer, Segundo, Tercer y Cuarto arco branquial. Al final de la cuarta semana se manifestación con activación y proliferación celular en el ectomesénquima. El epitelio de la lengua tiene doble origen, ectodérmico o bucal y endodérmico o faríngeo. La porción bucal comprende los dos tercios anteriores y la porción faríngea el tercio posterior. El piso del estomodeo inicial está formado por una serie de crestas y tumefacciones. A la quinta semana por la cara interna de los arcos mandibulares se observan dos engrosamientos laterales llamados:

- PROTUBERANCIAS LINGUALES LATERALES y entre ellas un pequeño TUBERCULO IMPAR y medio. Estos tres abultamientos se originan del primer arco. En el adulto los rezagos de esta soldadura es el SURCO MEDIANO DE LA LENGUA.

- Por detrás del Tubérculo impar hay otra elevación media llamada COPULA que resulta de la unión del 2°ARCO BRANQUIAL, que dará lugar a la raíz de la lengua.

- LA EMINENCIA HIPOBRANQUIAL, se desarrolla a partir del 3° y 4° Arco Branquial. Los dos tercios anteriores de la lengua estarán formados por los abultamientos linguales y el tercio posterior por la eminencia hipobranquial.

Al final la copula desaparece. La línea de fusión de las porciones anterior y posterior queda indicada por el surco en forma de V, que se denomina surco terminal. Sus músculos se desarrollan a partir de los somitas musculares que emigran hacia delante desde la región occipital, llevando consigo la inervación del XI par craneal (N. ACCESORIO). Este desarrollo insólito explica su complicada inervación, o sea, la inervación sensorial de los dos tercios

anteriores de la lengua a cargo del V par craneal –TRIGÉMINO-
(del primer arco) y la del tercio posterior por el IX par
GLOSOFARINGEO (del tercer arco). La inervación motora de sus
músculos proviene del Nervio HIPOGLOSO XII. (Tortora &
Grabowski, 1996), (Maciocia, Tongue Diagnosis in Chinese
Medicine, 1987). Ilustración 27. Embriología de la lengua. Ilustración 28.
Embriología   Lengua.
https://embryology.med.unsw.edu.au/embryology/index.php/Tongue_De
velopment

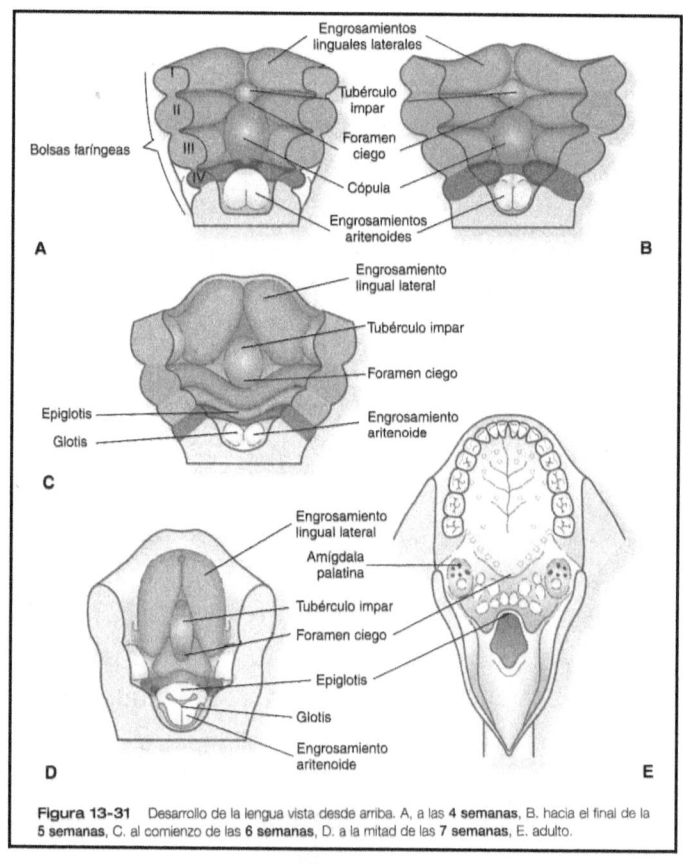

Figura 13-31   Desarrollo de la lengua vista desde arriba. A, a las **4 semanas**, B. hacia el final de la **5 semanas**, C. al comienzo de las **6 semanas**, D. a la mitad de las **7 semanas**, E. adulto.

Ilustración 27. Embriología de la lengua

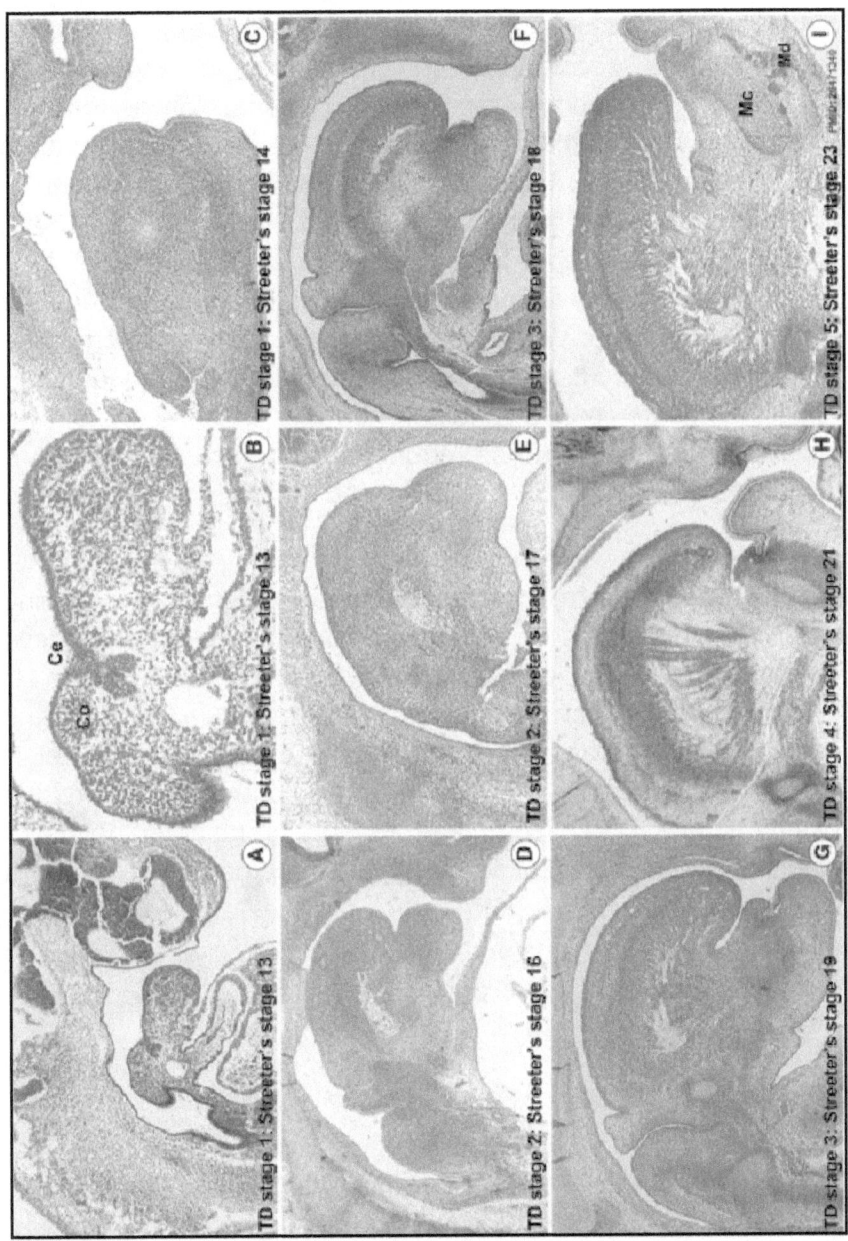

Ilustración 28. Embriología Lengua.
https://embryology.med.unsw.edu.au/embryology/index.php/Tongue_Development

Muy recientes estudios determinan mecanismos de señalización en las múltiples y complejas funciones que la lengua de los vertebrados, incluyendo la masticación, la sensación del gusto, la articulación y el mantenimiento de la salud oral. Aunque las grandes contribuciones embriológicas a la formación de la lengua se conocen desde hace muchos años, solo recientemente se han descubierto las vías moleculares que regulan estos procesos. En particular, ahora hay evidencia de que las vías de señalización de Hedgehog, TGF-Beta, Wnt y Notch juegan un papel importante en la mediación de las interacciones de señalización apropiadas entre las poblaciones de células epiteliales, de cresta neural craneal y de células mesodérmicas que se requieren para formar la lengua. En estas vías de señalización y comunicación está implicado el tejido cerebral. (Couburne, y otros, 2019).

Justo la figura de más adelante se describe un esquema donde se explica estas formas de comunicación que se establecen desde la organogénesis en el crecimiento embrionario e ilustra las interacciones moleculares conocidas entre la célula epitelial (gris), la cresta neural craneal (azul) y las poblaciones de células mesodérmica (precursor miogénico) (rosa) durante el desarrollo de la lengua murina. Este diagrama representa un resumen del trabajo relacionado con la señalización TGF-ß (verde), Wnt (púrpura), Notch (naranja) y SHH (rojo). Ilustración 29.Diagrama de las interacciones moleculares conocidas entre la células epitelial (gris), la cresta neural craneal (azul) y poblaciones de células mesodérmicas (precursor miogénico) (rosa)

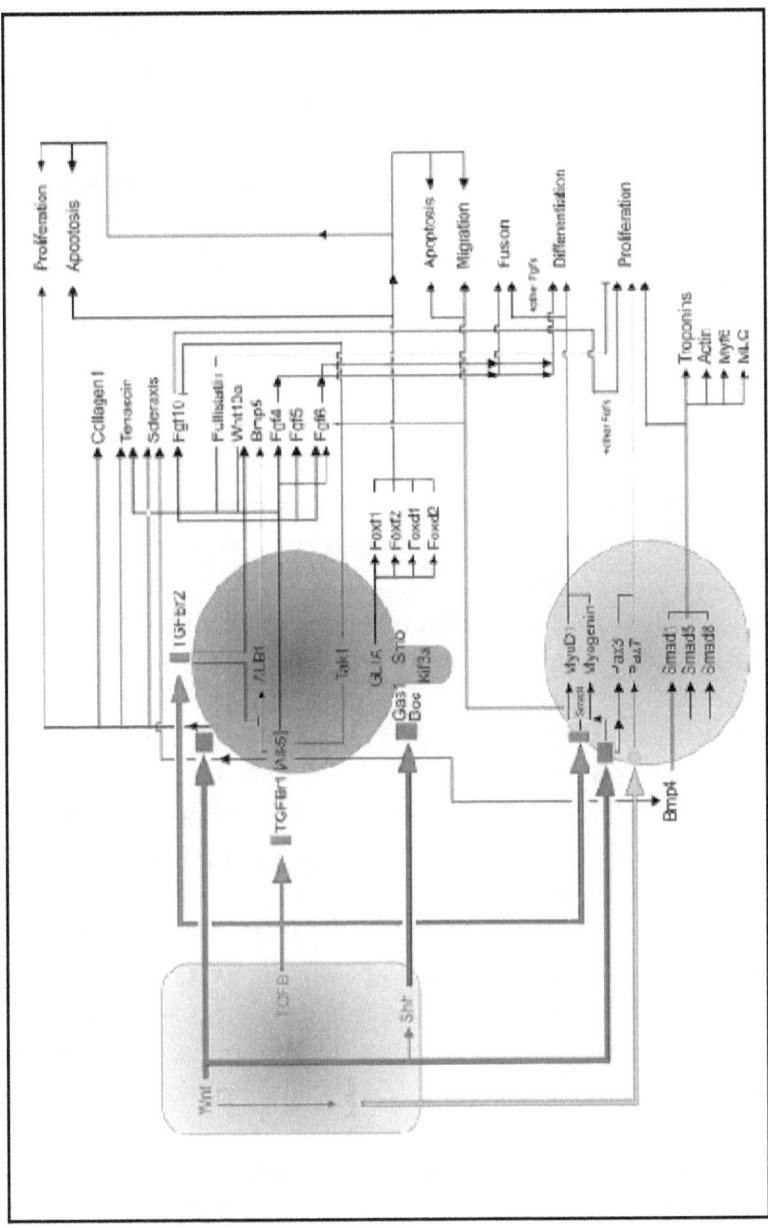

Ilustración 29.Diagrama de las interacciones moleculares conocidas entre la células epitelial (gris), la cresta neural craneal (azul) y poblaciones de células mesodérmicas (precursor miogénico) (rosa)

Esto podría explicar la importancia de la expresión de los órganos internos hacia el exterior a través de las vías de comunicación moleculares implicadas en los diferentes grupos tisulares de igual origen embrionario. Razón por la cual es de reconocer la gran aproximación de la MTC hacía más de 4000 años con la importancia de la exploración de la lengua como complemento en el diagnostico de los patrones sindrómicos.

Siendo conocedores de la justificación biomolecular de la glosodiagnosis podemos exponer más cómodamente la observación tradicional de la legua en el caso que nos ocupa de Calor Humedad en Vejiga

Los signos identificativos del síndrome calor humedad en vejiga que podemos encontrar en la lengua son: Roja con puntos rojos con capa amarilla pegajosa y puntos o manchas rojos en base. Esta presencia del rojo indica calor en la sangre (XUE). En el caso de la celopatía como proceso psíquico de ansiedad profunda o preocupación excesiva de larga duración la lengua presentará igualmente puntos rojos y zona roja en la zona de la punta de la lengua. Este tipo de manifestaciones en la lengua ocurre en pacientes que sufren de insomnio, y ansiedad donde concurren con un pulso rápido, lleno y desbordante. La profundidad del color y el número de puntos determinan el grado de seriedad del proceso. Ilustración 30.Lengua con calor en punta. (Proceso psíquico agudo). Si los signos de enrojecimiento ocurren en la raíz, está definiendo presencia de calor en Vejiga y/o Intestinos, en este caso estaría acompañado de presencia de capa de saburra amarilla (presencia de calor en el JIAO Inferior). Cosa que habría que diferenciar mediante el pulso si el calor está en Vejiga o Intestinos. La presencia de calor y saburra en la base de la lengua estará acompañada de quemazón en la micción, orina escasa y oscura, con pulso rugoso en la sección proximal de la muñeca izquierda. El diagnostico en la mujer del calor es más difícil, desde la óptica biomédica, pues en el JIAO inferior está la presencia del útero y puede superponerse a desordenes de vejiga, intestinos, útero, trompas, ovarios, con lo que podremos identificar el tipo de lengua con puntos rojos en base frecuentemente en casos de inflamación de cualquier órgano pélvico interno.

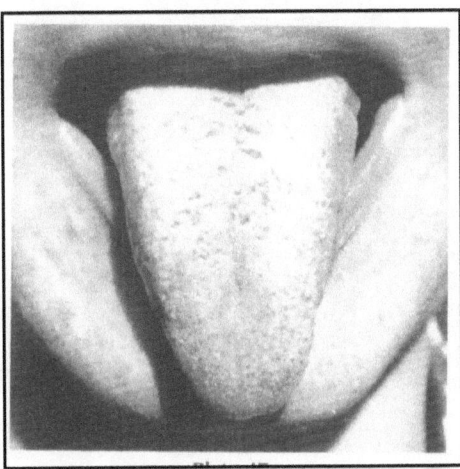

Ilustración 30.Lengua con calor en punta. (Proceso psíquico agudo). (Maciocia, Tongue Diagnosis in Chinese Medicine, 1987)

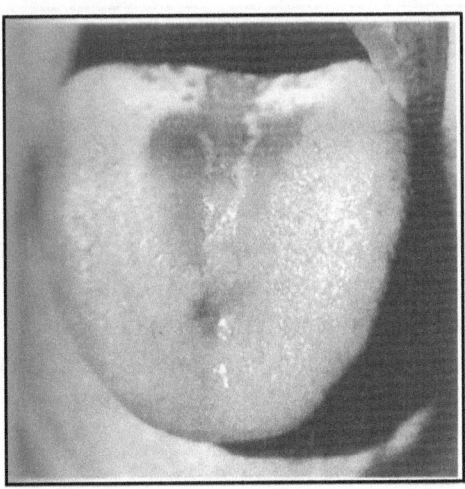

Ilustración 31. Lengua con saburra en raíz. (Maciocia, Tongue Diagnosis in Chinese Medicine, 1987)

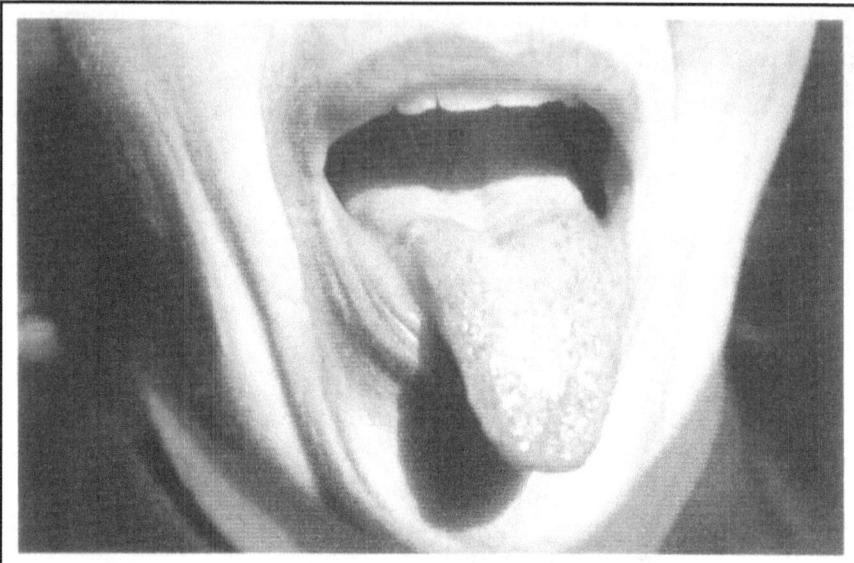

Lámina 31.1 Lengua de una mujer de 30 años que sufre cistitis recurrente (Síndrome urinario de tipo Calor por Fuego de Corazón que afecta al Intestino Delgado y que se propaga a la Vejiga), pág. 850.

Ilustración 32. Lengua en cistitis por fuego de corazón. (Maciocia, La práctica de la Medicina China, 2009)

Si la lengua no tiene saburra y solo hay rojez, entonces indica la presencia de "fuego imprudente" o "fuego ministerial patológico" dentro de los riñones provocado por XU YIN (insuficiencia) de YIN de Riñón, que correspondería a una situación de agotamiento de las funciones fisiológicas como endocrinas ya sea de riñón como de capsulas suprarrenales, propia por ejemplo de estrés crónico. (Maciocia, Los Fundamentos de la Medicina China, 2013)

En cuanto a la identificación del Pulso, sin entrar en el análisis biomédico, nos centramos solo en la palpación de éste para esta patología según los métodos de la MTC, se puede detectar ciertas características; se encuentra Rápido resbaladizo y algo de cuerda en CHI Izquierdo. Ilustración 33. Identificación de Pulsos

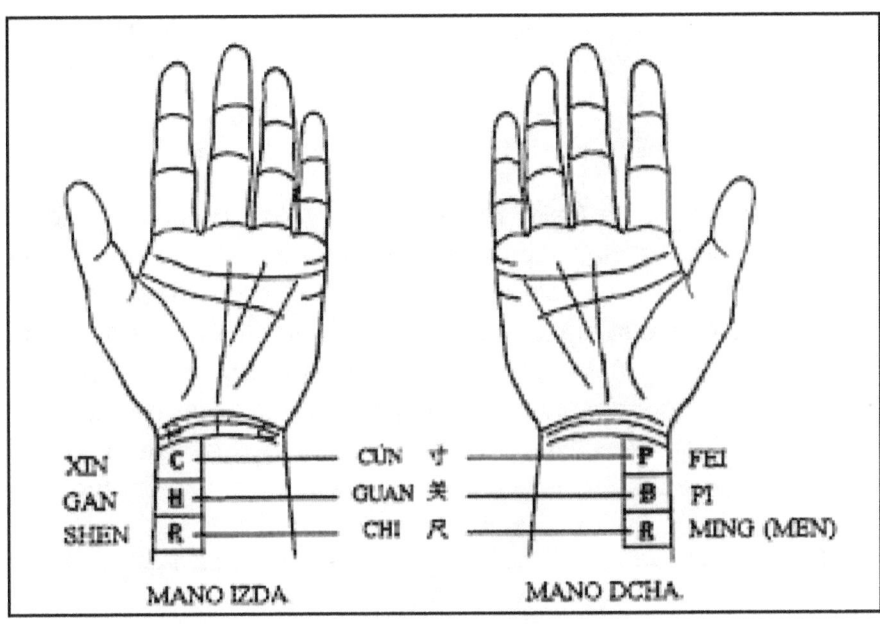

XIN — **C** — CÚN 寸 — **P** — FEI
GAN — **H** — GUAN 关 — **B** — PI
SHEN — **R** — CHI 尺 — **R** — MING (MEN)

MANO IZDA   MANO DCHA.

Ilustración 33. Identificación de Pulsos (Practitioner´s Register, 2012)

Los síntomas claves para este síndrome son: Quemazón o dolor al orinar, micción difícil y orina amarilla oscura, lo cual esto determinará el principio terapéutico siguiente:

- Eliminar Humedad del JIAO Inferior
- Abrir vías de agua
- Eliminar calor
- Detener dolor

Ya nos podemos ir haciendo una idea a que se refiere el síndrome de Calor Humedad en Vejiga; más bien a una aproximación de un estado inflamatorio crónico (con o sin lesiones de Hunner) mediado por citoquinas que ha provocado una respuesta inmune y ha desarrollado una cascada de procesos de comunicaciones psiconeuroendocrinoinmunológicas a través de las vías aferentes sensitivas, y con los canales Piezo donde intervienen moléculas y receptores de Dopamina, Serotonina, etc. Por ahora lo dejamos ahí. En siguientes capítulos entenderemos molecularmente la etiopatogenia de Calor exuberante en Corazón que se desborda a Intestino Delgado y se transmite a Vejiga, aunque ya hay algún lector que ya sabe o intuye a que se puede deber esto último.

EUREKA:

El síndrome de Calor Humedad en Vejiga se puede traducir más bien a una aproximación de un estado inflamatorio crónico (con o sin lesiones de Hunner) mediado por citoquinas que ha provocado una respuesta inmune y ha desarrollado una cascada de procesos de comunicaciones psiconeuroendocrinoinmunológicas a través de las vías aferentes sensitivas, y con los canales Piezo donde intervienen entre otras muchas moléculas y receptores de Dopamina, Serotonina, etc

---

EUREKA:

La glosodiagnosis es un método postembrionario de identificación del comportamiento y estado funcionales de las poblaciones epiteliales y tisulares mesodérmicas de los diferentes órganos en la expresión de signos específicos en la lengua a través de vías fisiológicas de comunicación como Hedgehog, TGF-β, Wnt, Notch y SHH y en el que está implicado el tejido cerebral

CUADRO RESUMEN CAPÍTULO 2

CUADRO RESUMEN Capítulo 2
SINDROME URINARIO EN MTC– SINDROME LIN. (CISTITIS).
FISIOPATOGENIA Y PERSPECTIVA DESDE LA MTC.

- Los sistemas de Bonghan (vascular, nervioso, linfático y fascial) y los posteriores estudios mediante tecnología biomédica de paquetes neurovasculares del Dr. Alcocer confirman el recorrido del meridiano de Vejiga (Zou Tai Yang)
- El recorrido del meridiano de Vejiga cruza estructuras neurológicas y cerebrales implicadas en el control de la micción (ej. Amígdala)
- La hipótesis de punto de entrada y salida de la cavidad craneal al tejido y estructuras cerebrales es **V8 *Luoque* *"que se une y después se retira"*** en el paquete emisario parietal de la Galea Aponeurótica
- El núcleo central amigdalino posee receptores de glucocorticoides que modulan la experiencia dolorosa vesical
- La cronobiología o ritmo circadiano de la vejiga que describían los antiguos, está mediado e influido por la afectación de la expresión génica de la proteína Conexina 43 (Cx43) presentes en el musculo liso de vejiga e intestinos. Las emociones y situaciones estresantes modifica la cronobiología, la capacidad vesical y las funciones de regulación hidroelectrolítica. → Se confirma el eje Riñón-Vejiga-Cerebro
- La acupuntura y moxibustión en **E36 *Zusanli*** modula la expresión génica de Cx43 y por tanto regula la función vesical
- **V28 *Pangguangshu*** situado a nivel del haz de neuronas eferentes del Núcleo de Onuf en S2-S4 regula la función sensitivomotora vesical por actuación sobre nervios pudendo y pélvico
- **B6 *Sanyinjiao*, V23 *Shenshu* y R3 *Taixi*** regulan la actividad vesical por modulación de las ramas simpáticas y vagales
- **Lengua y órganos tienen mismo origen embrionario.**

Por lo tanto planteamos que la glosodiagnosis es un método postembrionario de identificación del comportamiento y estado funcionales de las poblaciones epiteliales y tisulares mesodérmicas de los diferentes órganos en la expresión de signos específicos en la lengua a través de vías fisiológicas de comunicación como Hedgehog, TGF-β, Wnt, Notch y SHH y en el que está implicado el tejido cerebral

- **DAO CHI SAN**: Es la fórmula de fitoterapia adecuada al patrón sindrómico en estudio

Capitulo 3: CELOS. BASES ANATOMONEUROFISIOLOGICAS Y MOLECULARES

Aspectos y bases psíquicas de los celos

El monstruo de los Ojos Verdes descrito por W. Shakespeare en 1622 se describió como la experiencia emocional de los celos que Othello desarrolló de su amada Desdémona incitado por Yago, que acabó en tragedia. Los celos no solo son una forma de experimentar el amor sino también un estabilizador de las relaciones románticas, aunque los celos románticos y morbosos son inadaptativos. Los celos tienen una dimensión afectiva-cognitiva y conductual-evaluativa donde la persona percibe, o experimenta una amenaza real en una relación valiosa. A medida que esta emoción compleja se vuelve irracional y no es susceptible de razonar, más tarde se transforma en un peligroso "monstruo de ojos verdes" también llamado en psiquiatría Síndrome de Othello. (Marazziti, Poletti, Dell'Osso, Baroni, & Bonuccelli, 2013) Esta situación peligrosa que se considera como celos patológicos es una forma de engaño, que se mantiene mediante un razonamiento fijo y falso en una relación íntima originalmente confiada.

Según el manual DSM-5, los Criterios para el diagnóstico de los celos sería codificado en el apartado F42.0 como Trastorno delirante obsesivo-compulsivo (300.3) son: A: Ideas delirantes no extrañas (p. ej., que implican situaciones que ocurren en la vida real, como ser seguido, envenenado, infectado, amado a distancia o engañado por el cónyuge o amante, o tener una enfermedad) de por lo menos 1 mes de duración. La tipología celotípica concurre con ideas delirantes de que el compañero sexual es infiel. Existe una preocupación no delirante acerca de la infidelidad percibida de la pareja. Esta preocupación puede derivar en comportamientos o actos mentales repetitivos en respuesta. Causan malestar

clínicamente significativo o deterioro en lo social, laboral, etc....
(APA: American Psychiatric Association, 2014)

Esto mismo sobre el deterioro comportamental de la persona celosa con excesivas llamadas de atención y comportamientos anormales patológicos viene identificado en estudios donde tanto la dCCA como la Ínsula Anterior están implicadas con un aumento de su actividad neuronal subyacente que activan la matriz del dolor (tanto físico como social). Este comportamiento desmedido se denomina saliencia o destacabilidad del estímulo. Capacidad para "llamar la atención" del sujeto. La intensidad es una más de las características de la saliencia. Lo que sucede es que, normalmente, neutralizamos las demás variables que determinan la saliencia y sólo variamos la intensidad. Siendo entonces la saliencia un marcador interesante para conocer la presencia de percepción de daño y por ende posible afectación de dCCA e IA. (Eisenberger, 2015).

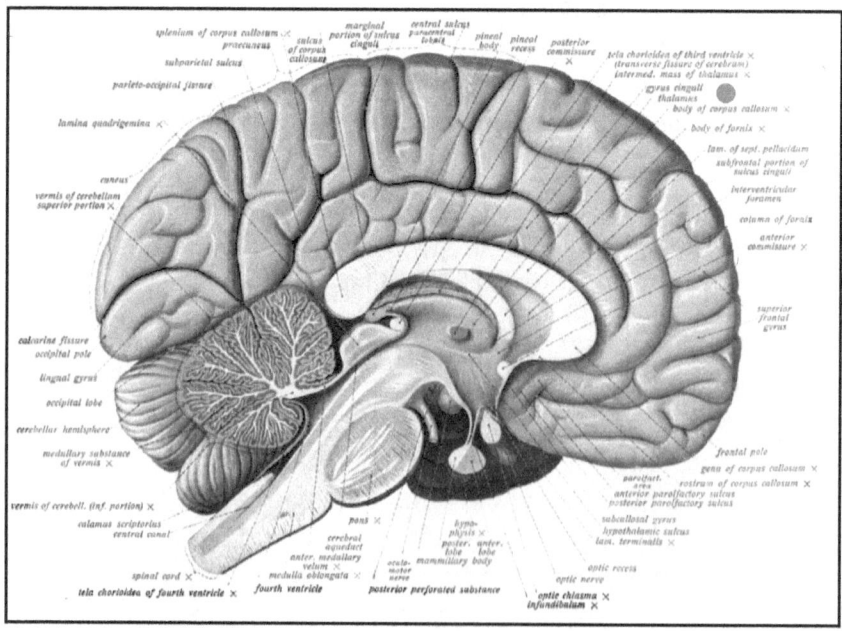

Los celos patológicos prevalecen por igual entre ambos sexos y con una mayor ubicuidad entre la población geriátrica. (Samad, Sidi, Kumar, Das, Mindin, & Hatta, 2019) . Los trastornos funcionales urológicos y gastrointestinales relacionados existen en función de la amenaza como alarma de falsificación de un sistema de defensa sensibilizado. (Leue, Kruimel, Vrijens, Masclee, Van Os, & Van Koeveringe, 2017) Por lo tanto, los celos son una emoción social fundamental compuesta de componentes afectivos, cognitivos y de comportamiento a pesar de que en general podrían ser el resultado de muchos tipos diferentes de comparaciones sociales (es decir, estatus social, riqueza, y los logros), los celos románticos son la forma más frecuente e importante, ya que el amor romántico es un fenómeno humano de amor universal y está relacionado con la reproducción. Poco se sabe sobre cómo se procesa el cerebro humano los celos románticos por ahora. Pero si sabemos que el núcleo afectivo y experiencial de los celos románticos es una mezcla de algunas emociones básicas, como la ira, tristeza y sorpresa, que surge de un evento que amenaza la relación y provoca dolor social. (Sun, y otros, 2015). El dolor social y su relación con el dolor físico empezaron a evidenciarse desde 1998 a través de los estudios de Panksepp en donde proponía que el sistema opiode estaba relacionado tanto en la euforia como en el dolor. Propuso que los procesos de vinculación social alteran la actividad de los opioides endógenos, de modo que la vinculación social aumenta los opioides endógenos y provoca sentimientos agradables de conexión, mientras que la separación social reduce los opioides endógenos, lo que reduce los sentimientos de conexión social y aumenta el dolor y la angustia. (Eisenberger, 2015). Con lo cual esto nos pone a reflexionar qué papel puede desempeñar la percepción de rechazo provocado por los celos y que efecto doloroso puede desencadenar en el tracto urinario. Y, si miramos mas allá podemos plantear hipótesis o cuestionar el efecto del rechazo social a través de la incomprensión que sufren los pacientes con enfermedades raras como la Fibromialgia, Síndrome Químico Múltiple (SQM), Encefalopatía Mialgica, etc, cuando el propio sistema sanitario al no tener recursos diagnósticos ni terapéuticos puede provocar iatrogénicamente en los pacientes una exacerbación de síntomas o por ejemplo el efecto nocivo que puede tener el impacto de la comunicación una mala noticia en el momento del diagnostico a un paciente oncológico. Directamente se está afectando a estructuras cerebrales como CCAd o Ínsula y se bloquea el sistema opiode, entre otras funciones fisiológicas más como la inmunidad.

Básicamente se deben de dar 3 circunstancias para que se manifiesten los celos; Las condiciones son necesarias para provocar los celos: (1) una relación de apego entre dos individuos, (2) recursos valiosos que forman parte del vínculo de apego, y (3) intrusión por parte de un tercer individuo que es percibido por un socio como queriendo convertirse en un receptor de recursos. (Maninger, y otros, 2018).

Una de las estructuras físicas cerebrales relacionadas con el apego es la CCA (Corteza Cingulada Anterior). La CCA está relacionada con los procesos cognitivos (no afectivo). Esto se ha evidenciado finalmente en humanos con las cingulotomías (un procedimiento quirúrgico que implica lesionar una parte de la dACC) puede reducir la timidez y reducir la preocupación por las opiniones o juicios de otros. Estos datos sugieren que esta región puede ser crítica para procesar la angustia asociado con la separación o desconexión social, ya que todos los afectos negativos (como el rechazo social) activan la dCCA. (Eisenberger, 2015).

En cuanto al apego estudios de base genética en modelos animales se ha evidenciado que la alteración o anulación del gen del receptor opiode-µ muestran reducciones de llamadas aisladas después de la separación materno-infantil (Moles et al. 2004). Por otra parte, en monos Rhesus, la variación en el gen del receptor opioide-µ (OPRM1) se relaciona con los comportamientos de apego en ambos descendientes y madres. Bebés que portan el alelo G, que se sabe que se relaciona con sensibilidad al dolor físico muestran un aumento de la angustia al separarse de sus madres y las madres que portan el alelo G tienen más probabilidades de prevenir que sus bebés se separen de ellos (posiblemente debido al aumento de la angustia asociado con la separación). Juntos, estos estudios muestran que los opioides pueden ser un importante sustrato subyacente al dolor físico y social. (Eisenberger, 2015).

Por lo tanto podemos plantear los celos como sustrato dolor social de rechazo con implicación de los sistemas opioides y quizás ver la posibilidad de bases genéticas en pacientes con celotipia.

Otros experimentos entre Suecia y China en modelos animales sobre la capacidad de la acupuntura y la electroacupuntura (en dermatomos simpáticos ventrales T10-L2) en la modulación del dolor a través de la modificación de expresión génica del ARNm de receptores opioides OPrM1 y OPrK1 y de los receptores hormonales ESr2, PGr y Kiss1r demuestran que la expresión de ARNm de los receptores opioides Oprk1 y Oprm1 en el núcleo arqueado hipotalámico fue menor en el grupo EA que en las ratas control no tratadas. La expresión de ARNm de los receptores de hormonas esteroides ESr2, PGr y KISS1r fue menor en el grupo manual que en los animales de control. Además se ha hecho una inferencia en que los efectos de la EA de baja frecuencia pueden estar mediados por receptores centrales de opioides, mientras que la estimulación manual puede implicar la regulación de los receptores de péptidos / hormonas esteroides. Estos estudios están fundamentados en otros donde se confirmaba la capacidad de la acupuntura en modular el eje Hipotalamo-Hipofisiario-Gonadal y en la modulación del sistema opiode β-Endorfínico Hipotalámico y de la expresión génica de otros receptores endocrinos. (Feng, Johansson, Shao, Manneràs-Holm, Billig, & Stener-Victorin, 2012) .

Este estudio permite plantearnos los mecanismos de acción de los puntos SHU-MO ya que de alguna manera representan la inervación simpática de la red ganglionar paravertebral, así pues las metámeras T10 a L2 corresponden a los SHU V19 *Danshu* VB, V20 *Pishu* B, V21 *Weishu* E, V22 *Sanjiaoshu* TC, y V23 *Shenshu* R. Por la parte ventral el dermatomo baja hasta MO de Vejiga corresponde a RM3 *Zhongli* y RM2 *Qugu*, RM4 *Guanyuan*, RM5 *Shimen*, RM6 *Qihai* e incluso RM7 *Yinjiao* todos ellos tienen funciones de modulación de alteraciones urinarias, abdominales y genitales. Si trazamos líneas paralelas en la zona ventral, los meridianos de Estómago (25 *Tianshu*, 26 *Wailing*, 27 *Daju*, 28 *Shuidao*, 29 *Guilai* y

30 *Qichong*) y Riñón (11*Henggu*, 12 *Dahe*, 13 *Qixue*, 14 *Siman* y15 *Zhongzhu*). Todos ellos comparten funciones similares (Embid Fonfria, 1988). Por lo tanto la acupuntura plantea la posibilidad de controlar las vías de dolor entre otros medios por su capacidad de modulación de expresión génica de los ARNm de los receptores endorfínicos opioides de estructuras centrales cerebrales implicadas en el control del dolor como el Eje Hipotálamo-Hipofisiario y por tanto ejerce un papel importante en el control emocional del apego como componente afectivo (condición imprescindible en los celos) gestionado por la dCCA e Ínsula Anterior. (Sobotta, 1988).

Ilustración 34. Dermatomos

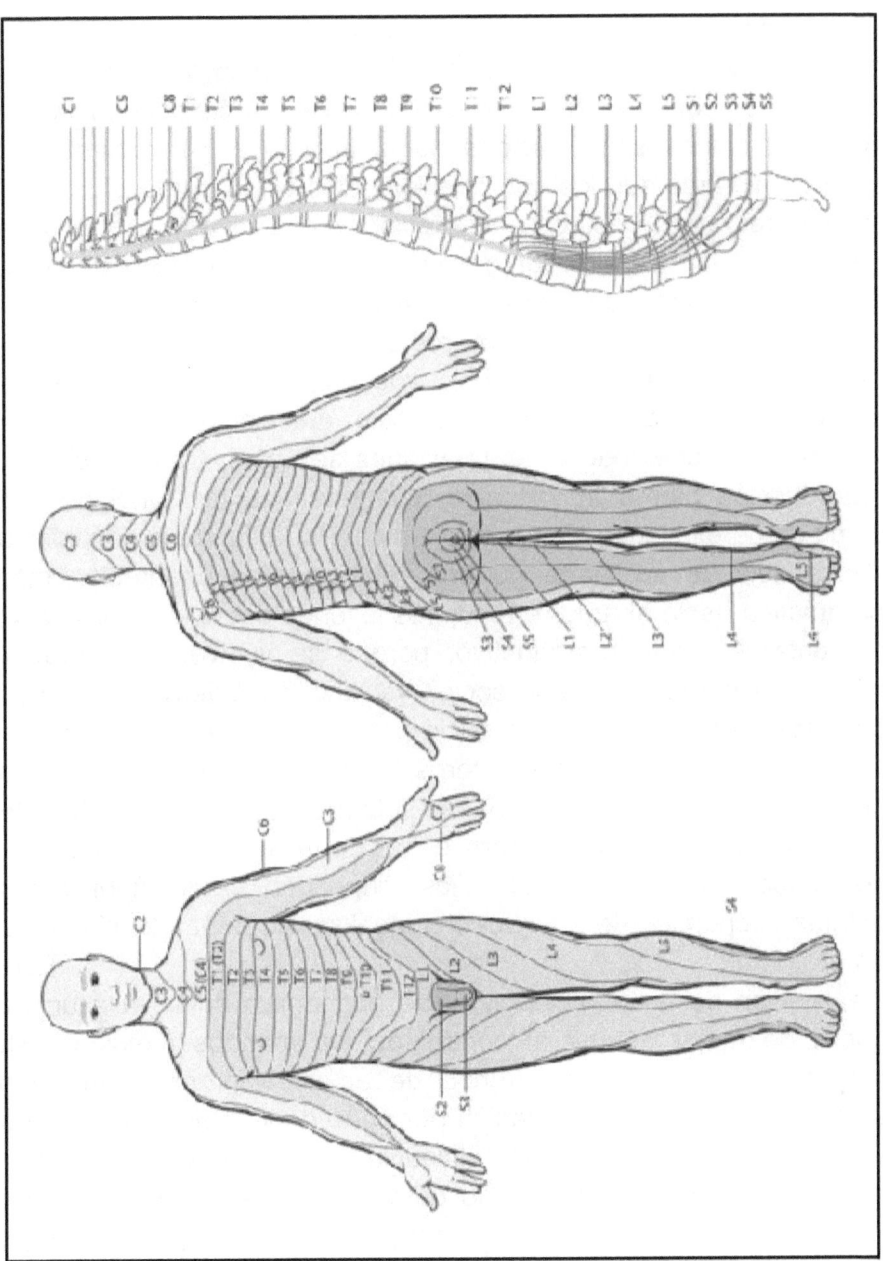

Ilustración 34. Dermatomos

Los hombres dan más importancia a la juventud y la fertilidad que las mujeres, que consideran el potencial de retención de recursos como un criterio más relevante. En consecuencia, los celos femeninos son relacionados al acceso a los recursos en peligro, mientras que los hombres los celos están enraizados en la incertidumbre paterna. Las adaptaciones cognitivas desarrolladas para garantizar el éxito reproductivo muestran diferencias de sexo, como en el manejo de errores. Lo más obvio es que la función del comportamiento sexual es la reproducción. Para fomentar los beneficios para la descendencia, los compañeros reproductores también deben desarrollar un vínculo emocional, mediado por hormonas y conectado a las relaciones sexuales. Con la edad, la reproducción pierde importancia, mientras que las funciones de unión de pares siguen siendo relevantes. Por lo tanto, la sexualidad nunca deja de ser parte de una relación. Una orientación más pragmática hacia el amor en mujeres jóvenes debería en promedio aumentar su éxito reproductivo, porque se vuelven exigentes y puede encontrar el mejor socio, ya que consideran la aptitud genética y económica de un socio potencial. De hecho, se puede encontrar que los hombres solteros consideran el amor desde una perspectiva más romántica que las solteras, lo que cambia durante el matrimonio. Una razón para esto podría ser que las mujeres, sobre todo si quieren tener hijos, dependen de su fiabilidad y estatus económico de los socios e idealizar su dependencia como amor (Oberzaucher & Grammer, 2009) (Sun, y otros, 2015). Esta idealización de amor y dependencia económica conlleva a un rol social de mujer asumir el control de los maridos (celos de su marido) como señal de ofrenda de amor reciproco, generando actitudes sumisas de aceptación por parte de la mujer de sexo no deseado, forzados, maltrato, violencia, riesgo de enfermedades, etc, todo ello bajo el desarrollo de la Teoría de Genero y Poder (TGP). (Boyce, Zeledon, Tellez, & Barrington, 2016), (Maninger, y otros, 2018).

Aspectos o bases neurobiológicas y neuromoleculares

Algunos investigadores como Kross et al. en 2011 han sugerido que el dolor social activa las regiones neuronales involucradas en la codificación del componente sensorial del dolor cuando la experiencia del dolor social es intensa, como cuando se revive una ruptura reciente de una relación. El estudio de la superposición del dolor físico-social proporciona algunas lecciones importantes para nuestra comprensión tanto de procesos emocionales como de dolor. Con respecto a la comprensión de las emociones, los investigadores de la emoción generalmente no han incluido el dolor como una emoción porque se ha visto como ser más como una sensación física, como una picazón o hambre. Sin embargo, esta separación del dolor de otros tipos de emociones puede ser un error derivado de la tendencia a ver el dolor como más físico que afectivo en la naturaleza y la tendencia histórica de agrupar el dolor físico con otros modalidades externoceptivas como el tacto en lugar de modalidades interoceptivas como la temperatura, que típicamente se experimentan como valenciados. Aunque el dolor puede no ser una emoción en el clásico sentido, ciertamente comparte características de los procesos emocionales, incluidas las experiencias de excitación y valencia y una motivación para participar en la acción. De hecho, esta experiencia básica de afectivo o dolor la angustia puede servir como un bloque de construcción para varios tipos de experiencias emocionales (Craig 2002, 2003; Panksepp 1998). Por otro lado, estudiar la superposición del dolor físico-social también puede cambiar nuestra comprensión de dolor físico. Existe una fuerte tendencia entre quienes estudian y tratan el dolor a ver el dolor como un fenómeno físico causado por daños al cuerpo. No obstante, años de investigación han demostrado que puede haber daño tisular sin dolor (por ejemplo, soldados heridos en la batalla) como así como dolor intenso sin daño tisular (p. ej., migrañas, Fibromialgia. Estas disociaciones ponen de manifiesto que, desde una perspectiva experimental, el componente crítico de la experiencia dolorosa puede provenir de la experiencia mental del sufrimiento. Por lo tanto centrarse en la experiencia afectiva del dolor podría cambiar cómo se conceptualiza y trata el dolor. Actualmente, dolor físico que proviene del tejido el daño ocupa prioridad en términos de objetivos de tratamiento médico, mientras que el dolor que no incluye el daño tisular (p. ej., Fibromialgia) recibe menos atención, y los pacientes a menudo sienten que su sufrimiento está siendo cuestionado. El dolor social se conceptualiza de manera similar como estando fuera del alcance de atención médica porque parece más psicológica o emocional que física. Es preciso y necesario ir enfocándose en tratar el componente afectivo del dolor ya que podría servir para nivelar este campo de juego, poniendo la necesidad tratar varios tipos de dolores físicos y sociales con el mismo nivel de importancia y quizás proporcionando nuevas vías de tratamiento (Eisenberger, 2015)

Además de la evidencia farmacológica, los estudios de lesiones en humanos y animales apoyan la idea de que el dolor físico y social depende de sustratos neurales compartidos. La experiencia del dolor físico se puede subdividir en dos componentes:

1. un componente sensorial involucrado en la codificación de la localización del dolor (brazo versus pierna), calidad (picazón, dolor) e intensidad (la fuerza de la señal nociceptiva)
2. un componente afectivo involucrado en la codificación de experiencia desagradable o angustiante del dolor y el impulso para terminar el estímulo que causa esa experiencia desagradable.

Aunque estos dos componentes están altamente correlacionados (particularmente en las experiencias dolorosas extremas), las observaciones de pacientes con lesiones han podido separar estos dos componentes y han demostrado que el componente afectivo es procesado corticalmente por la corteza cingulada dorso anterior (dACC) y la ínsula anterior (AI), mientras que el componente sensorial se procesa por las corticales somato sensoriales primarias y secundarias (S1, S2) y la ínsula posterior

(PI). En consecuencia, las lesiones en el dACC o en la ínsula pueden atenuar la molestia de dolor sin alterar el componente sensorial, lo que resulta en informes de pacientes que pueden todavía localiza el dolor pero que el dolor ya no los molesta. Por el contrario, las lesiones de S1, S2 o PI conducen a déficits en el procesamiento de la información sensorial (p. Ej., discriminación de temperatura) pero, en algunos casos, no interrumpe el componente afectivo, dejando los pacientes que aún pueden reportar las sensaciones como desagradables.

Ver

Ilustración 35. Regiones neuronales corticales asociadas con los componentes afectivos y sensoriales del dolor. Las regiones neurales asociadas con el componente dolor afectivo, (verde) incluyen la corteza cingulada anterior dorsal (dACC) (a) y la ínsula anterior (b). Las regiones neuronales asociados con el componente sensorial del dolor (azul) incluyen la ínsula posterior, la corteza somatosensorial primaria (S1) y la secundaria corteza somatosensorial (S2) (b).

Los estudios de neuroimagen del dolor han revelado hallazgos similares. Sugerencias hipnóticas para aumentar dolor físico desagradable del conduce a aumentos específicos en la actividad de dACC sin alterar actividad en S1 mientras que sugerencias para aumentar la intensidad del dolor físico conducen a aumentos en S1 sin alterar la actividad en el dACC. Además, autoinformes de dolor desagradable correlacionan con una mayor actividad en el dACC y AI. (Eisenberger, 2015)

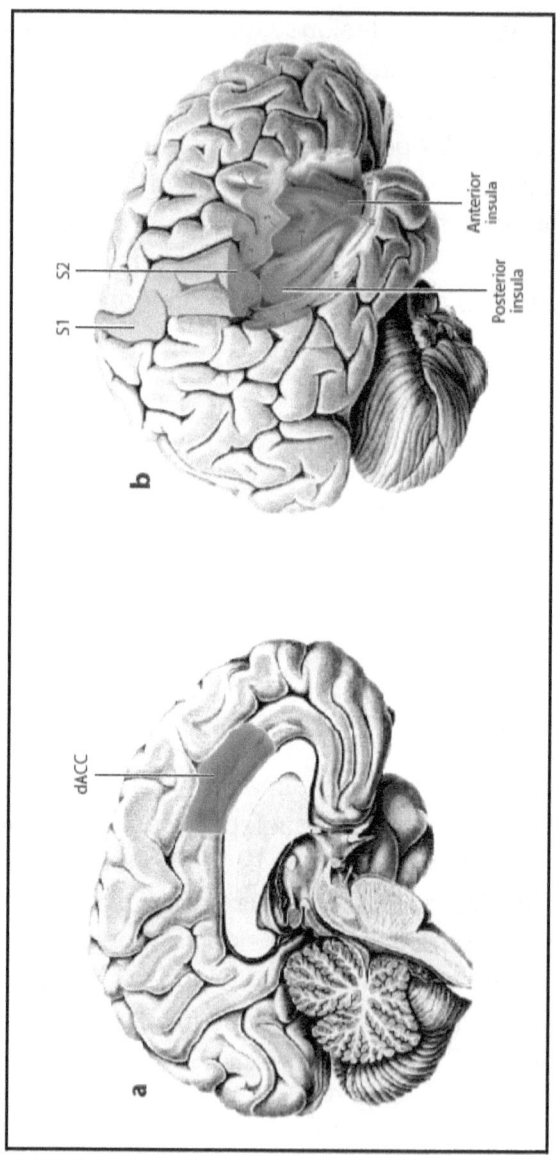

Ilustración 35. Regiones neuronales corticales asociadas con los componentes afectivos y sensoriales del dolor. Las regiones neurales asociadas con el componente dolor afectivo, (verde) incluyen la corteza cingulada anterior dorsal (dACC) (a) y la ínsula anterior (b). Las regiones neuronales asociados con el componente sensorial del dolor (azul) incluyen la ínsula posterior, la corteza somatosensorial primaria (S1) y la secundaria corteza somatosensorial (S2) (b). (Eisenberger, 2015)

Así pues podemos entender que los celos son una percepción dolorosa compleja y por lo tanto desde la neurociencia las estructuras básicas implicadas son el CPF (Área Brodmann 6), Giro Cingulado (CG) Área 24 de Brodmann y Núcleo de Accumbens (NA) y núcleo central de la amígdala que están involucrado en la regulación de la vida emocional, la reactividad a los estímulos dolorosos, el procesamiento de la memoria y la atención a los estímulos sensoriales y mecanismos de recompensa. Una de las más importantes moléculas que vincula la nociocepción dentro de las funciones del SNC, incluidos los sistemas moduladores de ansiedad, depresión y recompensa son la Dopamina y la Oxitocina (OXT). Multitud de estudios en modelos animales han determinado la presencia de receptores de oxitocina en el espacio intratecal espinal, Núcleo Caudado, NA, amígdala, provocando analgesia tras la inyección de OXT (Goodin, Ness, & Robbins, 2015). Nuevos estudios sugieren que mientras el AMG y VMM participan en el procesamiento del dolor durante períodos de exposición limitada al estrés, el estrés prolongado puede reclutar un nuevo conjunto de sustratos neurales que no se activan inicialmente por la exposición aguda al estrés. (Randich, DeWitte, DeBerry, Robbins, & Ness, 2017).. Existe evidencia que el dolor crónico está asociado a una pérdida de sustancia gris en la CPF y asociado a un decrecimiento de las funciones cognitivas. Ver Ilustración 36. Conexiones de la CPF en el proceso del dolor El dolor físico utiliza las mismas zonas cerebrales que el dolor social. Dicha pérdida de sustancia gris puede ser incrementada con diferentes tratamientos intensivos psicofísicos y terapias cognitivo-conductuales repercutiendo por una parte en un incremento de materia gris o Neurogénesis (en DLPFC, tálamo, GB, amígdala, hipocampo) y por otra potenciando la conectividad funcional entre DLCPF y PAG. Es decir, cuando el tratamiento del dolor es exitoso se mejora la CF y se incrementa la materia gris. (Mavridis, 2019) (Wang, y otros, 2018) (Ong, Stohler, & Herr, 2019)

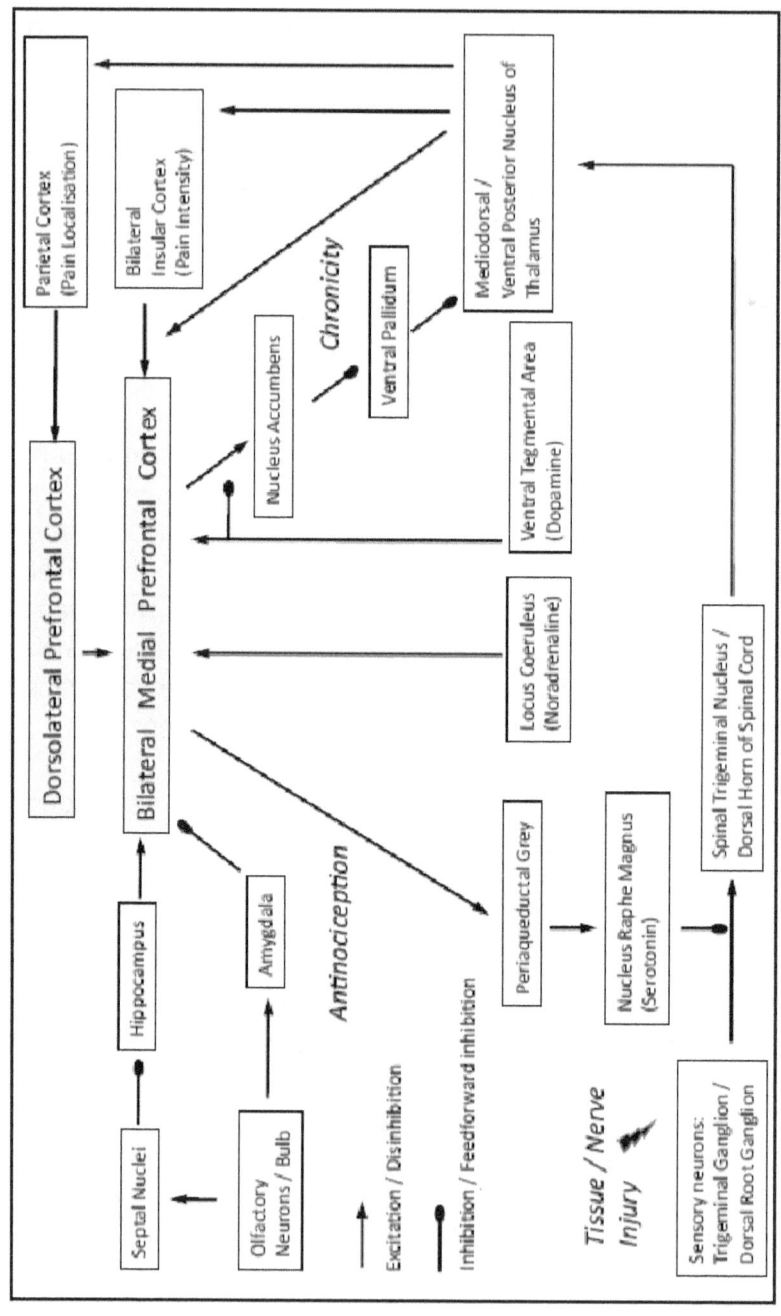

Ilustración 36. Conexiones de la CPF en el proceso del dolor

Algunos autores teorizan en modelos animales que los comportamientos de celos darían la explicación de los sustratos neuronales de las relaciones monógamas (que se da en tan solo del 3% - 5% de los mamíferos). La base neural de los celos en los seres humanos en la actualidad no se entiende bien en parte porque suscita que los celos requieren complejas interacciones sociales que pueden ser difíciles de crear en un laboratorio. Sin embargo, una gran cantidad de estudios ha sugerido que el rechazo social de varios tipos está mediado por la corteza cingulada anterior (CCA). (Maninger, y otros, 2018) Podemos afirmar que estas tensiones y preocupaciones generan un estrés (aumento de simpatismo – Ascenso de YANG – XI YANG) en la mujer que activan ciertas estructuras cerebrales relacionadas con el dolor físico y emocional como hipocampo, Ganglios Basales (GB), Globus Pallidum (GP) y desde ahí iniciar una hiperactivación del eje HHG implicando al SNC y SNE (Sistema Nervioso Entérico). (Sun, y otros, 2015).

Las últimas aportaciones sobre la hipótesis del componente afectivo del dolor, más que sensorial, queda confirmada siendo que el dolor puede superponerse con el dolor social, por lo tanto, el dolor social debe depender de las regiones neuronales afectivas, como el dACC y la Ínsula Anterior (IA). De hecho personas con insensibilidad congénita al dolor físico, sintieron por primera vez dolor con el desencadenamiento de impactos emocionales afectivos dolorosos. Es posible que las regiones relacionadas con los sentidos también estén involucradas en el dolor social, ya que los síntomas somáticos son a menudo se forman después del dolor social, y algunos estudios han demostrado la activación en regiones neuronales relacionadas con los sentidos (Ínsula Posterior y corteza somato sensorial S2) después del rechazo social (Fisher et al. 2010, Kross et al. 2011). (Eisenberger, 2015).

Estas inferencias han sido construidas tras múltiples metaanálisis llevados a cabo con RMfl sobre los sustratos o regiones neurológicas que implican la percepción de las emociones básicas y el procesamiento de las mismas. Así pues Eisenberger recoge que el miedo está procesado en Amígdala, la tristeza por la dCCA, y que las manipulaciones emocionales con recuerdos o imágenes provocan una experiencia real e implican a la Ínsula y CCA. Otros metaanálisis examinaron la actividad neuronal basada en categorías emocionales, específicamente emociones positivas versus negativas y emociones relacionadas con el abordaje o enfrentamiento versus las relacionadas con el retiro. Este estudio mostró que una porción anterior de la dACC era específica de las emociones relacionadas con el retiro (miedo, asco, tristeza), mientras que la ínsula se activó en respuesta a las emociones negativas (miedo, asco, tristeza, enojo) y las emociones relacionadas con el retiro. Otros metaanálisis determinan clara activación de la dCCA e ínsula en casos de Miedo y ansiedad. Curiosamente, la consistencia con la que el dACC está vinculado con el miedo y la ansiedad no está reñida con el papel de esta región en el dolor físico y social, ya que las amenazas de dolor físico y social son factores clave del miedo y la ansiedad. De hecho, trabajos previos (Beck et al. 1974) han demostrado que las dos preocupaciones más apremiantes de las personas con ansiedad giran en torno a la posibilidad de daño físico (que implica dolor físico) y la posibilidad de daño social (rechazo, ostracismo). Por lo tanto, es posible que el miedo a los estímulos que puedan causar daño, ya sea físico o social, pueda ser central para la función del dACC. (Eisenberger, 2015).

Es justo aquí donde otros estudios de modelo humano han determinado mediante RMfl las zonas cerebrales implicadas en el control de la micción en edad adulta, siendo la dCCA y la ínsula bilateral dos de las estructuras más implicadas disminuyendo su actividad, aparte de la SGPA, núcleo pontino de la micción, Putamen, CPFm aumentando su actividad, todo esto implicando la pérdida de control de la micción. Se determinó que la edad o los cambios en estas estructuras determinan la pérdida de control de la micción (Griffiths, Tadic, Schaefer, & Resnick, 2009).

EUREKA:

Esto nos lleva a plantear la hipótesis que la implicación de las estructuras cerebrales del dolor físico/emocional puedan verse afectadas en caso de situación estresante como los celos (dolor por exclusión social) y eso provoque una disfunción en la conectividad neuronal de estas zonas, siendo estas redes de trabajo neuronal puedan estar afectadas para   el control miccional

Puede en este sentido plantearse si las CI son causa o efecto de los celos. Queda evidente que detrás de unos celos hay unas estructuras y redes cerebrales afectadas y dañadas por el estrés crónico y estrés tardío de etapas tempranas, y que las vías aferentes de la vejiga son las responsables de transmitir la información hacia el cerebro, y desde el cerebro las vías eferentes provocan respuestas vesicales. Entonces, es aquí donde estudios en neurociencia plantean la reciprocidad o bidireccionalidad de causa/efecto o raíz/manifestación. Con este fin, una serie de estudios informan mayor incidencias de estrés tardío de etapas tempranas y traumas infantiles en pacientes con CI / SVD que en pacientes sanos controles (Taylor, 2010) (Fuentes & Crhistianson, 2018). Ver Ilustración 37. Mecanismos de afectación del eje Hipotálamo-Pituitario-Adrenal (HPA) del estrés en etapas tempranas de la vida. mientras que los estudios clínicos han demostrado una fuerte correlación entre el estrés, la ansiedad, la depresión y los síntomas de hiperactividad de la vejiga en pacientes con vejiga hiperactiva e CI / SVD (Goldstein et al., 2008; Golabek et al., 2016; Leue et al., 2017).

En la figura 38 se representa el esquema de los cambios inducidos por el estrés en la vida temprana en la regulación límbica y del eje hipotálamo-hipófisis-adrenal (HPA). Después de la exposición a un factor estresante agudo, el hipotálamo liberará el factor liberador de corticotropina (CRF), que le indica a la hipófisis anterior que libere hormona adrenocorticotrópica (ACTH). La circulación sistémica de ACTH inicia la corteza suprarrenal para liberar glucocorticoides (GC, cortisol en humanos, corticosterona en roedores). Tanto GC como CRF se unirán a receptores expresados por estructuras superiores dentro del eje HPA y por estructuras límbicas, incluyendo la amígdala e hipocampo, para reducir la actividad del eje HPA y restaurar la homeostasis al cesar el factor estresante. El estrés en la vida temprana interrumpe este sistema al aumentar la liberación de CRF desde el hipotálamo y la amígdala, así como la disminución del receptor de glucocorticoides (GR) y el factor neurotrófico derivado del cerebro (BDNF) en el hipocampo, que tiene un efecto combinado de aumentar la retroalimentación positiva sobre el eje HPA y activar la activación. Las acciones posteriores de CRF incluyen aumentar activación de mastocitos e induciendo efectos inflamatorios locales, uniéndose a las neuronas entéricas que pueden aumentar la motilidad del colon y aumentando la permeabilidad epitelial por interrumpir las uniones estrechas. Juntos, estos mecanismos provocan un aumento del dolor visceral en los órganos afectados por el síndrome del intestino irritable (SII), cistitis intersticial / dolorosa síndrome de vejiga (IC / PBS), prostatitis crónica / síndrome de dolor pélvico crónico (CP / CPPS) y / o vulvodinia entre otras. (Fuentes & Crhistianson, 2018)

La mayor prevalencia de depresión y ansiedad en pacientes con CI / SVD ocurre tanto después como antes de los síntomas de la vejiga, lo que indica una reciprocidad en la causa y el efecto, sin una forma clara de delinear las cohortes de pacientes para proporcionar una mayor comprensión mecanicista (McKernan et al., 2017). Además de las relaciones con trastornos cognitivos, anormalidades estructurales dentro de la sustancia blanca del cerebro en mujeres con CI / SVD, lo que facilita la comunicación entre y dentro de las regiones del cerebro, se correlaciona estrechamente con la gravedad de los síntomas (Lai, Gardner, Vetter, & Andriole, 2015). No queda claro si estas propiedades de la materia blanca son causas o consecuencias de CI / SVD. Es posible que cierta arquitectura de materia blanca puede reflejar una predisposición a desarrollar enfermedad, pero es igualmente plausible que estos cambios sean consecuencia de la enfermedad CI / SVD. (Grundy, Caldwell, & Brierley, 2018). Por lo tanto hay 2 escenarios concluyentes recogidos en estudios como el de Lai (Lai, Gardner, Vetter, & Andriole, 2015)

1. Vinculo estrés psicológico y los síntomas de Incontinencia Urinaria.
    a. Correlación positiva entre el nivel de estrés y una serie de medidas de grado de síntomas (un gradiente de "dosis-respuesta")
    b. Correlación IU → Estrés. La incontinencia pueda aumentar el estrés psicológico (IU → estrés).
    c. Correlación Estrés → IU. Un alto estrés psicológico puede exacerbar los síntomas de IU existentes.
    d. Correlación bidireccional (Estrés ↔ UI).
2. El segundo escenario el estrés como provocador de IU es biológicamente plausible. En estudios con animales, la exposición de ratas hembras al estrés repetido por evitar el agua causó un aumento en la frecuencia de micción, reducción del volumen de micción e hipersensibilidad de la vejiga. La exposición de ratas macho a estresores rotativos tuvo efectos similares. La exposición de ratas macho al estrés repetido de la derrota social tuvo el efecto contrario: causó retención urinaria y contracciones de la vejiga no miccional. Estas disfunciones de la vejiga inducidas por el estrés pueden estar mediadas por el factor de liberación de corticotropina (CRF), que funciona tanto como una hormona para regular la actividad del eje hipotalámico-pituitario-adrenal (HPA) como un neurotransmisor en el sistema nervioso central para modular la función del centro de micción pontino y las vías de micción descendentes. Actualmente, se desconoce si existe una alteración en la respuesta de CRF, el eje HPA o

los niveles de cortisol diurno en pacientes con vejiga hiperactiva. Otros factores como la inflamación sistémica de bajo grado o los cambios en el sistema nervioso central pueden estar involucrados. Tales cambios se han observado en pacientes con CI / SVD.

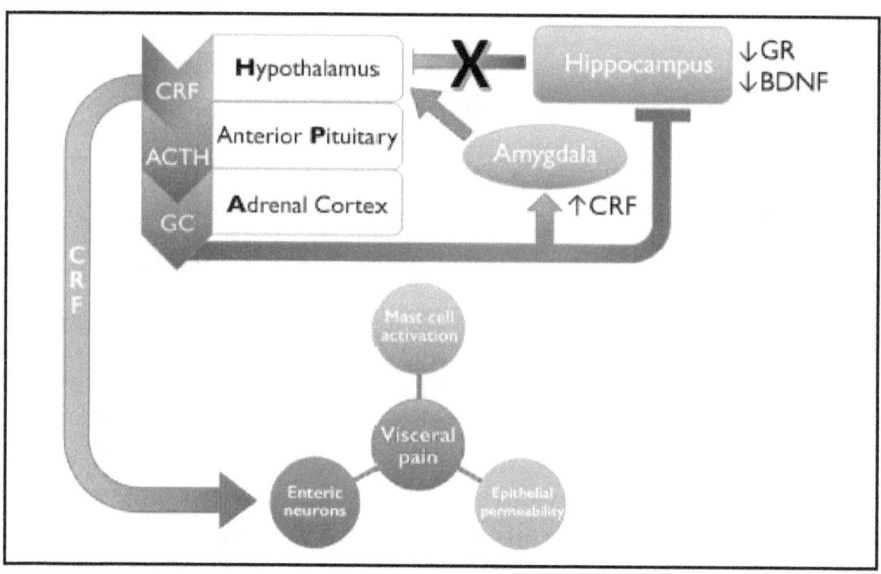

Ilustración 37. Mecanismos de afectación del eje Hipotálamo-Pituitario-Adrenal (HPA) del estrés en etapas tempranas de la vida.

Estudios actuales confirman que las situaciones que provocan estimulación simpática, estimulan receptores purinérgicos P2X2, Recordemos que estos receptores están muy presentes en los núcleos paravetriculares del hipocampo (PVN) y sistema límbico. Los aumentos en la osmolalidad plasmática (como ocurre en un proceso inflamatorio, inmune, infeccioso) activan el PVN, que a su vez aumenta la respuesta fisiológica al aumentar la liberación de arginina vasopresina y la actividad nerviosa simpática a los órganos terminales como el riñón. El PVN expresa una abundancia de receptores purinérgicos, incluidos los receptores P2X2. (Ferreira-Neto, Ribeiro, Moreira, Yao, & Antunes, 2017) . Es preciso recordar que los receptores purinérgicos en el tejido vesical P2X2 y P2X5 juegan un papel de como moléculas importantes en la vía aferente sensorial de la vejiga en pacientes con vejiga hiperactiva (VH) con hiperestesia vesical. (Meng, Zheng, Yang, Li, Fan, & Li, 2015). Aquí podemos hacer una relación entre la vejiga y cerebro a través de las vías de receptores purinérgicos, donde estructuras implicadas en el procesamiento de emociones como hipocampo y sistema límbico pueden tener comunicación aferente sensorial nerviosa desde el tejido vesical a través de la médula espinal lumbosacra (Studeny, Torabi, & Vizzard, 2005)

Mavridis apoya estas conclusiones en un estudio refiriendo que las situaciones de dolor provocan unas estimulaciones bidireccionales entre el Núcleo de Accumbens (NA) y Giro Cingulado (GC) más concretamente en el área 24 de Brodmann y que esta hiperestimulación fuertemente reducida con el uso de acupuntura. (Mavridis, 2019). Se implicó el papel de la hiperactividad de los circuitos dopaminérgicos, de la dopamina en la región fronto-parietal-temporal (con aumento de Dopamina), con el mapeo anatómico de la Corteza Prefrontal Ventromedial (CPFvm), Giro Cingulado (CG) y la participación de la amígdala en el contexto de la neurobiología de la enfermedad. (Marazziti, Poletti, Dell'Osso, Baroni, & Bonuccelli, 2013).

Atendiendo a las hipótesis dopaminérgicas de los trastornos esquizoides y paranoides otros estudios de corte farmacológico con uso de haloperidol para trastornos delirantes como los celos o tipo de persecución, sugieren que se pudieran denominar como una "psicosis de dopamina",(hiperdopaminergia) y que el polimorfismo del gen homocigótico expresor de receptores de dopamina DRD2, DRD3 y / o TH es parte de la base genética subyacente al estado hiperdopaminérgico que produce síntomas paranoides, siendo la expresión del gen DRD3 un 25% en personas con celos. Se ha demostrado que el gen DRD3 se localiza en el cerebro límbico como auto receptores que regulan la liberación pre sináptica de dopamina No obstante se requieren más estudios sobre un gran tamaño de muestra. (Morimoto, Miyatake, Nakamura, Watanabe, Hirao, & Suwaki, 2002).

Estudios en modelo humano sobre la respuesta al tratamiento antitabaco con acupuntura (Auriculopuntura 3 veces en semana en puntos de Pulmón, Garganta, Shenmen y Endocrino) midiendo la expresión génica de los receptores dopaminérgicos DRD2 como mediadores de la respuesta de sinapsis dopaminérgicas, concluyeron que los pacientes sometidos a acupuntura respondieron significativamente mejor al tratamiento probablemente por un aumento de la expresión génica de DRD2. Lo cual es muy importante de nuevo ver como la acupuntura pudiera tener la capacidad de acción epigénica (Park, y otros, 2005)

En el caso de que los celos sean patológicos, el limite neurobiológico está determinado en tres grandes grupos de regiones neuroanatómicas implicadas en el desarrollo de patologías delirantes. (Samad, Sidi, Kumar, Das, Mindin, & Hatta, 2019). Ver Ilustración 40. Neurobiología en los celos patológicos.. Dicho constructo de 3 pilares neuroanatómicos implicados en el desarrollo de los celos también es planteado por Marazziti. En la 1ª red denominada de "Procesamiento de Recompensa", estarían implicadas la CPFvm, Estriado Ventral, NA e Ínsula. En la 2ª red denominada "Memorias que permiten Imaginar el Futuro", estarían implicadas la CPFvm, y red de trabajo del lóbulo temporal medial. En la 3ª red denominada "Autoreflexión y Empatía" estarían implicadas la CPFvm, Estriado Ventral y Subsistema Mentalizador. (Marazziti, Poletti, Dell'Osso, Baroni, & Bonuccelli, 2013)

Las enfermedades neurodegenerativas como llave del entendimiento de la conexión entre los celos y la Cistitis

La disfunción de la vejiga (urgencia / frecuencia urinaria) fue una de las síntomas autonómicos más comunes, y ocurrió en 55-80% de pacientes con EP. En una revisión sobre acupuntura se sugirió que el efecto terapéutico de la acupuntura en la disfunción de la vejiga podría atribuirse a su modulación en el sistema autónomo y la actividad colinérgica central y otros estudios apuntaban modulada la transmisión de dopamina, noradrenalina, serotonina, glutamato, GABA; y la activación del eje hipotalámico-hipofisario-adrenal dentro del sistema nervioso central y sistema nervioso periférico. Estos efectos pueden atribuirse a la mejora de los síntomas no motores de la EP por la acupuntura (Zheng & Zhao, 2016)

Recordemos lo siguiente descrito anteriormente para entender el posible nexo de unión entre cistitis y celos:

- De un 15-16% (aumenta un 25% en pacientes ingresados) de las mujeres no tienen base orgánica de CI, no existiendo presencia obvia de bacterias sino por mecanismos subyacentes hiperactivos de la vejiga y por consecuencia la ineficacia de los tratamientos habituales que se encuentran limitados. (Grundy, Caldwell, & Brierley, 2018)
- Hay factores emocionales asociados a la ansiedad, estrés, frustración, conflictos sexuales, represión, insatisfacción, relaciones extramatrimoniales, idea de odio su pareja, rechazo de su propia feminidad, etc... que pueden ser la causa de la continuidad de las cistitis en las mujeres. El enfoque psicosomático, considerando tanto aspectos física como psicológicos explicarán muchos casos hasta ahora difíciles. Así mismo la activación (Arousal) sexual en la pubertad provoca tensión pélvica con sensación de ganas de orinar y en los adultos la excitación erótica en las relaciones sexuales puede provocar en la mujer la micción espontanea por distensión de vejiga (Auerback & Smith, 1952)

- Esto se confirma en la actualidad evidenciando que ciertos estímulos ponen en marcha mecanismos subyacentes que afectan a estructuras cerebrales implicadas en ciertas emociones que afectan directamente a una manifestación de problemas genitourinarios por sensibilización, activación e hiperfunción o hipofunción de la vejiga a través de vías aferentes, entre ellos estados emocionales, interacciones sociales negativas, depresión, ansiedad, estrés con una correlación muy fuerte. (Leue, Kruimel, Vrijens, Masclee, Van Os, & Van Koeveringe, 2017) (Grundy, Caldwell, & Brierley, 2018).

- El estrés agudo y crónico activa vías diferentes del dolor (físico, visceral y emocional) y dañan diferentes estructuras cerebrales. Estrés agudo (daño en Amígdala y la Médula Ventro-Medial). Los hallazgos proporcionan evidencia de que los sustratos neurales subyacentes a la hipersensibilidad de la vejiga producida por el estrés crónico difieren de los producidos por el estrés agudo. El estrés prolongado puede reclutar un nuevo conjunto de sustratos neurales que no se activan inicialmente por la exposición aguda al estrés. (Randich, DeWitte, DeBerry, Robbins, & Ness, 2017)

- La senectud, enfermedad crónica y enfermedades neurodegenerativas entre las que destaca con relevancia la Enfermedad de Parkinson (por la perdida por degeneración, daño mitocondrial y necrosis de neuronas dopaminérgicas en la sustancia Nigra, locus coruleus y núcleo dorsal del nervio vago, que causa el trastorno de generación de dopamina) (Li, y otros, 2018) (Samad, Sidi, Kumar, Das, Mindin, & Hatta, 2019) (Lee & Lim, 2017) (Reza Tamtaji, Naderi Taheri, Nothgi, Alipoor, Bouzari, & Asemi, 2019) y en hospitalizados aumenta la prevalencia al 25%.

- La prevalencia de aparición de Parkinson en pacientes con Cistitis es (2.9%) y no cistitis de (1.4%), con una Odds Ratio de 2.14 (1.85 − 2.48). En cuanto a la prevalencia de aparición de Trastornos mentales y estados psicóticos (entre los que se catalogan los celos) está en (16.1%) en pacientes con CI frente a una (3.8%) en individuos sanos (Keller, Chen, & Lin, 2012). Es decir, la cistitis multiplica por 4,2 la aparición de trastornos mentales. Esto refuta los datos de la modificación de conducta en los procesos inflamatorios e inmunes (Moltó Ripoll, Acupuntura, Inflamación y Conducta, 2019), (Gorczynski & Stanley, 2007). (Peakman & Vergani, 2011)

- El núcleo afectivo y experiencial de los celos románticos es una mezcla de algunas emociones básicas, como la ira, tristeza y sorpresa, que surge de un evento que amenaza la relación y provoca dolor social. (Sun, y otros, 2015).

- La Amígdala y la Medula Ventro Medial participan en el procesamiento del dolor durante períodos de exposición limitada al estrés (estrés agudo), el estrés prolongado utiliza otros sustratos neurales diferentes a las utilizadas exposiciones agudas al estrés. El dolor crónico está asociado a una pérdida de sustancia gris en la CPF y asociado a un decrecimiento de las funciones cognitivas (Randich, DeWitte, DeBerry, Robbins, & Ness, 2017).

- El dolor físico utiliza las mismas zonas cerebrales que el dolor social. Dicha pérdida de sustancia gris puede ser incrementada con diferentes tratamientos intensivos psicofísicos y terapias cognitivo-conductuales repercutiendo por una parte en un incremento de materia gris o Neurogénesis (en DLPFC, tálamo, GB, amígdala, hipocampo) y por otra potenciando la conectividad funcional entre DLCPF y PAG. Es decir, cuando el tratamiento del dolor es exitoso se mejora la CF y se incrementa la materia gris. (Mavridis, 2019) (Wang, y otros, 2018) (Ong, Stohler, & Herr, 2019)

- Hay evidencia de relación entre la vejiga y cerebro a través de las vías de receptores purinérgicos (P2X2, P2X3, P2X5), donde estructuras implicadas en el procesamiento de emociones como hipocampo y sistema límbico pueden tener comunicación aferente sensorial nerviosa desde el tejido vesical a través de la médula espinal lumbosacra (Studeny, Torabi, & Vizzard, 2005)

La enfermedad de Parkinson (EP) es el segundo trastorno neurodegenerativo más común que afecta a ~ 2% de la población de ≥65 años. La degeneración de las neuronas dopaminérgicas en la sustancia negra, la presencia de cuerpos de Lewy en neuronas DA y acumulación de α-sinucleína en la Sustancia Nigra (SN) y Pars Compacta contribuye a la patogénesis de la EP. En líneas generales las áreas del cerebro que se sabe que muestran disfunción debido a la pérdida de la dopamina son habitualmente la Sustancia Nigra la Corteza Prefrontal (CPF), Giro Precentral (GPC), Tálamo (T), Globo Pallidum (GP), Núcleo Caudado (NC) y Putamen. (Sujung, y otros, 2014) (Chang, Yoo, Kim, Park, Jeon, & Kim, 2018).

Ilustración 38. Localizaciones más frecuentes de pérdida de neuronas dopaminérgicas en E.P.

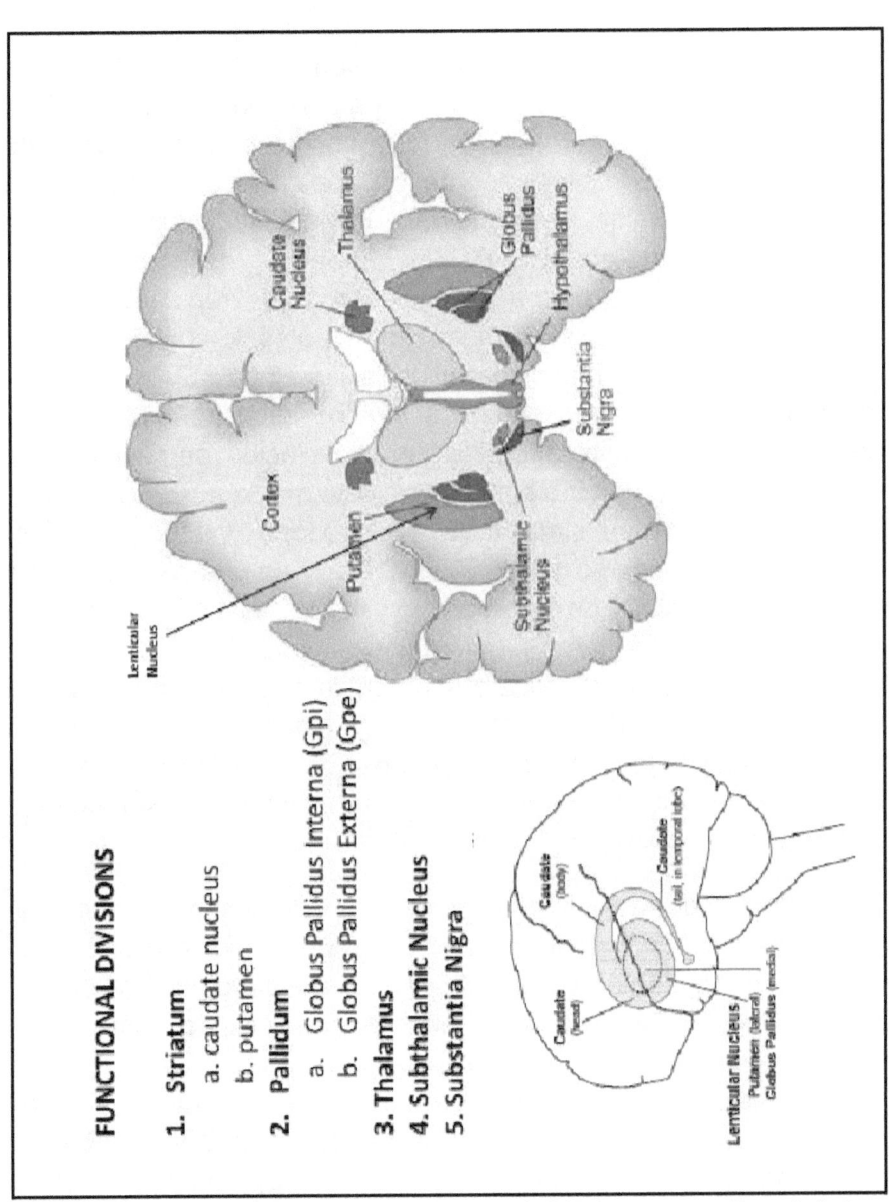

Ilustración 38. Localizaciones más frecuentes de pérdida de neuronas dopaminérgicas en E.P.

El receptor de dopamina D2 (DRD2) y el receptor de dopamina D3 (DRD3) son dos subtipos clave de receptores de dopamina. En los ganglios basales, la dopamina que actúa como neurotransmisor se encuentra disminuida en los pacientes de Parkinson. Existe igualmente en las tejido cerebral afectado una disminución de la expresión del BDNF en neuronas dopaminérgicas (Ko, Lee, Kim, & Park, 2019). Se consigue una terapia de sustitución con la administración de levodopa, precursor metabólico directo de la dopamina, dado que esta última sustancia no atraviesa la barrera hemato-encefálica. Sin embargo, después de ser administrada, la levodopa se decarboxila rápidamente en dopamina, incluso en los tejidos extracerebrales, lo cual tiene como consecuencia que la mayor parte de la levodopa administrada se desperdicie, apareciendo entonces efectos secundarios. Por este motivo, el hecho de bloquear la decarboxilación periférica de la levodopa representa una clara ventaja; este efecto puede obtenerse con la administración simultánea de levodopa y de un inhibidor periférico de la decarboxilasa. El Madopar® es una asociación de estas dos sustancias en la proporción 4:1, la cual ha demostrado ser la más conveniente en los ensayos clínicos. De este modo, se consigue una eficacia idéntica a la obtenida con dosis más altas de levodopa y con una tolerancia muy superior. Así, toda la sintomatología de la enfermedad de Parkinson mejora considerablemente después de un tratamiento suficientemente prolongado con Madopar®. (AEMPS, 2017) (Liu, y otros, 2017)

Recientes metaanálisis exponen resultados y sugieren que el polimorfismo de los genes de expresión DRD3 rs2134655 se asoció con un aumento del 17% en el riesgo de EP y que el polimorfismo DRD2 rs1800497 tenía el potencial de aumentar el riesgo de PD en un 13% en los europeos. (Dai, y otros, 2014). Ya hemos visto anteriormente que el polimorfismo del gen homocigótico expresor de receptores de dopamina DRD2, DRD3 y / o TH es parte de la base genética subyacente al estado hiperdopaminérgico que produce síntomas paranoides, siendo la expresión del gen DRD3 un 25% en personas con celos. Se ha demostrado que el gen DRD3 se localiza en el cerebro límbico como auto receptores que regulan la liberación pre sináptica de dopamina (Morimoto, Miyatake, Nakamura, Watanabe, Hirao, & Suwaki, 2002). Vemos entonces como se estrecha la relación entre celotipia y Parkinson mediante la implicación de la expresión génica de los receptores de dopamina DRD2 y DRD3 a nivel de tejidos cerebrales del hipocampo y sistema límbico

Además de las hormonas implicadas en la comunicación en el tejido cerebral, también existen otras moléculas, como los neuropéptidos Los neuropéptidos, son pequeños péptidos que se encuentran en muchos cerebros de mamíferos, juegan un papel clave en la comunicación con entre sí para modular la actividad neuronal. El neuropéptido endógeno Salusina-β tiene efectos neuroprotectores en las neuronas de la dopamina del mesencéfalo y puede usarse como un agente terapéutico eficaz tratamiento para la enfermedad de Parkinson (Chang, Yoo, Kim, Park, Jeon, & Kim, 2018)

También se recoge en la bibliografía que los celos delirantes son un fenómeno clínico en el interfaz entre la psiquiatría y la neurología, considerando que ha sido descrito frecuentemente y en mayor prevalencia en trastornos psiquiátricos, como la esquizofrenia, alcoholismo y en trastornos neurológicos, tales como ictus y neurodegeneración como el Parkinson. Curiosamente, en un reciente estudio transversal, 20 pacientes con Enfermedad de Parkinson (EP) se informaron de desarrollar delirios de celos que resultaron independientes de la presencia de demencia y se asoció significativamente con la terapia agonista de dopamina y levodopa. Así mismo se ha encontrado como el daño de las neuronas dopaminérgicas provocado por mecanismos de estrés oxidativo mediado por MTPT ha sido disminuido por la actuación de la acupuntura. (Reza Tamtaji, Naderi Taheri, Nothgi, Alipoor, Bouzari, & Asemi, 2019) (Marazziti, Poletti, Dell'Osso, Baroni, & Bonuccelli, 2013), (Stein, Hollander, & Josephson, 1994) (Samad, Sidi, Kumar, Das, Mindin, & Hatta, 2019).

Resultando por tanto muy importante el papel de la dopamina en desarrollo de los celos, justificándolo el profesor Moltó en su obra cuando expone la como desde la Teoría del Estrés en PINE que una situación estresante vamos a encontrar en las fases tempranas altos niveles de Adrenalina, Nor-Adrenalina y dopamina, y bajos de serotonina. (Moltó Ripoll, Acupuntura Cientifica basada en la Psiconeuroendocrinoinmunología, 2018).

Estudios recientes de farmacología moderna y como otros en las disciplina de Acupuntura, fitoterapia china y otras terapias complementarias han demostrado aumentar los niveles de dopamina (DA) y controlar los síntomas asociados del Parkinson. En el caso de la acupuntura más de un 12% de los pacientes con E.P. la usa para el control de sus síntomas y con una eficacia subjetiva de más del 45%. Para el dolor, estado de ánimo, sueño, calambres en las piernas y pies, bienestar general, dolor en el hombro, dolor de espalda, opresión muscular, nerviosismo, temblor general, el dolor pélvico, relajar los músculos tensos, rigidez, etc (Donley, McGregor, Wielinski, & Nance, 2019) (Zhang, y otros, 2018), (Reza Tamtaji, Naderi Taheri, Nothgi, Alipoor, Bouzari, & Asemi, 2019)

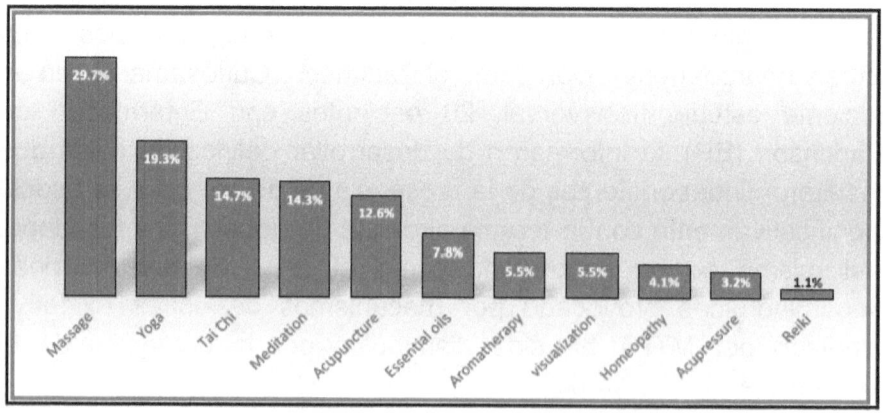

Ilustración 39. Porcentajes de pacientes con E.P. que usan diferentes terapias complementarias. (Donley, McGregor, Wielinski, & Nance, 2019)

Estudios de neuroimagen con RMNFI en modelos animales de mono Rhesus y humanos constató un aumento de la captación de [18F] -fluorodesoxiglucosa (FDG) en áreas que incluyen la amígdala derecha y surco temporal superior derecho; Las concentraciones plasmáticas de testosterona también aumentaron, teóricamente, una amenaza para una relación reproductiva y afiliativa a largo plazo. Para determinar las regiones a cuantificar la captación de contrastes se basaron entre otros modelos de estudios en humanos sobre dolor social y celos (Corteza Cingulada Anterior, Nucleus Accumbens, Pallidum Ventral, Caudado y Putamen. (Maninger, y otros, 2018).

En humanos estas neuroimágenes revelaron que el contraste correspondiente al efecto principal de los celos románticos (Los celos románticos pueden verse como una emoción motivada impulsada por la violación de la expectativa económica y social de cercanía romántica y lealtad) produjo activaciones en las regiones de los ganglios basales (BG), (el Globo Pálido (GP) y el Estriado Ventral (VS), (los GB juegan un papel importante en el procesamiento de las consecuencias afectivas de las comparaciones sociales y la infidelidad emocional en el amor y GP y SV han sido implicados en el procesamiento de la violación de la expectativa en el aprendizaje por refuerzo social, siendo la VS la que se activa cuando se ve la cara de quienes rechazan los avances románticos). Mientras que en la felicidad romántica, se activaban la Corteza Prefrontal ventral y medial (CPFvm) (la misma activación que en el reconocimiento económico y social) el tálamo, el Cingulado medio y algunas otras. (Sun, y otros, 2015). Ver Ilustración 41. RMFI. Estructuras implicadas en los celos románticos. GB, TH, CM.

La neurofisiología de la percepción dolor (ya sea físico o social) depende de sus conexiones con otras áreas del neocórtex cerebral, el hipocampo, el gris Periacueductal (PAG), el tálamo, la amígdala y los núcleos basales. Los cambios en los neurotransmisores, la expresión génica, las células gliales y la neuroinflamación se producen en la PFC durante el dolor agudo y crónico, que producen alteraciones en su estructura, actividad y conectividad. (Ong, Stohler, & Herr, 2019)

En estudios previos de metaanálisis de neuroimagen del amor romántico han usado la imagen de la persona amada como estímulo e implicó de manera consistente las áreas estriatales y la corteza temporal. Así mismo, en particular, la activación compartida dentro de la ínsula, con un patrón posterior a anterior, desde el deseo al amor, sugiere que el amor surge y es una representación más abstracta de las agradables experiencias sensoriomotoras que caracterizan el deseo. A partir de estos resultados, uno puede considerar el deseo y el amor en un espectro que evoluciona desde representaciones integradoras de sensaciones viscerales afectivas hasta una representación última de sentimientos que incorporan mecanismos de expectativa de recompensa y aprendizaje de hábitos. (Cacioppo, Bianchi-Demicheli, Frum C, Pfaus JG, & Lewis, 2012). Ilustración 40. Neurobiología en los celos patológicos.

REGIONES NEUROANATOMICAS IMPLICADAS EN CONSTRUCTOS DE CELOS

✓ Estriado Ventral ✓ Corteza Prefrontal Ventromedial ✓ Corteza Prefrontal Lateral ✓ Pallidum Ventral ✓ Área Ventral Tegumental ✓ Sustancia Gris Periacueductal ✓ Partes de la Ínsula	✓ Corteza Prefrontal Ventromedial anterior y dorsal ✓ Cortex Cingulado Posterior ✓ Lóbulo Temporal Medial ✓ Subsistema de red de trabajo por defecto	✓ Unión Temporo-Parietal ✓ Polo temporal ✓ Cortex Lateral-Temporal ✓ Estriado Ventral ✓ Área Ventral Tegumental ✓ Pallidum Ventral ✓ Amígdala ✓ Sustancia Gris Periacueductal ✓ Corteza Prefrontal Lateral ✓ Porción de Ínsula
Generación de valores afectivos	Constructo interno de modelos del mundo basados en información mnemotécnica	Autoreflexión y reflexión de estados mentales del otro
		Mentalizar comportamientos, sentimientos y pensamientos propios y de pareja.
Atención gratificante de la pareja	Construcción de futuros escenarios de pérdida de pareja	
		Mala interpretación de comportamientos, sentimientos y pensamientos propios y de pareja.
Atribución de aberrante atención de la pareja	Construcciones aberrantes de escenarios de pérdida de pareja	

Ilustración 40. Neurobiología en los celos patológicos. (Samad, Sidi, Kumar, Das, Mindin, & Hatta, 2019)

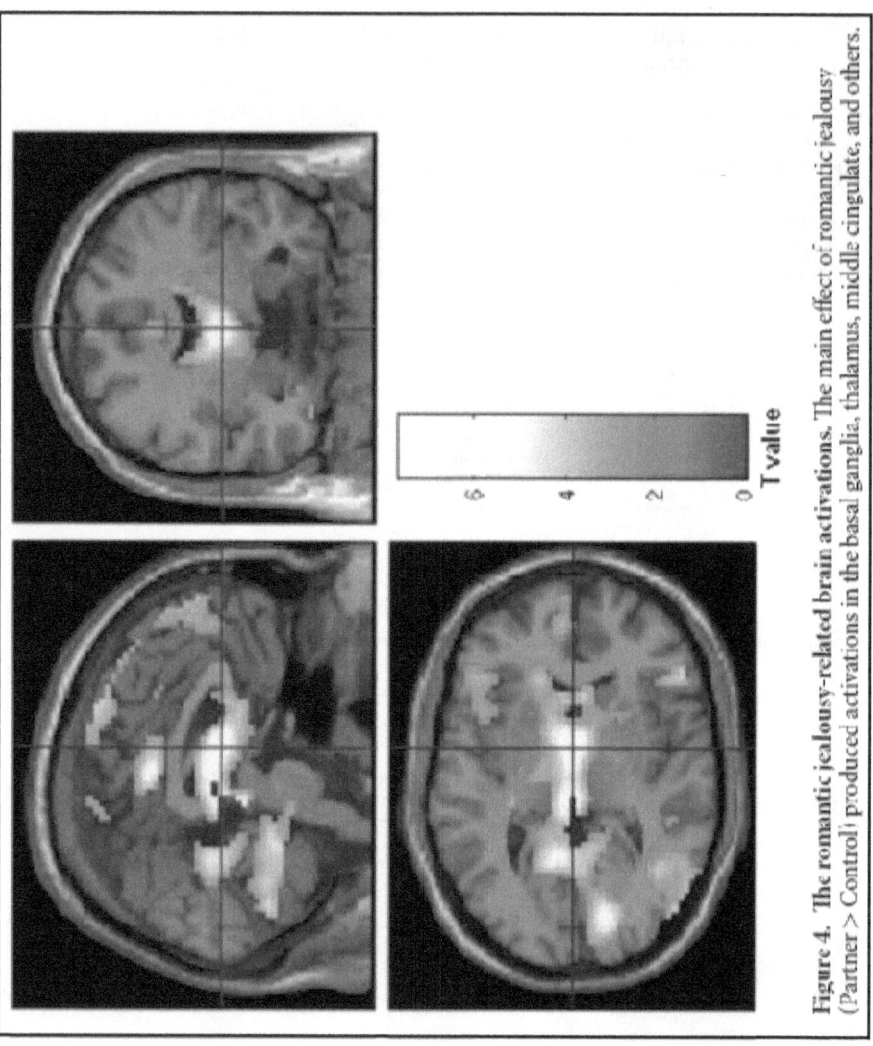

Figure 4. The romantic jealousy-related brain activations. The main effect of romantic jealousy (Partner > Control) produced activations in the basal ganglia, thalamus, middle cingulate, and others.

Ilustración 41. RMFI. Estructuras implicadas en los celos románticos. GB, TH, CM. (Sun, y otros, 2015)

En una teoría muy especulativa, Liebowitz vinculó el fenómeno del amor a los procesos neuroquímicos, asumiendo que primero es inducida una excitación inespecífica por las anfetaminas, que luego son reemplazadas por endorfinas, y cuando el enamoramiento es reemplazado por la estabilidad de pareja. Hoy en día, la fenetilamina, (una sustancia similar a la adrenalina) se cree que provoca este estado de excitación. Según la hipótesis de Liebowitz, nuestros cuerpos son inundados con dopamina y Norepinefrina tan pronto como hayamos encontramos con una persona atractiva. Sólo más tarde, esta excitación inespecífica está vinculada a una pareja romántica, formando las bases neurofisiológicas para una relación duradera, en cuya dependencia es inducida por endorfinas endógenas. Los estudios más recientes encuentran que especialmente el eje hipotalámico-hipofisario-gonadal (HGA / HHG) y las hormonas vasopresina y la oxitocina que controlan los vínculos sociales en los animales, incluyendo para ello el comportamiento agresivo mediado por la vasopresina y hormonas esteroideas (testosterona y cortisol).

Sin embargo esta situación de hiperexcitación amorosa de emparejamiento mediada por la oxitocina está fundamentada por otros autores en estudios de neurobiología y fisiopatología del dolor. Un mecanismo de acción potencialmente interesante es el asociado con el nonapéptido endógeno, la oxitocina (OXY), que recientemente se ha reconocido como un importante mediador de la analgesia endógena. La OXY es multifuncional, ya que actúa como neurotransmisor y como hormona paracrina para regular múltiples funciones fisiológicas y del SNC. Producida predominantemente en los núcleos supraópticos y paraventriculares (SON y PVN respectivamente) del hipotálamo, y luego de la secreción en la sangre, la OXY es mejor conocida por sus funciones en el parto y la lactancia. Sin embargo, está íntimamente involucrado en las funciones sociales y psicológicas normativas, incluidos los comportamientos maternos, el apego y la afiliación asociados con la vinculación de pares, el estado de ánimo depresivo, la ansiedad, la memoria, el apetito, la función sexual y la regulación del estrés [por ejemplo. Clínicamente, OXY se ha utilizado en el tratamiento del autismo, la disfunción sexual, la migraña, la esquizofrenia, la adicción a las drogas y otras disfunciones del SNC. (Goodin, Ness, & Robbins, 2015).

Algunos estudios como los de Taylor en 2010 en humanos han encontrado relaciones entre los niveles elevados de oxitocina en plasma y las situaciones socialmente dolorosas como las relaciones románticas problemáticas u otros tipos de angustia en las relaciones principalmente en mujeres. En contraste con las mujeres, los niveles más altos de vasopresina plasmática, pero no la oxitocina, se asociaron con problemas de relación en los hombres (Maninger, y otros, 2018) (Marshall, 2013).El Septum lateral es inervado por fibras de vasopresina y receptores de oxitocina en muchas especies de mamíferos, incluyendo varias especies de primates. También está asociado a la captación de dopamina al contener receptores D1 siendo mayor la cantidad de receptores D1 en parejas monógamas junto al Núcleo de Accumbens. (Maninger, y otros, 2018). Recientes estudios también apuntan a otros receptores, determinando que la expresión génica del genotipo receptor de dopamina DRD3 es el más frecuentemente implicado en la respuesta al tratamiento con agonistas de la dopamina de los pacientes con enfermedad de Parkinson. (Xu, Liu, Yang, Quian, & Xiao, 2017)

El comportamiento social positivo reduce la actividad de la HGA, mientras que los contactos sociales negativos hiperfuncionan el eje HHG. (Oberzaucher & Grammer, 2009).En estudios de RMfI con análisis endocrinos en modelos animales de monos Titis, se observó que hubo una mayor captación en el Septum Lateral, Cortex Cingulado Posterior y Anterior izquierdo (siendo mayor la captación en la zona izquierda, ya que está más asociada al afecto, mientras que la derecha más asociada a las conductas de evitación) y una disminución de captación en Amígdala Derecha Medial. Así mismo se monitorizaron altos niveles plasmáticos de Testosterona, Cortisol. (Maninger, y otros, 2018). Existen asociaciones bien estudiadas entre la corteza cingulada anterior y las situaciones socialmente dolorosas quedando demostrado que el dolor social (los sentimientos dolorosos que se derivan del rechazo, la exclusión o la pérdida social) se basa en algunas de las mismas regiones neuronales y bioquímicos que procesan el dolor físico, lo que destaca una posible superposición del dolor físico-social.

Sorprendente de alguna manera, esta elección de la señal primitiva de dolor físico para indicar la posibilidad de lazos sociales rotos destaca el papel crítico que los lazos sociales han jugado en la supervivencia de nuestra especie. Existe en todos los tipos de dolor una componente común: el componente afectivo angustiante asociado con estas amenazas que motiva a las personas a terminar o escapar del estímulo negativo (Eisenberger, 2015). (Ong, Stohler, & Herr, 2019)

Esta identificación de lateralización cerebral también se ha demostrado en humanos a través de pruebas de Electroencefalogramas, identificándose más actividad en la zona izquierda los celos u otras formas de exclusión social, confirmando así que una mayor actividad cerebral del lado izquierdo se asocia con un comportamiento de aproximación y un afecto predominantemente positivo, mientras que una mayor actividad del lado derecho se asocia con un comportamiento de evitación y emociones negativas. (Davidson RJ & Fox, 1982). (Maninger, y otros, 2018).

En conclusión, una cantidad convergente de datos de neuroimagen y de trastornos psiquiátricos y neurológicos, ha confirmado el papel del circuito frontoestriatal dopaminérgico, NA, CPFvm e Ínsula, y funciones relacionadas con el procesamiento de recompensas, mentalización y procesamiento auto-relacionado de sentimiento de celos y en su forma delirante. Sin embargo, los estudios de las bases neuronales de los celos son sólo en su inicio, y nuevas investigaciones son fuertemente necesarias para dilucidar las raíces biológicas de esta emoción que aún representa un gran misterio de la naturaleza humana. (Marazziti, Poletti, Dell'Osso, Baroni, & Bonuccelli, 2013), (Zhang, y otros, 2018) (Wang, y otros, 2018).

Por lo tanto se puede plantear una hipótesis del desarrollo de los celos delirantes mediante un esquema de acción, en la que hay un cambio del Estriatum ventral a dorsal y relacionado con las conexiones prefrontales pudiendo estar involucradas en la transformación progresiva de un comportamiento de celos en un hábito. Este modelo puede explicar el desarrollo de los celos y también de los celos delirantes si se alteran los núcleos neuronales centrales y núcleos de las funciones cognitivas / afectivas básicas son aberrantes, como se informa en muchos aspectos psiquiátricos (esquizofrenia y alcoholismo) y enfermedades neurodegenerativas (enfermedad de Alzheimer, demencia frontotemporal, enfermedad de Parkinson y demencia con cuerpos de Lewy). Ver esquema

Ilustración 42. Bases del desarrollo de los celos. Hipótesis

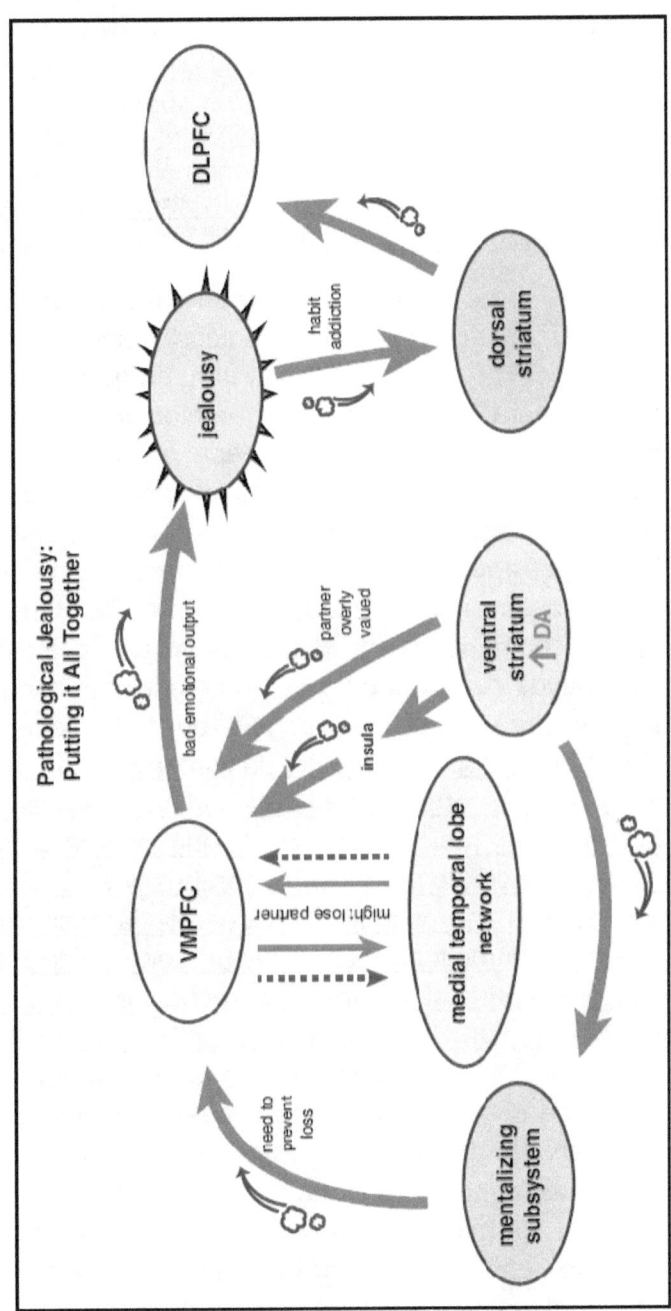

Ilustración 42. Bases del desarrollo de los celos. Hipótesis (Marazziti, Poletti, Dell'Osso, Baroni, & Bonuccelli, 2013)

Se ha informado recientemente que la corteza insular, una región cerebral heterogénea que solía considerarse relacionada con los procesos sensoriales y motores visuales somáticos y viscerales está involucrada en la memoria, la atención, el lenguaje, el afecto, la interocepción, el dolor, toma de decisiones, visión repentina, etc. En resumen, <u>todas las sensaciones y actividades humanas están asociadas de alguna manera con la ínsula</u>. (Zhang, y otros, 2018)

Es preciso aquí retomar el funcionamiento vesical para comprender los mecanismos fisiopatológicos responsables de la vejiga hiperactiva (VH) y la incontinencia urinaria de urgencia (IUU) es fundamental para avanzar en las opciones de tratamiento disponibles para hombres y mujeres con esta afección prevalente y molesta. El desarrollo de nuevas tecnologías y modalidades avanzadas de neuroimagen funcional nos ha proporcionado nueva información para apoyar y refinar las teorías mecanicistas existentes. La investigación emergente sobre los mecanismos fisiopatológicos centrales de la VH a partir de la RMfi puede proporcionar nuevos objetivos para las intervenciones terapéuticas y abre la puerta a nuevas estrategias de tratamiento. <u>Varias regiones de interés, específicamente la circunvolución cingulada anterior, la ínsula y las cortezas frontales, han sido implicadas como áreas de activación en mujeres con VH, lo que sugiere un correlato neural de la experiencia de urgencia. El cerebelo y el lóbulo parietal han demostrado una mayor activación durante la inhibición de la micción, y se ha demostrado una mayor conectividad entre el cerebelo y el lóbulo parietal y la ínsula derecha y el giro del cíngulo anterior en mujeres con IUU en comparación con los controles.</u> La literatura en evolución está comenzando a arrojar luz sobre el requisito previo de conexiones efectivas entre regiones de interés en la vejiga sana y conectividad negativa en OAB y UUI. La medicina de precisión con vías de atención individualizadas puede seleccionar mejor las modalidades de tratamiento disponibles para los destinatarios legítimos, mejorando así la eficacia con los enfoques de tratamiento prescritos y la adherencia a la terapia. (Smith A. L., 2018). Entonces ¡ahora si podemos asociar estructuras cerebrales con celos y con funcionamiento urinario!

EUREKA:
- Todas las sensaciones y actividades humanas están asociadas de alguna manera con la Ínsula (Incluido LOS CELOS como dolor social)
- Varias regiones de interés, específicamente la CCA, la ínsula y las CF, han sido implicadas como áreas de activación en mujeres con VH, lo que sugiere un correlato neural de la experiencia de urgencia de micción. El cerebelo y el lóbulo parietal han demostrado una mayor activación durante la inhibición de la micción, y se ha demostrado una mayor conectividad entre el cerebelo y el lóbulo parietal y la ínsula derecha y el GCA en mujeres con IUU en comparación con los controles.

En cuanto al tratamiento que venía siendo habitual para la celotipia desde los años 80-90, ya apuntaban a la necesidad de terapias cognitivo-conductuales como medidas efectivas, además de tratamiento farmacológico como son los Inhibidores Selectivos de la Recaptación de la Serotonina (IRSS) (Prozac, Zolofit, Paxil, Celexa, Sarafem, Lexapro) (Stein, Hollander, & Josephson, 1994), estando estos últimos dejándose de usar porque los grandes efectos adversos entre ellos el riesgo de suicidio. (Moltó Ripoll, Acupuntura Científica basada en la Psiconeuroendocrinoinmunología, 2018). Actualmente la primera línea de tratamiento en casos de delirios de celo seria antipsicoticos (como Pimozide) a bajas dosis por riesgos de efectos extrapiramidales, pero aún se sigue prescribiendo agonistas de la dopamina ya que está bien reconocida la relación entre Parkinson y celos. (Samad, Sidi, Kumar, Das, Mindin, & Hatta, 2019). (Xu, Liu, Yang, Quian, & Xiao, 2017)

Otros estudios muy recientes postulan tras los resultados que el NA y el CG son estructuras vitales de los circuitos cerebrales límbicos. Han llamado la atención como objetivos potenciales de estimulación en el tratamiento de enfermedades psiquiátricas refractarias comunes, dentro de las formas de estimulación proponen la acupuntura. (Mavridis, 2019)

Según todo esto expuesto podemos ver que las estructuras neurológicas afectadas o implicadas en los celos dependiendo del tipo de dolor o estrés si es agudo o crónico varían, y que esas estructuras implicadas son centros afectados durante una enfermedad neurológica degenerativa como el Parkinson, y que éste está presente como comorbilidad en las cistitis 4 veces superior que en individuos sanos. Es por tanto que asombra la certeza en la etiopatogenia que tuvieron los médicos en la antigua china de hace 5000 años cuando observaron que muchas mujeres con celos acababan teniendo cistitis. ¡Asombroso!

Esto nos hace reflexionar como la capacidad de contemplación del individuo como entidad holística era primordial en la praxis clínica y esta capacidad le permitía abordar la CI con el principio terapéutico adecuado, pudiendo y debiéndonos hacer la pregunta hoy en día que nos expone la realidad los doctores Grundy et al. que a pesar de los medio clínicos y diagnósticos existentes, hoy una ineficacia de los tratamientos habituales (mal prescritos) ya que el 16% de las CI son provocadas por mecanismos subyacentes hiperactivos de la vejiga. Esta cifra se ve aumentada en un 25% en caso de ingresos en centros sanitarios. (Grundy, Caldwell, & Brierley, 2018)

CUADRO RESUMEN CAPÍTULO 3

CUADRO RESUMEN Capítulo 3
CELOS. BASES ANATOMONEUROFISIOLOGICAS Y MOLECULARES

- Los celos son un tipo de Trastornos de la percepción (desórdenes ilusorios) que implica dolor emocional y estrés y de dimensiones afectiva/cognitivas y conductual/evaluativa. En MTC está referido a alteración del (psiquismo) SHEN y pertenece al reino de Corazón
- El dolor físico y emocional utiliza las mismas vías y afecta a las mismas estructuras neurológicas (dCCA, Giro Cingulado (A. Brodmann 24), Ínsula, Núcleo de Accumbens S1, S2)
- Se plantea científicamente bidireccionalidad causa/efecto: Estrés (y dolor) e Incontinencia Urinaria
- La celotipia presenta alteración génica de DRD2 en un 25% de los casos. En las enfermedades neurodegenerativas hay una disminución de receptores DRD2-DRD3-DRD5 en estructuras como GB y Sustancia Nigra (Parkinson), una disminución de los BDNF y aumento de estrés oxidativo , donde afectan a estructuras cerebrales y sustratos neuronales implicados en la micción
- **La micción y el dolor comparten ciertas estructuras cerebrales**: las zonas cerebrales implicadas en el control de la micción en edad adulta son: dCCA y la Ínsula bilateral, (disminuyendo su actividad); SGPA, NPM, Putamen, CPFm (aumentando su actividad): → pérdida de control de la micción
- **Eje Vejiga-Cerebro**: Los aumentos en la osmolalidad plasmática (como ocurre en un proceso inflamatorio, inmune, infeccioso) activan los Núcleos ParaVentriculares Hipocampales y Sistema Límbico por activación simpática de los receptores purigénicos P2X2, P2X5 que provocan hiperactivación vesical a través de vías nerviosas aferentes
- **La acupuntura se ha demostrado que actúa modulando la conectividad en la SGPA** Los celos como forma de dolor agudo como crónico provoca alteraciones en las estructuras y redes cerebrales y neuronales. El dolor crónico provoca pérdida de sustancia gris (neurodegeneración) en CPDdl,

Tálamo, GB, Amígdala, Hipocampo e implican alteración de la función, fisiología y sensibilidad vesical posiblemente por la alteración de la conectividad en la SGPA entre el SN Central y SN Entérico

- **Técnica SHU-MO:** La acupuntura plantea la posibilidad de controlar las vías de dolor entre otros medios por su capacidad de acción en la red ganglionar simpática paravertebral (Dermatomos) y por otra (acción epigénica) de modulación de expresión génica de los ARNm de los receptores endorfínicos opioides OPrM1, OPrK y hormonales s ESr2, PGr and Kiss1r de estructuras centrales cerebrales implicadas en el control del dolor como los receptores β-Endorfínicos del Eje Hipotálamo-Hipofisiario y gestión del dolor emocional (celotípico) en dCCA e Ínsula Anterior
- **Auriculopuntura (Pulmón, Garganta, Shenmen, Endocrino):** Parece aumentar la expresión génica de los receptores dopaminérgicos DRD2r y DRD3r
- **TRIGONO:** Celos – Estructuras cerebrales – CI está cerrado. El vértice de está en las estructuras cerebrales comunes (CCA + Insula +CF) entre otras

- **ESTO CONFIRMA QUE LAS MUJERES CON CELOS (o con impactos emocionales dolorosos) SON MAS PROPENSAS A TENER CISTITIS**

- **EL SINDROME DE "*CALOR-HUMEDAD EN VEJIGA POR CALOR-FUEGO EXUBERANTE DE CORAZON QUE SE DESBORDAA INTESTINO DELGADO Y SE TRANSMITE A VEJIGA*" TIENE TRADUCCIÓN EN TÉRMINOS MEDICOS**

- **LA CISTITIS CELOPÁTICA FEMENINA PUEDE SER PLANTEADA COMO UNA NUEVA PATOLOGIA HASTA AHORA NO DESCRITA O CATALOGADA DENTRO DEL CIE-10 (Clasificación Internacional de Enfermedades)**

- **LA MTC PUEDE DAR EXPLICACIÓN A MUCHOS PROCESOS PATOLOGICOS IMPRECISOS EN LA ACTUALIDAD CON LA MOCC**

Capitulo 4: MECANISMOS DE ACCIÓN Y POSIBILIDADES DE LA MEDICINA TRADICIONAL CHINA (ACUPUNTURA-FITOTERAPIA) EN LAS CISTITIS

MTC como herramienta de control alostático. Encuentro con la Psiconeuroendocrinoinmunología (PINE). Mecanismos moleculares y epigenéticos de la acupuntura

Muchos estudios clínicos y básicos informaron que la acupuntura incluyendo manual y electroacupuntura modula la transmisión de dopamina, noradrenalina, serotonina, glutamato, GABA; y la activación del eje hipotalámico-hipofisario-adrenal dentro sistema nervioso central y sistema nervioso periférico (Zheng & Zhao, 2016)

El tratamiento del síndrome de cistitis intersticial / dolor de vejiga (IC / BPS) sigue siendo un desafío debido a la escasa comprensión de su etiología. En los últimos años, ha habido un creciente interés en los tratamientos alternativos (complementarios) del síndrome de cistitis intersticial / dolor de vejiga (IC / BPS). Esto se debe tanto a la alta incidencia de IC / BPS como a la falta de efectividad de los tratamientos convencionales. Una encuesta reciente basada en 1.982 pacientes con IC / SVD reveló que el 84.2% había probado algún tipo de medicina complementaria y el 55% de los médicos les recomendó usarla. Esto indica claramente que la CAM es ampliamente aceptada tanto por los pacientes como por los médicos. Desafortunadamente, solo existe evidencia limitada para la terapia CAM de IC / BPS. (Pang & Abdullah, 2015).

Una de las direcciones de las terapias alternativas es una medicina tradicional china que utiliza una dieta especial, nutracéuticos, entrenamiento de la vejiga, biorretroalimentación, varios medicamentos derivados de animales y plantas, ejercicios de respiración, yoga, acupuntura y electroacupuntura. La experiencia acumulada en el uso de la medicina tradicional china en el tratamiento de pacientes con IC / BPS con los datos presentados indican que estos métodos parecen ser prometedores, ya que son efectivos en un número significativo de pacientes, conducen a una mejora en su calidad de vida, no son invasivos y se toleran bien. Sin embargo, debido a la falta de estudios clínicos, es necesario confirmar la eficacia de estas modalidades de tratamiento. (Ygnashov, Deng, Kuzmin, & Slesarevskaya, 2018), (Katayama, y otros, 2013). (Pang & Abdullah, 2015)

Resumiendo las muchas evidencias de las múltiples etiopatogenias de la cistitis recurrente de origen no infeccioso, a la luz de los recientes estudios se resaltan no solo la importancia de la intervención psicológica además de la terapia médica para las comorbilidades asociadas con la CI (Han, Nguyen, Sirls, & Peters, 2018), sino que además tendremos que hacer un abordaje holístico u integrativo abarcando nutrición ,microbiota, (Leue, Kruimel, Vrijens, Masclee, Van Os, & Van Koeveringe, 2017)estructuras neurológicas, (Grundy, Caldwell, & Brierley, 2018) etc. Por lo que entramos en el mundo de la Psiconeuroendocrinoinmunología (PINE), lugar donde la MTC puede abordar con respetable intención (Moltó Ripoll, Acupuntura Cientifica basada en la Psiconeuroendocrinoinmunología, 2018) (Ong, Stohler, & Herr, 2019).

La PSICONEUROENDOCRINOINMUNOLOGIA (PINE) es el campo científico donde la MTC se encuentra cara a cara con la MOCC y pueden trabajar de la mano complementándose mutuamente con sus virtudes. Sería de necios desaprovechar esta situación

Según los resultados de recientes metaanálisis y revisiones sistemáticas que incluyeron 10 ECA con un total de 794 participantes, comparaban la acupuntura con la acupuntura simulada o los medicamentos y la comparación de la acupuntura más los medicamentos con medicamentos, la acupuntura podría tener un efecto en la disminución del número de episodios de micción, episodios de incontinencia y episodios de nicturia en vejiga hiperactiva. Sin embargo, la evidencia es insuficiente para mostrar el efecto usando la acupuntura sola o el efecto adicional de los medicamentos en el tratamiento de la VH. Aún así se demuestra que la acupuntura es comparativamente con pocas reacciones adversas y seguras. En el futuro, se requieren estudios con alta calidad metodológica y muestras de mayor tamaño. Se incluyeron los estudios. La mayoría de los acupuntores eligieron los puntos de acupuntura según la teoría de la medicina china y su experiencia clínica. La EA se usó en nueve estudios y la estimulación manual con aguja se realizó en un ensayo. Los puntos más utilizados fueron B6 *Sanyinjiao*, V28 *Pangguangshu*, V32 *Ciliao*, R3 *Taixi* y V23. El período de tratamiento varió de 2 semanas a 3 meses. Todos los estudios incluidos informaron el uso de "de qi". (Zhao, Zhou, Mo, Wang, Yu, & Liu, 2018)

Entendiendo que más del 25% de los pacientes con enfermedades neurodegenerativas (como Parkinson) presentan cistitis, nos obliga a dirigir la visión a los mecanismos implicados en el desarrollo de esta patología para ver vías comunes neurofisiológicas entre cistitis y Parkinson, y sobre esto, estudios sobre los mecanismos de acción de la acupuntura y electroacupuntura han demostrado las diferentes vías de acción terapéutica en el Parkinson, como la de aumentar los niveles del neurotransmisor Dopamina en los Ganglios Basales, como éstas afectan múltiples a neurotransmisores, modula las vías tales como vías de apoptosis, vía de autofagia, vías relacionadas con el estrés oxidativo, las vías de supervivencia y neurotransmisores y sus receptores, vías inflamatorias y angiogenicas (Reza Tamtaji, Naderi Taheri, Nothgi, Alipoor, Bouzari, & Asemi, 2019).Ilustración 43. Mecanismos de acción de la Acupuntura en el Parkinson..

Sobre los mecanismos teóricos de funcionamiento de la MTC aplicados a la EP, Gan (Hígado), el órgano de la madera y viento, se hace cargo de la catarsis. Si es excesivo, el viento Gan se agita causando temblor. Gan almacena sangre para nutrir los tendones. Si es insuficiente, los tendones no pueden nutrirse causando espasmos. Entonces, no importa si es temblor o espasmo, ambos son causados por Gan, así como por la capa Jueyin (MC/PC-H) en cuanto a la diferenciación del síndrome de seis meridianos. Mientras tanto, Dan (Vesícula Biliar) y Gan (Hígado) son adyacentes, y sus meridianos se conectan entre sí. Gan y Dan manejan los tendones yin y yang por separado.

En consecuencia, se debe elegir meridiano de Vesícula y Meridiano de Hígado. En este último, H3 *Taichong* fue el punto de acupuntura más utilizado. Puede alimentar el Gan y extinguir el viento Gan para detener el temblor. En el meridiano de Vesícula Biliar, VB20 *Fengchi* puede disipar el viento para detener el temblor. Además, es el punto de intersección de Meridiano VB (Zu Shao Yang) y el canal extraordinario Yang Wei. El meridiano de Yangwei conecta todos los meridianos yang, haciendo que el Qi y XUE (sangre) sigan su camino, por lo que la acupuntura en VB20 puede promover el qi y la sangre de los meridianos yang en el cerebro para nutrirlo. VB34 es el punto Mar (HE) del canal VB y el punto influyente de los tendones. Puede relajar los tendones y aliviar el espasmo. Además, los meridianos de Yangming (IG-E) son abundantes en qi y sangre. Mientras VB gobierna los tendones, los puntos de acupuntura en los meridianos de Yangming pueden tonificar el qi y la sangre para nutrir los tendones. IG4 *Hegu* y IG11 *Guqi* pertenecen al meridiano Shou Yangming de manos, y E25 *Dachang (Tianshu)* y E36 *Zusanli* pertenece al meridiano Zu Yangming de pies. Estos tres puntos de acupuntura pueden tonificar el qi y la sangre, y nutrir los tendones para extinguir el viento Gan, que se había utilizado ampliamente en el tratamiento de la EP. El método de coincidencia de puntos de acupuntura para la EP suele ser la coincidencia de puntos de acupuntura superior-inferior La región enferma de la EP es el cerebro, "la parte superior del cuerpo", y los puntos de acupuntura debajo de los codos y las rodillas se encuentran en "la parte inferior del cuerpo", desempeñando el papel de Yuandaoci. También se dice "si la enfermedad se encuentra en la parte superior del cuerpo, los puntos de acupuntura ubicados en la parte inferior se pueden pinchar; viceversa". La coincidencia más popular parece ser H3 y IG4, que se conocen colectivamente como Siguan (Las 4 puertas). Son yin y yang, qi y sangre, y la parte superior e inferior del cuerpo, respectivamente. Suavizan el qi y la sangre, armonizan el yin y el yang, y suprimen el yang para extinguir el viento del giro dentado en el lado lesionado en ratas con EP. (Li, y otros, 2018)

En una revisión sobre los puntos más utilizados en la EP, encontramos que la aplicación de meridianos y puntos de acupuntura para el tratamiento de la EP tiene ciertas reglas. Como los principales cambios patológicos de la EP son la degeneración y la necrosis del cromatóforo en la sustancia negra, el Locus Coruleus y el núcleo dorsal del nervio vago, causando el trastorno de la generación de dopamina, su región enferma está en la cabeza o el cerebro. La cabeza converge todos los meridianos yang y el cerebro es la casa del espíritu primordial. Es por eso que los puntos de acupuntura en la cabeza se aplicaron más. Du Mai es el único meridiano de los catorce meridianos que conectan la cabeza y el cerebro directamente. Como consecuencia, es la primera opción para tratar la EP. Los profesores Sun et al. ya habían demostrado que la acupuntura en puntos de acupuntura de Du Mai combinada con Madopar® puede aliviar los comportamientos anormales en ratones con EP. El mecanismo puede estar relacionado con el alivio de la lesión mitocondrial y la disminución de la pérdida de neuronas dopaminérgicas en la sustancia negra. DU 20 pertenece a DU MAI y se ubica en la parte superior de la cabeza para conectar diferentes partes del cerebro, lo que lo convierte en un punto de acupuntura importante para ajustar la función cerebral. A medida que converge el Qi de todos los meridianos, la acupuntura en DU 20 puede activar el Qi del Du Meridian, regular el yang de todo el cuerpo, elevar el Qi claro para bajar el Qi turbio y armonizar el Qi y la sangre. (Li, y otros, 2018)

Un reciente meta análisis de estudios desde 1995-2015 con 11 ECA y 838 pacientes sobre la seguridad y eficacia de la acupuntura en la enfermedad de Parkinson junto con Madopar® (asociación de levodopa (DCI) y de inhibidor de la decarboxilasa, benserazida (DCI), en forma de clorhidrato) .en comparación con Madopar® solo, pone de manifiesto que mejora significativamente la efectividad clínica en comparación con Madopar solo (RR = 1,28; IC del 95%: 1,18 a 1,38, P <0,001). También se descubrió que la acupuntura combinada con Madopar mejoró significativamente la puntuación en la (Escala Unificada de calificación de la enfermedad de Parkinson) UPDRS II (SMD = -1.00, IC del 95%: -1.71 a -0.29, P = 0.006) y los puntajes totales sumados UPDRS I-IV (SMD = -1.15, IC del 95% -1.63 a -0.67, P <0.001) pero no UPDRS I (SMD = -0.37, IC 95% -0.77 a 0.02, P = 0.06), UPDRS III (SMD = -0.93, IC 95% -2.28 a 0.41, P = 0.17) o UPDRS IV (SMD = -0.78, IC 95% -2.24 a 0.68, P = 0.30) puntajes. En consecuencia, la acupuntura combinada con Madopar pareció tener un efecto positivo en las actividades de la vida diaria y el estado general de los pacientes con EP. Se asoció con una cantidad significativamente menor de efectos adversos, incluidas reacciones gastrointestinales (RR = 0,38, IC del 95%: 0,23 a 0,65, P <0,001), fenómenos de activación / desactivación (RR = 0,27, 95 % CI 0.11 a 0.66, P = 0.004) y trastornos mentales (RR = 0.24, IC 95% 0.06 a 0.92, P = 0.04) pero no redujo significativamente la discinesia (RR = 0.64, IC 95% 0.35 a 1.16, P = 0.14). (Liu, y otros, 2017).

En este sentido es importante en nuestro tema de cistitis celopática, atender que mejora los desordenes mentales, por lo que es también de mucha ayuda por la regulación de la acupuntura en estructuras cerebrales y a niveles moleculares.

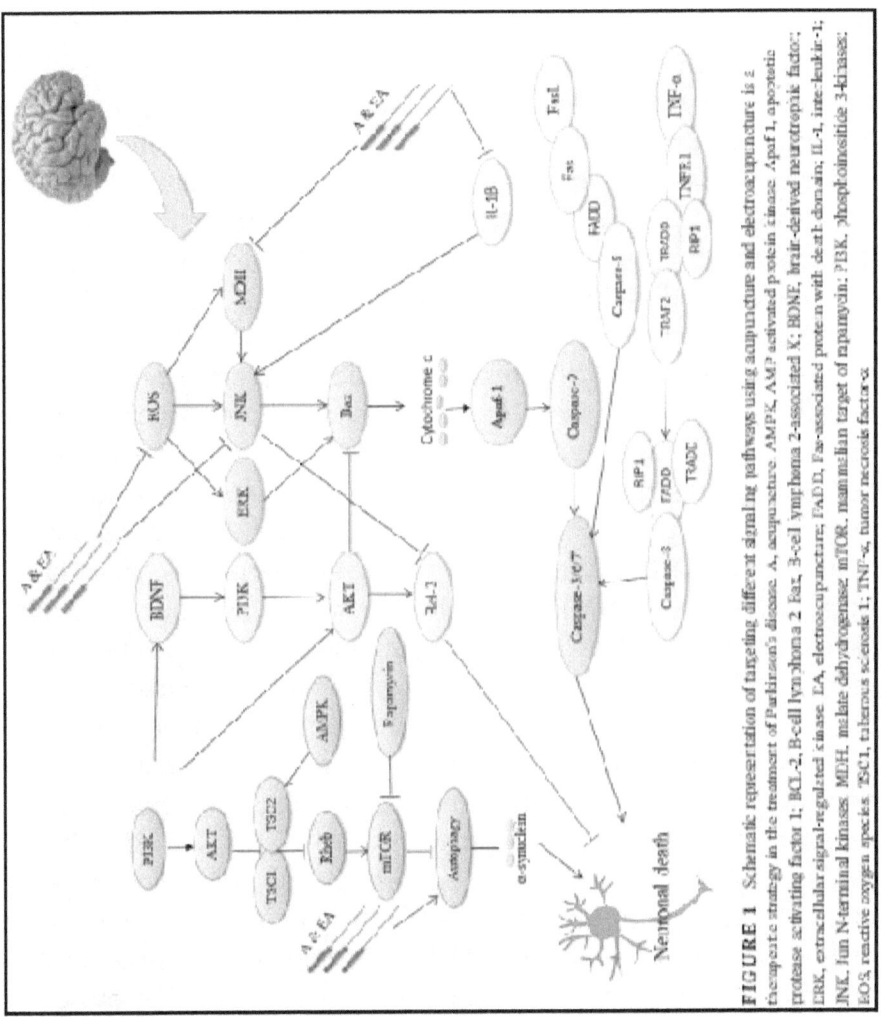

Ilustración 43. Mecanismos de acción de la Acupuntura en el Parkinson. (Reza Tamtaji, Naderi Taheri, Nothgi, Alipoor, Bouzari, & Asemi, 2019)

Otros metaanálisis en modelos animales que incluyen 42 ECA donde se estudia los niveles de Tirosina Hidroxilasa (TH) y Dopamina, los resultados revelaron efectos estadísticamente significativos de la acupuntura para aumentar los niveles de TH

(33.97 [IC 95% 33.15-34.79]; p <0.00001) y el contenido de dopamina (4.23 [IC 95% 3.53-4.92]; p <0.00001) en comparación con eso observado en los grupos de control. Además, las disfunciones motoras exhibidas por los animales modelo PD también fueron mitigadas por el tratamiento de acupuntura. Los resultados de este análisis sugieren que la acupuntura ejerce un efecto protector sobre las neuronas dopaminérgicas en la enfermedad de Parkinson (Ko, Lee, Kim, & Park, 2019). En este mismo estudio se ha descrito los posibles mecanismos de neuroprotección de la acupuntura involucrados en la recuperación de déficit neuronales DA. Primero, la vía de proliferación celular inducida por factor neurotróficos (BDNF) fue sugerido como un mecanismo potencial para explicar el efecto neuroprotector de la acupuntura. Se descubrió que la acupuntura aumentaba los niveles cerebrales de (BDNF), seguidos por la activación de cascada de proliferación celular TrkB. El factor neurotróficos derivado de células gliales fue también regulado por acupuntura y allí hubo un aumento notable en los niveles de ciclofilina A. Además, se descubrió que la acupuntura se activa hormona hipotalámica concentradora de melanina (MCH), que está involucrado en la protección neuronal mediante la regulación ascendente de un flujo descendente de la vía relacionada con la neuroprotección en el SN de inducida por MPTP. Además, varios investigadores han sugerido posibilidades de que la acupuntura ayuda a los pacientes con EP a recuperarse de la EP a través de procesos biológicos tales como antioxidantes, anti inflamación, y la regulación de la autofagia. La evidencia científica reveló fuertes posibilidades de un efecto neuroprotector de la acupuntura en la EP.

Otros estudios de polimorfismo de longitud de fragmento de enzima de restricción (RFLP) Taql A de DRD2 examinó el ADN genómico extraído de muestras de sangre. Se demuestra como la eficacia de la acupuntura sobre la regulación de la dopamina en pacientes en procedimiento de dejar de fumar, depende de la expresión génica del receptor de dopamina del polimorfismo Taql A2 del gen DRD2, siendo que la mejor respuesta al tratamiento se produce en pacientes con más expresión génica del DRD2. (Park, y otros, 2005) La acupuntura tiene un efecto sobre el sistema de la dopamina, afecta a las redes disfuncionales corticoestriatales (Yeo, y otros, 2014)

La expresión génica de ciertos neurotransmisores en el tejido hipocampal como ARNm de 5-horoxitriptamina (5-HT), ARNm de dopamina (DA) y ARNm de acetilcolina esterasa (AChE) ha quedado manifiesta en otros estudios de acupuntura en modelos animales mediante la estimulación manual de acupuntura en *"Baihui"* (DM20) y *"Dazhui"* (DM14) una vez al día durante 10 días. Los contenidos de hipocampo 5-HT, DA, acetilcolina (Acho), AChE se midieron por ELISA. Las expresiones génicas del hipocampo 5-HT mRNA, DA mRNA y AChE mRNA se determinaron por fluorescencia cuantitativa RT-POR. Los resultados en comparación con el grupo de control normal, el contenido de 5-HT, DA, Acho y AChE y los niveles de expresión de 5-HT mRNA, DA mRNA y AChE mRNA aumentaron significativamente en el grupo modelo (P <0.01, P <0.05) después de la intervención de acupuntura. (Yu, y otros, 2014)

Es muy importante el papel que se está demostrando tener la acupuntura sobre la expresión génica de ciertas proteínas implicadas en los diferentes procesos. En cuanto a la presencia de la proteína Conexina 43 (Cx43) sobre la motilidad del musculo liso de la vejiga y de los intestinos, estudios en modelos animales han demostrado que las células intersticiales de Cajal (ICC) son células marcapasos en el tracto gastrointestinal, y el potencial del marcapasos se transmite a las células cercanas a través de uniones entre ICC o ICC y el músculo liso. Por lo tanto, este estudio tuvo como objetivo evaluar los efectos de la electroacupuntura en la ultraestructura de la ICC y la expresión de la proteína 43 de unión de unión conexina (Cx43). Tras 10 días de tratamiento los resultados mostraron una mejora de la ultraestructura de ICC recuperada normalmente en muestras de antro gástrico y del intestino delgado, con niveles de expresión de Cx43 en estos tejidos aumentados significativamente en el grupo de electroacupuntura en comparación con el grupo modelo. Se ha comprobado como la acupuntura y moxibustión en E36 Zusanli modifica la expresión génica de Cx43 (Zhang, y otros, 2016)

Estudios muy recientes con RMFi sobre el efecto de la punción VB34 *Yanglingquan* en pacientes con EP frente a sanos, evidencian la diferencia de zonas cerebrales activadas / desactivadas antes y después de la punción. En la EP los pacientes tienen disfunción debido al agotamiento de dopamina Nigra, que puede causar la activación anormal de los ganglios basales en comparación con participantes sanos. Estudios previos han demostrado que, en comparación con los participantes sanos, se encontraron mayores señales de fMRI en pacientes con EP durante tareas motoras, movimiento del tobillo y respuestas motoras, porque es probable que participen en el mismo intento putativo del cerebro denervado de dopamina para reclutar circuitos motores paralelos para superar el déficit funcional de los bucles motores estriatocorticales. Es decir en EP hay una disminución de actividad de ciertas zonas y un aumento en otras debido a la creación de nuevas redes neuronales compensatorias secundarias al daño cerebral por la degeneración de neuronas. La acupuntura en VB demostró reactivar las zonas dañadas y recuperar las redes defectuosas. Lo cual hace esperanzador la capacidad de neuroplasticidad y neurogénesis de la acupuntura, siendo esto importante investigar futuras las vías o mecanismos que envuelven a este proceso.

Area	Size (voxels)	Local maximum t value	Talairach coordinates (mm)			Side	Related brain region	Panel in Figure 3(b)
			x	y	z			
1	1608	3.93	−1.20	6.21	−0.84	Left	Bed nucleus of stria terminalis	B1
2	1608	4.84	0.29	6.59	−2.52	Right	Dorsal thalamus-lateral nucleus group	B1
3	1608	5.85	0.03	7.03	−2.76	Right	Dorsal thalamus-midline nucleus group	B1
4	1608	5.34	0.03	7.22	−3.24	Right	Hypothalamus-mammillary region	B1
5	1608	3.71	0.28	7.57	−2.04	Right	Hypothalamus-supraoptic region	B1
6	1608	5.24	−0.24	7.58	−2.52	Left	Hypothalamus-tuberal region	B1
7	482	4.50	3.65	6.60	−3.72	Right	Midbrain-cerebral peduncle	B2
8	482	3.76	0.70	7.26	−3.24	Right	Midbrain tegmentum	B2
9	259	3.99	1.22	7.44	−11.64	Right	Pontine tegmentum	B1

Ilustración 44. Zonas de Hipercativación medidas por PET (Grupo Acupuntura Vs Grupo Control) en individuos con Alzheimer tras punción DM24 + VB13. (Cui et al, 2018)

Por lo tanto VB34 está involucrado en la planificación y ejecución de movimiento y actividad motora actuando en el paciente de EP actuando sobre el Giro Precentral, y regula la composición y dirección voluntaria comportamiento por la acción sobre la Corteza Prefrontal (Sujung, y otros, 2014). En otros estudios de modelo animal sobre la acción de VB13 y DM24 en la respuesta cerebral en la enfermedad de Alzheimer puso de manifiesto tras RMFi una reactivación de zonas dañadas, con lo que ello confirma la capacidad de acción neuroplástica de la acupuntura a través de mecanismos como el aumento de expresión génica de BDNF. (Cui, y otros, 2018).

Esto nos lleva a pensar en la posibilidad de actuar con este punto en las bases neurofisiológicas de percepción de los celos

Ilustración 45. Diferencias en las zonas de activación cerebral tras acupuntura (VB34 y falsa) en pacientes con EP/Sanos

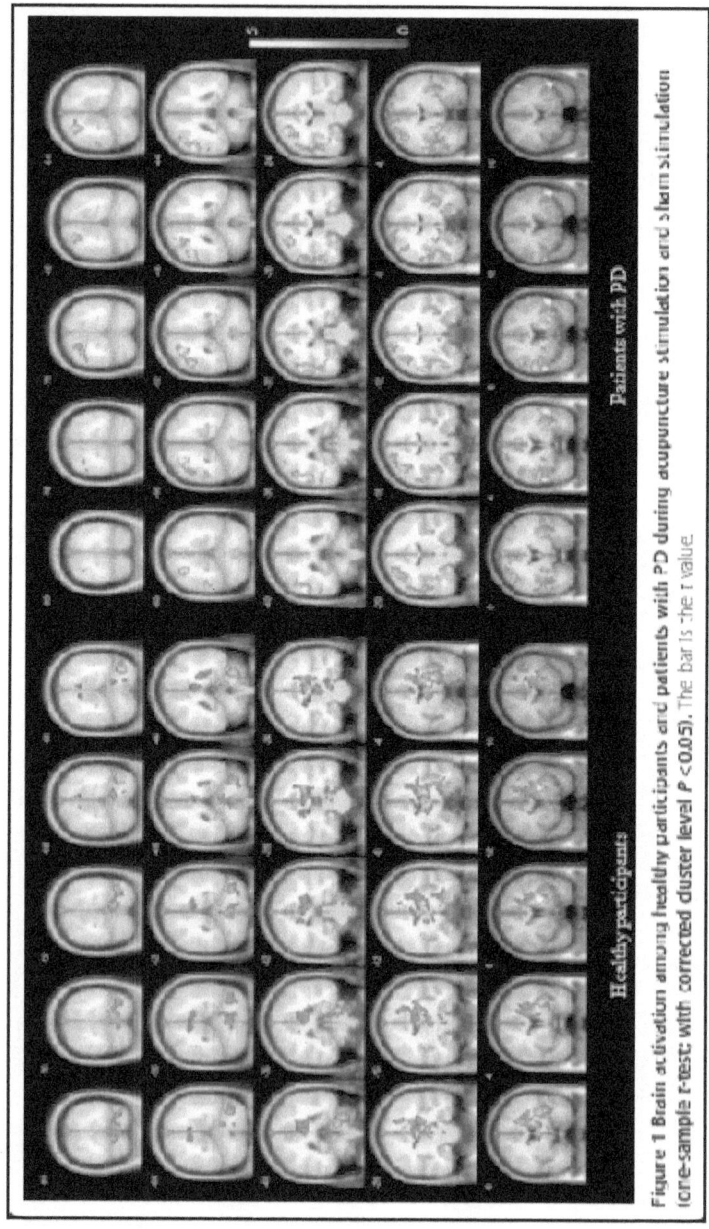

Figure 1 Brain activation among healthy participants and patients with PD during acupuncture stimulation and sham stimulation (one-sample t-test with corrected cluster level $P < 0.05$). The bar is the t value.

La acupuntura es una terapia estándar de neuromodulación. El cerebro humano está estrechamente involucrado en el control de la micción. Imágenes estudios de resonancia magnética funcional (fMRI) demostraron que existe una conexión significativa entre la actividad cerebral y el tratamiento de acupuntura. Esto fue confirmado por Hui Wang y cols. en el cual la estimulación por acupuntura de las vértebras sacras afecta la neuronas en el Centro Pontino de micción situado en tronco cerebral. Mostraron que la acupuntura suprimió la actividad de la vejiga, alteró el perfil de disparo de neuronas relacionadas con la actividad de la vejiga en y alrededor del núcleo de Barrington a través del sistema GABAérgico mediando. De manera similar, Hino et al. Informó el resultado que la acupuntura en el periostio sacro mejoró la irritación de la vejiga inducida por ácido acético en ratas al inhibir la activación de la fibra C sensible a la capsaicina. Las vértebras sacras de estimulación S2-S3 corresponden al punto de acupuntura V33 *Zhongliao*. Este V33 coincide anatómicamente a la inervación de la rama somática del nervio pudendo y de la rama parasimpática del nervio erector y pélvico.

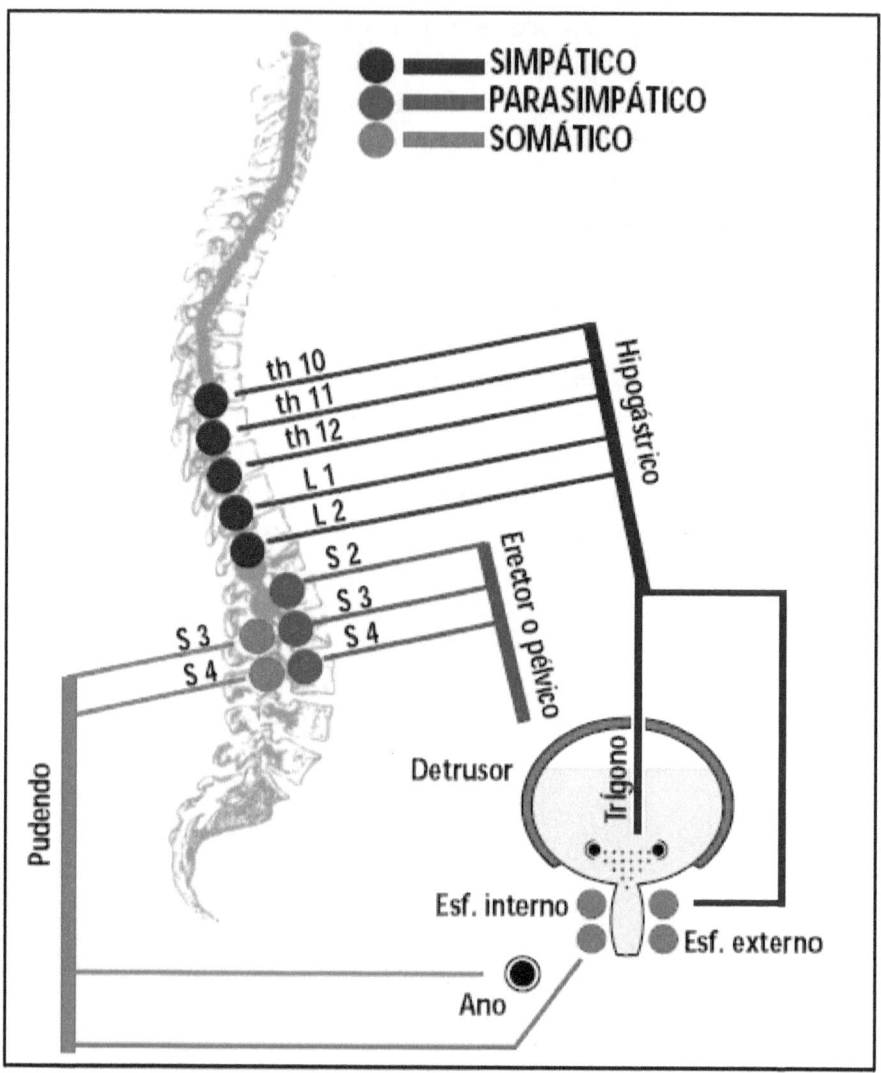

Se puede pensar que en pacientes con IC / BPS, la modulación cerebral por acupuntura también puede desempeñar un papel en prevenir la transmisión de los impulsos de dolor al cerebro sobre la médula espinal. (Sönmez & Kozanhan, 2017)

Así mismo estudios actuales con tecnología de análisis de Microarrays han determinado como la acupuntura en ciertos puntos

(E36 Zusanli, VB34, DM20, DM24,DM14, P5, P6) cambian la expresión génica en diferentes tejidos y órganos distales a la zona de punción, de tal forma que también controla la inflamación sistémica induciendo la activación vagal de L-aminoácido aromático descarboxilasa (sinónimos: DOPA descarboxilasa, triptófano descarboxilasa , 5-Hidroxitriptófano descarboxilasa, AAAD) que conduce a la producción de dopamina en la médula suprarrenal y la inhibición de la producción de citoquinas. AAAD s una enzima que cataliza las siguientes reacciones de decarboxilación para la producción de los siguientes neurotransmisores (L-DOPA a Dopamina, 5-HTP a Serotonina 5-HT, de Triptófano a Triptamina, de Histidina a Histamina un neuroinmunotransmisor, se Tirosina a Tiramina análogo de catecolamina, de Fenilalanina a Feniletilamina). Por lo tanto la acupuntura en estos puntos provoca la transmisión de la estimulación nerviosa por activación del nervio Vago al aumentar la expresión génica de AAAD.

Tjen-A-Looi et Alabama mostró que EA en los puntos de acupuntura P5 y P6 restaura la presión arterial en hipotensión inducida por fenilbiguanida y modelos de bradicardia en gatos a través de mecanismos de procesamiento de opioides y GABAérgicos. También mostraron que EA en P5 y P6 modula las respuestas depresoras cardiovascular durante la distensión gástrica en ratas a través de mecanismos GABAérgicos. Nuestros datos también mostraron firmas de expresión génica que responden a la estimulación ST36 conectado a la red de neurotransmisión GABAérgica en el cerebro.

Por lo tanto queda fielmente demostrada la afectación de la expresión génica en tejidos cerebrales como Hipocampo, Medula y Cortex y cómo afecta en los mecanismos de transducción de señales y respuesta inmune e inflamación. En esta afectación de los mecanismos de transducción de señales también pueden estar afectados los receptores purinérgicos P2X2 presentes en los núcleos paravetriculares del hipocampo (PVN). Los aumentos en la osmolalidad plasmática (como ocurre en un proceso inflamatorio, inmune, infeccioso) activan el PVN, que a su vez aumenta la respuesta fisiológica al aumentar la liberación de arginina vasopresina y la actividad nerviosa simpática a los órganos terminales como el riñón. El PVN expresa una abundancia de receptores purinérgicos, incluidos los receptores P2X2. (Ferreira-Neto, Ribeiro, Moreira, Yao, & Antunes, 2017).

Se ha demostrado en estudios inmunohistoquimicos en modelos animales que la electro acupuntura en E37 *Shangjuxu* y E25 *Tianshu* a una frecuencia de 2–100 Hz, con una corriente de 2 mA, una vez al día, durante 7 días consecutivos puede mejorar la hipersensibilidad visceral ya que disminuye la expresión de los receptores purinérgicos P2X2 y P2X3 en los ganglios de la raíz dorsal de ratas con hipersensibilidad visceral, de intestinos grueso y delgado e incluida la vejiga. (Weng, y otros, 2013).

En este sentido hay obras de MTC como la del Dr. Alfredo Embid que recoge las indicaciones de estos 2 puntos. El punto E25 es el punto de naturaleza Mo (ventral) de Intestino Grueso y el E37 es el punto He o mar inferior del Intestino grueso por lo que trata directamente al IG que además es punto mar de la sangre, siendo estos indicados en multitud de afectaciones intestinales e incluso alguna urinarias, entre la que destacamos las más importantes de E25 (ascaridiasis intestinal, enteritis, estreñimiento, gastritis aguda, gastritis crónica, lumbalgias) y de E37 (Amebiasis, disentería, apendicitis, disentería, abdominoalgia, enteritis, perdidas urinarias) (Embid Fonfria, 1988)

Maciocia especifica las acciones de E37 *Shangjuxu* como regulador de estómagos e intestinos, elimina Calor-Humedad y somete el Qi rebelde. Para E25 *Tianshu* además de regular intestinos, estomago, bazo, resuelve la humedad, aclara el calor de los intestinos, calma la mente y abre los orificios de la mente. Por lo que podemos ya entrever la importancia de abordar con estos puntos dentro del principio terapéutico, ya que se ajusta a la cobertura del diagnostico diferencial de patrones sindrómicos presentes en el Calor-Humedad en el JIAO Inferior (Maciocia, Los Fundamentos de la Medicina China, 2013)

La estimulación en E36 afectó la expresión de genes implicados en enfermedades neurodegenerativas, como la enfermedad de Alzheimer, Parkinson, y trastornos mentales, como la demencia. Además, en procesos neurofisiológico como la potenciación a largo plazo de la neurotransmisión cerebral GABAérgica. La conexión entre firmas de expresión génica en cerebro y enfermedades neurológicas pueden proporcionar una explicación sobre la terapéutica y efectos de la acupuntura para enfermedades neurológicas (Wu, Lo, Li, Chen, Hsiang, & Ho, 2017). Ilustración 57. Procesos afectados por cambios en la expresión génica mediados por la punción de Zusanli (E36) en diferentes tejidos distantes

Las firmas de expresión génica mostraron que la estimulación en el punto de acupuntura E36 comúnmente afectaba las redes de procesos involucradas en el cito esqueleto y la adhesión celular en estos órganos. Sin embargo, EA en E36 también regula redes de proceso únicas en órganos o tejidos específicos. Además, la estimulación E36 afectó la expresión de genes relacionados con diversas enfermedades. La conexión entre las firmas de expresión génica y las enfermedades podría proporcionar una base para la predicción y la explicación sobre los potenciales terapéuticos de la acupuntura en varios órganos. Esto nos hace reflexionar como puede afectar la expresión génica en tejidos como la mucosa vesical en el caso de la cistitis, y con esto poder plantear nuevas hipótesis de trabajo y ensayos clínicos.

Otros estudios sobre electroacupuntura, donde se aplicaron agujas Moxa a V32 *Ciliao* y V34 *Xialiao*, y se realizó electroacupuntura en V33 Zhongliao a 3 Hz durante 20 minutos una vez por semana. La condición de la vejiga se evaluó mediante la puntuación de la escala analógica visual (VAS), el índice de síntomas de cistitis intersticial O'Leary-Sant (ICSI), el índice de problemas de cistitis intersticial (ICPI) y el volumen máximo anulado (MVV). Después de 3 meses, los pacientes que mostraron una reducción de> 2 en su puntaje VAS, una reducción de <30% de ICSI e ICPI, y un aumento de> 100 ml de MVV fueron considerados respondedores. La acupuntura y la moxibustión dieron como resultado una mejora en el 38% de los pacientes (3/8) con CI refractaria, y la terapia repetida mantuvo los efectos terapéuticos. (Katayama, y otros, 2013)

La disfunción de la vejiga podría atribuirse a su modulación en el sistema autónomo y la actividad colinérgica central. (Zheng & Zhao, 2016) En líneas generales, para algunas enfermedades neurológicas se han estudiado alguna de las diferentes vías de señales de transducción La acupuntura trata las enfermedades del sistema nervioso a través de muchas vías de transducción de señales. Además de aumentar el nivel de factores neurotróficos, la acupuntura influye en las vías incluyendo p38 MAPKs, Raf / MAPK / ERK1 / 2, TLR4 / ERK, PI3K / AKT, AC / cAMP / PKA, ASK1 – JNK / p38, y el balance descendente de CREB, JNK, m-TOR, NF-KB y Bcl-2 / Bax. Las vías comunes de transducción de señales a través del cual la acupuntura trata las enfermedades del sistema nervioso al promover la plasticidad sináptica, eleva los factores neurotróficos, y da como resultado neuroprotección, proliferación celular, antiapoptosis, actividad antioxidante, antiinflamación y mantenimiento de la Barrera Hemato Encefálica (BBB). (Lai, Chang, & Hiseh, 2019). Ilustración 46

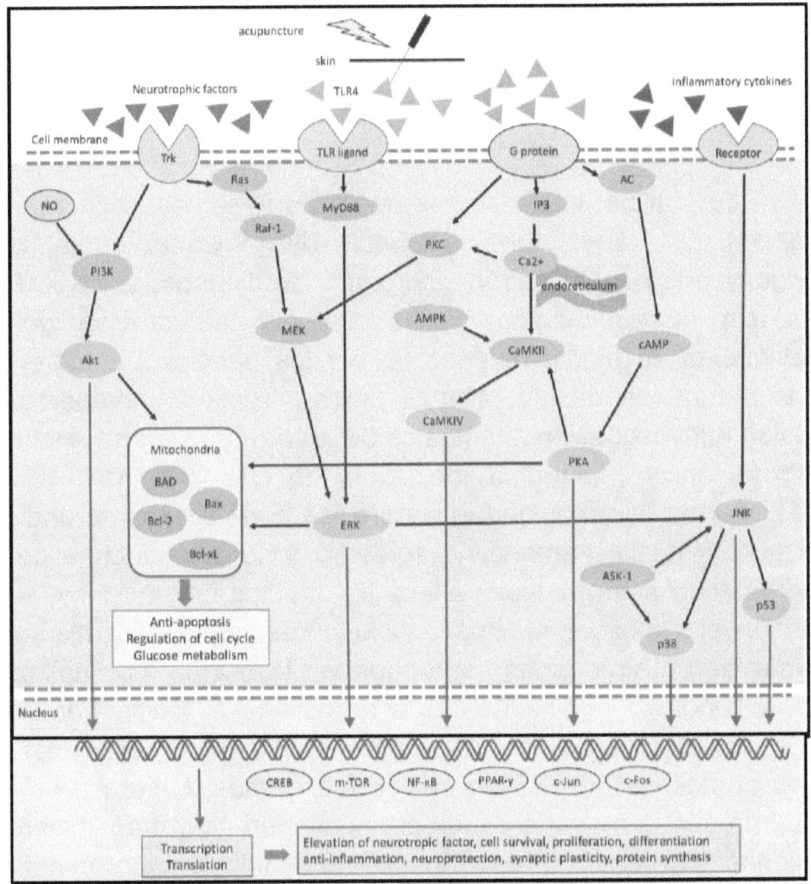

Ilustración 46. Resumen de las vías de transducción de señales a través de las cuales la acupuntura trata las enfermedades del sistema nervioso. Se aplica la acupuntura en puntos de acupuntura y resultados en qi, evocando la excitación de los receptores de la membrana celular, como el Trk y TLR / ligando, y posteriormente produciendo transducción de señal. AC: adenil ciclasa; Akt: proteína quinasa B; AMPK: proteína quinasa activada por AMP; ASK-1: regulación de la señal de apoptosis quinasa 1; Malo: promotor de muerte asociado a Bcl-2; Bax: Bcl-2 asociado X; Bcl-2: linfoma de células B 2; Bcl2-xl: linfoma extralargo de células B; CaMK: proteína quinasa dependiente de Ca2 + / calmodulina; AMPc: adenosinamonofosfato cíclico; CREB: cyclicAMP fosforilado proteína de unión al elemento de respuesta; ERK: quinasa regulada por señal extracelular; IP3: inositol trifosfato; JNK: c jun quinasas N-terminales; MEK: proteína quinasa activada por mitógeno / quinasa quinasa regulada por señal extracelular; mTOR: objetivo mamífero de rapamicina; MyD88: diferenciación mieloide respuesta primaria 88; NF-κB: factor nuclear kappa-potenciador de la cadena ligera de células B activadas; NO: óxido nítrico; PI3K:

fosfatidilinositol-4,5-bisfosfato 3-quinasa; PKA: proteína quinasa A; PKC: proteína quinasa C; PPAR-γ: activado por proliferador de peroxisoma receptor γ; TLR: receptor tipo Toll; Trk: receptor de tirosina quinasa. (Lai, Chang, & Hiseh, 2019)

Una de las disciplinas más importantes de la MTC, menos conocida y por lo tanto menos usada en occidente como la acupuntura, es la Fitoterapia.

Esta utiliza las materias medicas (Plantas, minerales y animales) y sus formulaciones de manera totalmente individualizada a cada patrón sindrómico de diagnostico de MTC y se ajusta la formulación; pero para ello se precisa de un conocimiento de estas materias no por los principios activos sino por la naturaleza de las mismas (sabor, tropismo, temperatura). Estudios e investigaciones actuales de la farmacología moderna, la medicina tónica (fitoterapia tonificante de QI, XUE, YIN, YANG) puede mejorar la capacidad inmunológica, fortalecer el aprendizaje y la función de la memoria, y regular la función endocrina de los pacientes con enfermedades alteradas, efectos beneficiosos, como el antienvejecimiento, efectos antioxidantes, antiestrés, insomnio, retrasar las enfermedades neurodegenerativas,etc... Los hallazgos recientes indican que la medicina herbal china tónica tradicional puede modular los neurotransmisores. Por ejemplo, en el estudio de los puntos de acupuntura de los meridianos, Omura en 1989 descubrió que la mayoría de los puntos tienen neurotransmisores y hormonas altamente enriquecidos, como acetilcolina, norepinefrina, hormona adrenocorticotrópica, 5-HT y γ-GABA. Una de las revisiones sistemáticas de la Cochrane sobre la reducción general de los síntomas en mujeres con Infeccciones Tracto Urinario (ITU) mostraron los siguientes datos: (Flower, Wang, Lewith G, Liu, & Li, 2017)

- **Reducción general de los síntomas.**
  - **Hierbas chinas versus tratamiento antibiótico**
    - Eficacia: CHM tuvo una tasa de efectividad significativamente mayor que los antibióticos para tratar la infección urinaria aguda (Análisis 1.1

(3 estudios, 282 mujeres):RR 1,21; IC del 95%: 1,11 a 1,33; I2 = 0%).

- Reaparición: CHM resultó en significativamente menos episodios recurrentes de infección (Análisis 1.2 (3 estudios, 282 mujeres): RR 0.28, IC 95% 0.09 a 0,82; I2 = 80%). Shen 2007 representó toda la heterogeneidad entre los estudios, pero cuando se eliminaron no hubo cambios en significación (RR 0,46; IC del 95%: 0,30 a 0,70).

o **Hierbas chinas más antibióticos versus antibióticos solos**

- Eficacia: Los resultados de dos estudios pequeños informaron que CHM más antibióticos tuvo una mayor tasa de efectividad para la infección urinaria aguda que los antibióticos solos (Análisis 2.1 (2 estudios, 120 mujeres): RR 1.24, IC 95% 1.04 a 1.47; I2 = 0%).

- Reaparición: CHM más antibióticos se asociaron con una tasa reducida de infección recurrente en comparación con los antibióticos solamente (Análisis 2.2 (2 estudios, 120 mujeres); RR 0,53; IC del 95%: 0,35 a 0,80; I2 = 0%).

o **Hierbas chinas versus hierbas chinas**

- Eficacia: Gu 2011 evaluó la efectividad comparativa de una modificaciónde la fórmula tradicional Er Xian Tang con un patentado remedio chino San Jin Pian. Después de ocho semanas de tratamiento informaron una mejora significativa en los puntajes de efectividad general en el Er Grupo Xian Tang comparado con mujeres en el grupo San Jin Pian (Análisis 3.1 (1 estudio, 80 mujeres): RR 1.28, IC 95% 1.03 a 1.57).

- Reaparición: El tratamiento de Er Xian Tang se asoció con una tasa reducida de infección recurrente en comparación con San Jin Pian a los seis meses (Análisis 3.2 (2 estudios, 140 mujeres): RR 0,40, IC del 95%: 0,21 a 0,77; I2 = 0%).

- **Calidad de vida**
  o Gu 2011 usó el SF-36 para evaluar los cambios en la calidad de vida. Se informó que las mujeres que usaban Er Xian Tang mejoraron su puntajes promedio de calidad de vida de 96.9 a 112.1 en comparación con aquellos que usan San Jin Pian cuyos puntajes mejoraron de 94.9 a 97.4 puntos (P <0.05).

- **Eventos adversos**
  o Gu 2011 y Zhao 2011 informaron sobre los eventos adversos experimentados; ninguno encontró <u>ningún cambio en la función hepática y renal</u> ni en el Er Xian Tang o el grupo San Jin Pian. No hubo otros informes de eventos adversos graves

Otros recientes estudios de las capacidades de la fitoterapia con la formula modificada KD5040, sobre base de CHEONG-GAN-TANG, en el control de síntomas en la EP pone de manifiesto las posibles vías de acción molecular incluyendo la activación del factor de neuroprotección neuropéptido Salusin-β (de 20 Aas) cuya funciones incluyen la modulación de la inflamación vascular, modulación del sistema cardiovascular, modulación de las funciones citokinicas y control de daño oxidativo. Estas funciones ya estaban estudiadas por su expresión en muchos tejidos, como plasma, miocardio y se demostró que la salusina-b promueve potencialmente la inflamación mediante la activación creciente de la vía de señalización del factor nuclear I-kBa / kappa B (NF-kB). Este neuropéptido Salusin-β es muy abundante en el SNC sugiriendo las posibles funciones o roles en el proceso inflamatorio de las neuronas mediados por este neuropéptido. Salusin-β protege de la apoptosis neuronal inhibiendo la expresión del receptor miembro G de proteína acoplada A1 (MrgprA1), (Chang, Yoo, Kim, Park, Jeon, & Kim, 2018) (Ahn, y otros, 2017)

La acción molecular de la MTC para controlar el daño producido por el estrés oxidativo también se produce a nivel de neuronas. El estrés oxidativo es un mecanismo clave en el daño secundario inducido después de una lesión de la médula espinal (LME), y está directamente asociado con las alteraciones estructurales y funcionales de los ácidos nucleicos, proteínas y lípidos a través de la formación repentina de radicales libres, incluidas las especies reactivas de oxígeno (ROS) como el anión superóxido (O2−), el radical hidroxilo (ROH ·) y el óxido nítrico (NO ·). (Pall, 2012). Ilustración 47

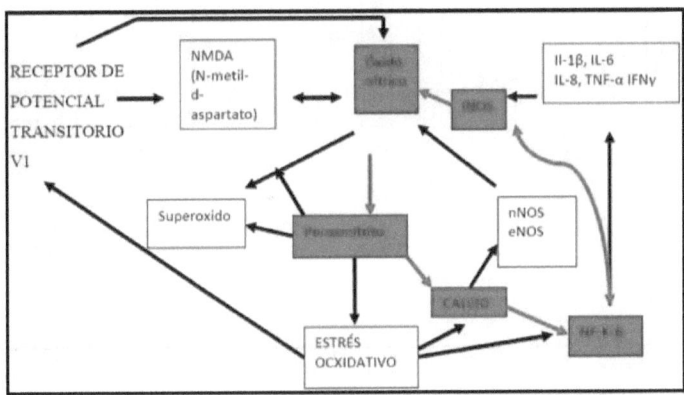

Ilustración 47. Esquema de funcionamiento del ciclo NO/OHNOO (Óxido Nítrico / Peroxinitrito) como estrés oxidativo en las patologías de sensibilización central como el SQM

La importancia del daño causado por el estrés oxidativo en la LME radica en su capacidad de causar interrupciones en la conducción de la estimulación nerviosa, muerte neuronal y déficits neurológicos permanentes debajo del sitio del daño; Estos cambios son principalmente el resultado de la respuesta limitada del sistema antioxidante formado por las enzimas Superóxido dismutasa (SOD), catalasa (CAT) y glutatión peroxidasa (GPx) para neutralizar las ROS formadas durante la LME. Sobre la acción neuroprotectora de la acupuntura está muy relacionada con la capacidad de control de los mecanismos de peroxidación lipídica. Estudios en modelos animales con daño en la medula espinal han demostrado la capacidad de la acupuntura en DM24 y la Curcumina en la prevención de estrés oxidativo inducido por la lesione medular, efecto antioxidante, mejora de la función motora, y disminución del daño tisular (Alvarado-Sanchez, y otros, 2019). Ilustración 48. Acción neuroprotectora de la Acupuntura

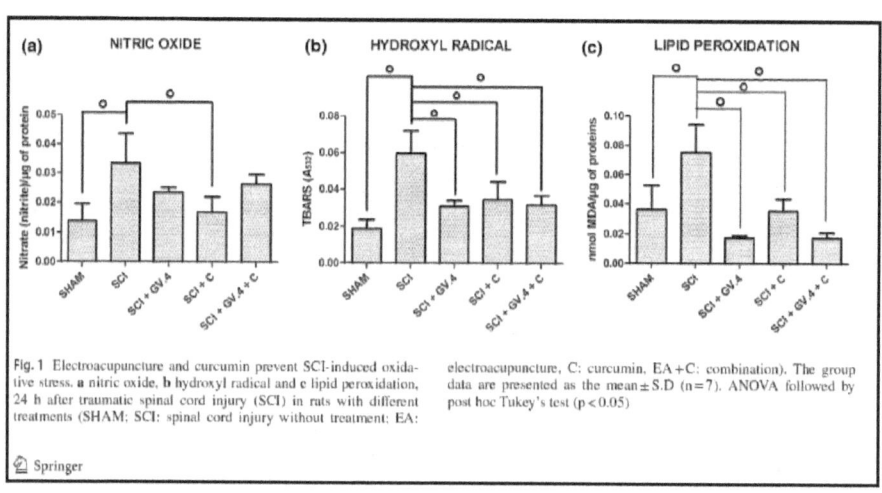

Fig. 1 Electroacupuncture and curcumin prevent SCI-induced oxidative stress. a nitric oxide, b hydroxyl radical and c lipid peroxidation, 24 h after traumatic spinal cord injury (SCI) in rats with different treatments (SHAM; SCI: spinal cord injury without treatment; EA: electroacupuncture, C: curcumin, EA+C: combination). The group data are presented as the mean±S.D (n=7). ANOVA followed by post hoc Tukey's test (p < 0.05)

Springer

Ilustración 48. Acción neuroprotectora de la Acupuntura

Este estudio demuestra que ya nos deja abierta otra puerta de la capacidad neuroprotectora de la acupuntura y la fitoterapia para procesos de cistitis no infecciosa, y que debiéramos investigar en la integridad de las vías del S Nervioso como medida añadida a la terapéutica

CHEONG-GAN-TANG es usada en la medicina tradicional asiática para los trastornos motores incluidos los de la EP. La composición consta de 6 hierbas: BAI SHAO (*Paeonia lactiflora Pall*), CHUAN XIONG *(Ligusticum chuanxiong Hort)*, DAN GUI *(Angelica gigas Nakai)*, CHAI HU *(Bupleurum falcatum Linne)*, ZHI ZI *(Gardenia jasminoides Ellis)*, and MU DAN PI *(Paeonia suffruticosa Andrew)*. Para el aumento de la eficacia del tratamiento, para crear KD5040 se añadió una fórmula modificada que consiste en CHEONG-GAN-TANG más CLAVO (*Eugenia caryophyllata Thunb*) y PACHULI (*Pogostemon cablin Bentham*) con un alto grado de actividad de eliminación de radicales libres. Estudios previos mostraron los efectos neuroprotectores de KD5040 al inhibir la 6-N-terminal inducida por hidroxidopamina (6-OHDA) y la fosforilación y apoptosis de la proteína kinasa c-Jun (JNK) en neuronas primarias de dopamina en un fenotipo tipo EP. Además, un estudio in vivo en un modelo animal de ratón con EP inducido por la neurotoxina 1-metil-4-fenil-1,2,3,6-tetrahidropiridina (MPTP) demostró que KD5040 mejora el funcionamiento motor, rescata las neuronas dopaminérgicas y mejora el nivel de expresión del receptor de tropomiosina quinasa A (TrkA), que participa en la diferenciación neuronal (Pener, 2010) (Ahn, y otros, 2017).

Sobre el daño y apoptosis neuronal inducida por la administración de la neurotoxina MPTP existen estudios de acupuntura donde evidencian que la punción de VB34 restaura el deterioro de la neurogénesis inducida por MPTP. Se ha evidenciado la apoptosis neuronal en la EP y como ésta inhibe la neurogénesis. La neurogénesis se produce en 2 tipos de neuroblastos: las de tipo A o Neuroblastos proliferantes migratorios cuya capacidad está determinada por un tipo de proteína asociada a los microtubulos específicos de las células cerebrales (Doublecortin DCX) que sirven como marcador de Neuroblastos A y el otro tipo de neuroblastos son los tipo B o Neuroblastos gliales, cuyo marcador proteínico es la proteína ácida fibrilar (GFAP) (Jeon, Ryu, Kim, Koo, Ha, & Kim, 2017). Otros estudios recientes en modelos animales sobre neuroplasticidad y neurogénesis y diferenciación neuroblástica en estructuras como el Hipocampo y el Giro Dentado mediante la determinación de los niveles de marcadores Ki67 y Doublecortin DCX tras la aplicación de acupuntura y electroacupuntura diaria durante 3 semanas en DM20 Baihui y E36Zusanli, pone de manifiesto que tras los tratamientos aumentaron significativamente el número de células Ki67 positivas y neuroblastos inmunorreactivos DCX en comparación con el grupo de control o acupuntura simulada. El tratamiento con electroacupuntura aumentó significativamente el número de dendritas bien desarrolladas (terciarias) en la Zona Subgranular del Giro Dentado (SZDG) en comparación con el tratamiento con acupuntura. Estos resultados sugieren que tanto la acupuntura como la electroacupuntura aumentan la neurogénesis en la normalidad, pero que la electroacupuntura tiene mayores efectos sobre la plasticidad de los neuroblastos que la acupuntura en la Giro Dentado. (HWANG, y otros, 2010)

Mecanismos de acción de la acupuntura craneal, de cuero cabelludo y/o método YNSA (Yamamoto New Scalp Acupuncture) y la Auriculopuntura

La acupuntura craneal es un procedimiento dentro de la técnica de la Acupuntura. Reconocida y promulgada por la OMS (WHO) desde 1989, no es muy conocida porque no sigue esquemas de meridianos, sino que son más bien accesos a somatotopos o zonas reflejas y no han sido objeto de estudios científicos por parte de neurofisiología y neurobiología.

En 1971, el profesor Jiao Shunfa fue el primero en establecer una moderna técnica de acupuntura combinando los métodos de agujas tradicionales con conocimiento médico occidental de las representaciones de áreas de la corteza cerebral, posteriormente en 1976 el profesor Fang Yunpeng creó método con una división del cuero cabelludo en 7 partes y 22 puntos. Así siguieron otros métodos como los de profesor Tang Sonsgyan´s, y a del profesor Zhu Mingquing (Wang, y otros, 2017).

Hay muchos tipos de acupuntura de cuero cabelludo y muchas interpretaciones pero tienen en común la representación de zonas reflejas somáticas o funcionales de cerebro. Ilustración 49. Diferentes tipos de acupuntura de cuero cabelludo.

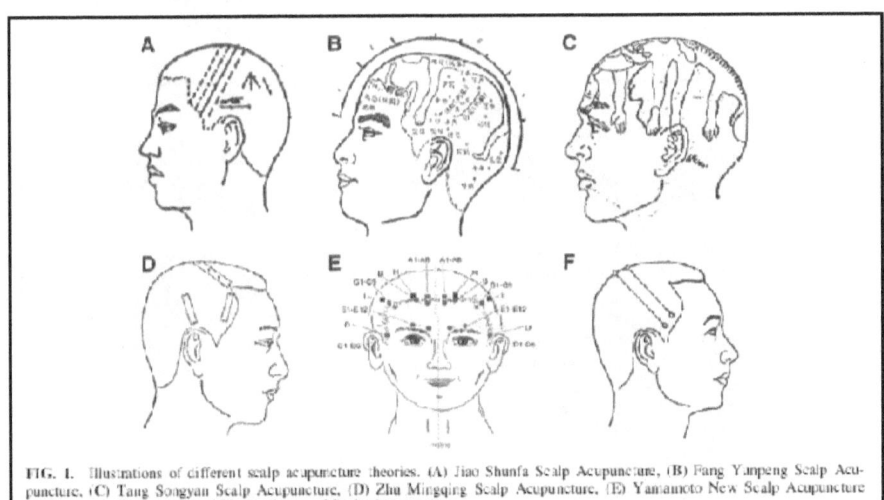

FIG. 1. Illustrations of different scalp acupuncture theories. (A) Jiao Shunfa Scalp Acupuncture, (B) Fang Yunpeng Scalp Acupuncture, (C) Tang Songyan Scalp Acupuncture, (D) Zhu Mingqing Scalp Acupuncture, (E) Yamamoto New Scalp Acupuncture (YNSA), and (F) the Standard Nomenclature of Scalp Acupuncture.

Ilustración 49. Diferentes tipos de acupuntura de cuero cabelludo. (Wang, y otros, 2018)

Sobre una revisión de los puntos de acupuntura más usados para la EP, se discute sobre los efectos en la estructura cerebral.

La aplicación de la zona de estímulo de acupuntura del cuero cabelludo de Jiao Shunfa también representa el énfasis de los puntos de acupuntura en la cabeza en el tratamiento de la EP. Fue creado por Jiao Shunfa del Instituto de Acupuntura del Cuero Cabelludo en Yuncheng, Shanxi. Basado en la teoría de la MTC se determina que "Qi que se origina en el cerebro" y la localización funcional moderna del cerebro, las zonas de estímulo de acupuntura del cuero cabelludo de Jiao se localizaron y han sido ampliamente Utilizado en China. Entre todos, la zona controlada por el temblor de corea es la más popular para la EP. Se ubica en la parte frontal de la Circunvolución Precentral, 1,5 cm antes de la zona motora. Ilustración 51. Área 3 o área de Corea. Área de temblores

El estudio demostró que la acupuntura en la zona controlada de corea-temblor que combina Madopar® puede tratar la EP al aumentar la expresión génica de BDNF y disminuir la pérdida de neuronas dopaminérgicas en ratones con EP. (Li, y otros, 2018). Ilustración 50. Efecto de la Acupuntura en la EP. Aumento de la expresión génica del Factor Cerebral Neurotrófico Derivado (BDNF)

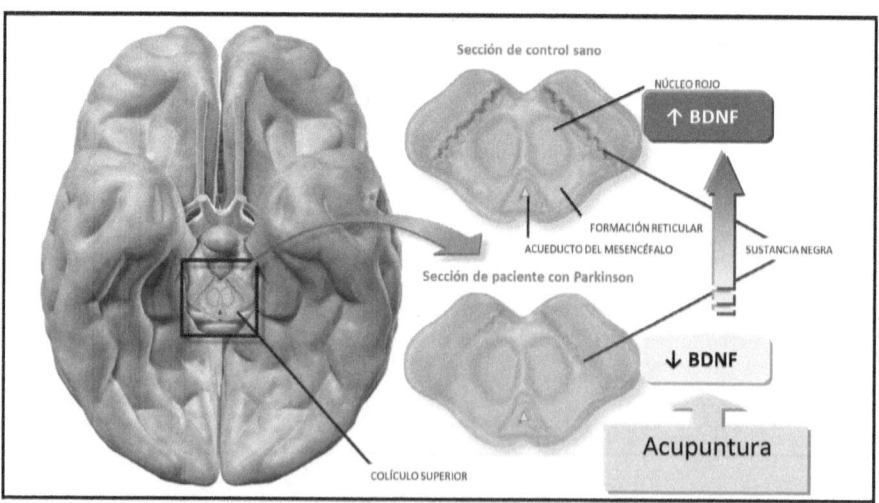

Ilustración 50. Efecto de la Acupuntura en la EP. Aumento de la expresión génica del Factor Cerebral Neurotrófico Derivado (BDNF)

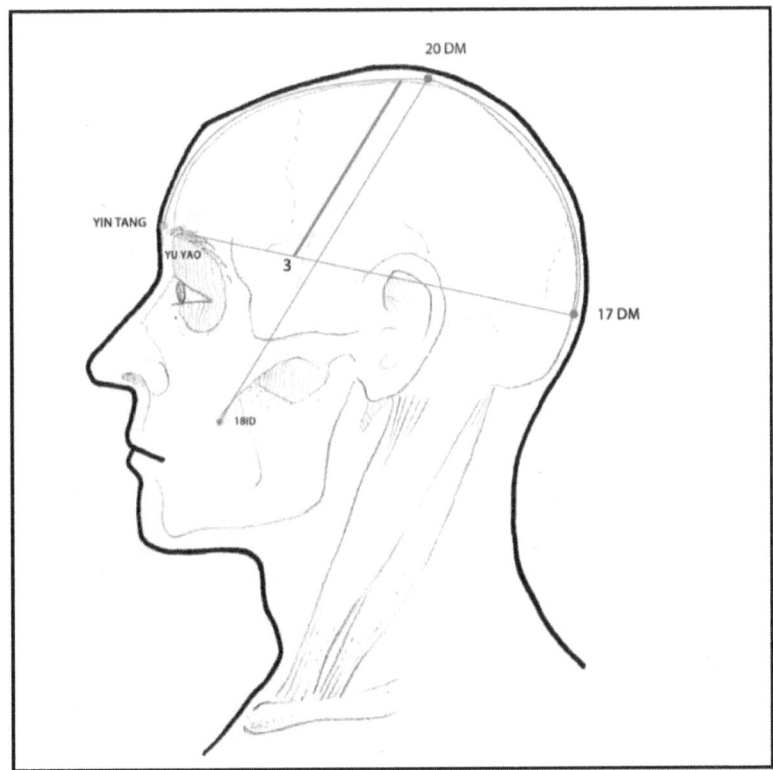

Ilustración 51. Área 3 o área de Corea. Área de temblores (Becchi & Pavón, 2008)

Existen diferencias entre la acupuntura tradicional del cuero cabelludo y la nueva acupuntura del Dr. Toshikatsu Yamamoto, (método YNSA) mucho más moderna, presentada en el congreso mundial de Ryodoraku en Osaka en el año 1973, actualizada y con más posibilidades. Actualmente es el método de microsistema más usado aparte de la Auriculopuntura basado en una serie de puntos clasificados en basales, sensoriales y cerebrales. (Hahn, 2019).

En España tenemos un libro escrito sobre YNSA del un colega profesional enfermero de la sanidad pública (Juan Hanh) que pudo aprender del mismo Dr. Yamamoto. Es un libro muy práctico y bastante detallado donde se plasma con claridad los protocolos de diagnostico y tratamiento y que no debe de faltar en la biblioteca.

Aunque en los libros editados actuales no se habla de los mecanismos de acción molecular ni fisiológica, actuales estudios en base de datos empiezan a dar explicación de los mecanismos implicados en la eficacia de este método.

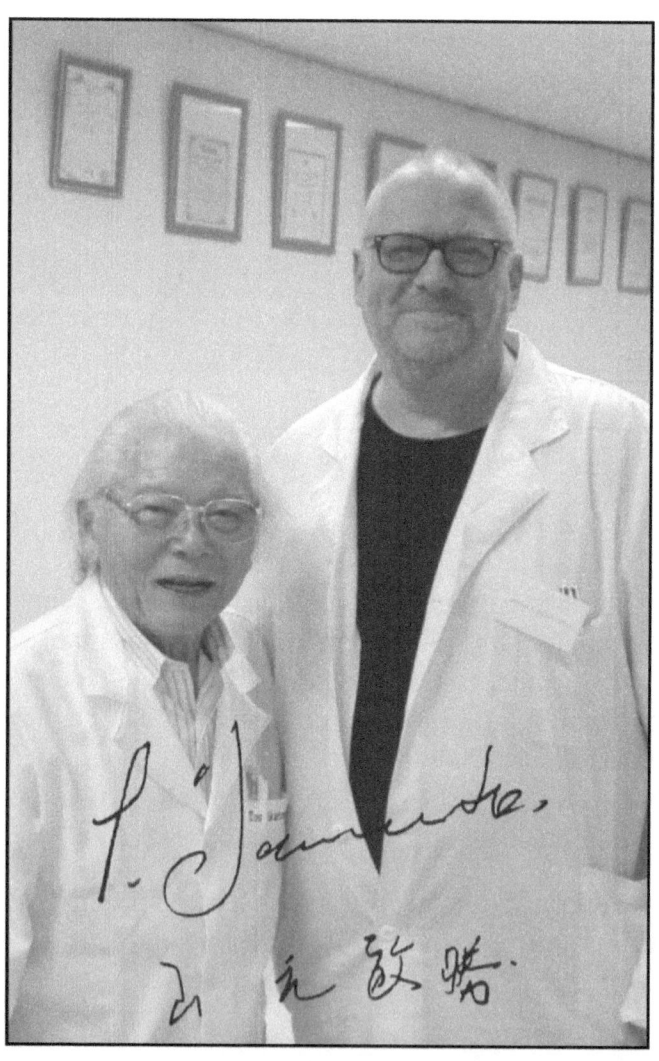

Ilustración 52. El profesor Juan Hanh y el Dr. Yamamoto. (Cortesía de Juan Hanh)

Recientes estudios en modelos animales han demostrado a través de la visualización del aumento del Flujo Sanguíneo Cerebral (CBF) en cortex cerebral, y de expresión de tinta (Evans Blue inyectada en vena caudal tras de la estimulación trigeminal) que existe extravasación de plasma neurogénico tras la punción de puntos de acupuntura del cuero cabelludo están inervados por el nervio trigémino (Par V), que coincide con las aferentes sensoriales intracraneales, así como con los vasos meníngeos.

En los últimos años, estudios han encontrado neuronas que entran en contacto con el líquido cefalorraquídeo (cNs-CSF) y demostró transmitir sustancias alérgicas entre el cerebro, el parénquima y las meninges, lo que representa un posible red entre la acupuntura del cuero cabelludo y el cerebro, en donde el Ganglio Trigémino (TG) y Núcleo Espinal del Trigémino (STN) tienen un rol principal en modulación de la acupuntura del cuero cabelludo, la función meníngea de la duramadre, la corteza cerebral y las estructuras neurológicas interiores como hipotálamo, núcleo pareventricular talámico, núcleo dorsal y ventral del rafe, núcleo lineal y médula espinal.

Estas vías axiónicas aferentes son las que recogen los estímulos dérmicos provocados por las agujas que provocan una reacción inflamatoria/inmunitaria y los conducen a las estructuras neurológicas, y hoy se sabe que esas mismas vías son las que recogen la información y daños de las vísceras, ya que éstas están inervadas por la misma red de axones aferentes. Estas neuronas (cNs-CSF) están implicadas en la transducción y regulación de la encefalalgia, y forman parte de la modulación del dolor mediante sustancias neurotrópicas como oxido nítrico neuronal sintasa (NOS), GABA, 5-HT, Sustancia P (Wang, y otros, 2017)

Hay que recordar que además de la inervación del cuero cabelludo por el Nervio Trigémino (Par V), también hay una parte inervada por la ama Auricular Ascendente del Nervio Vago (Par X). Esto nos hace una aproximación lógica y clara de la función de la

Auriculopuntura en cuanto a metodología de tratamiento por identificación de somatotopos auriculares, sabiendo como habíamos descrito previamente que los órganos (ZANGFU) están inervados por las vías axiónicas sensitivas aferentes, que inerva las superficies viscerales. Las neuronas implicadas son las cNs-CSF y utilizan las vías sensitivas del dolor mediante moléculas (NOS), GABA, 5-HT, Sustancia P al modificar la comunicación de las redes neuronales de transmisión GABAérgicas y tisular orgánica (citoesquelética) por regulación de la expresión génica de GABA en dichos tejidos Esta podría ser o plantearse como una explicación fundamentada en los mecanismos de funcionamiento de la Auriculopuntura. Ilustración 53. Rama Auricular Ascendente del Nervio Vago (Par X)

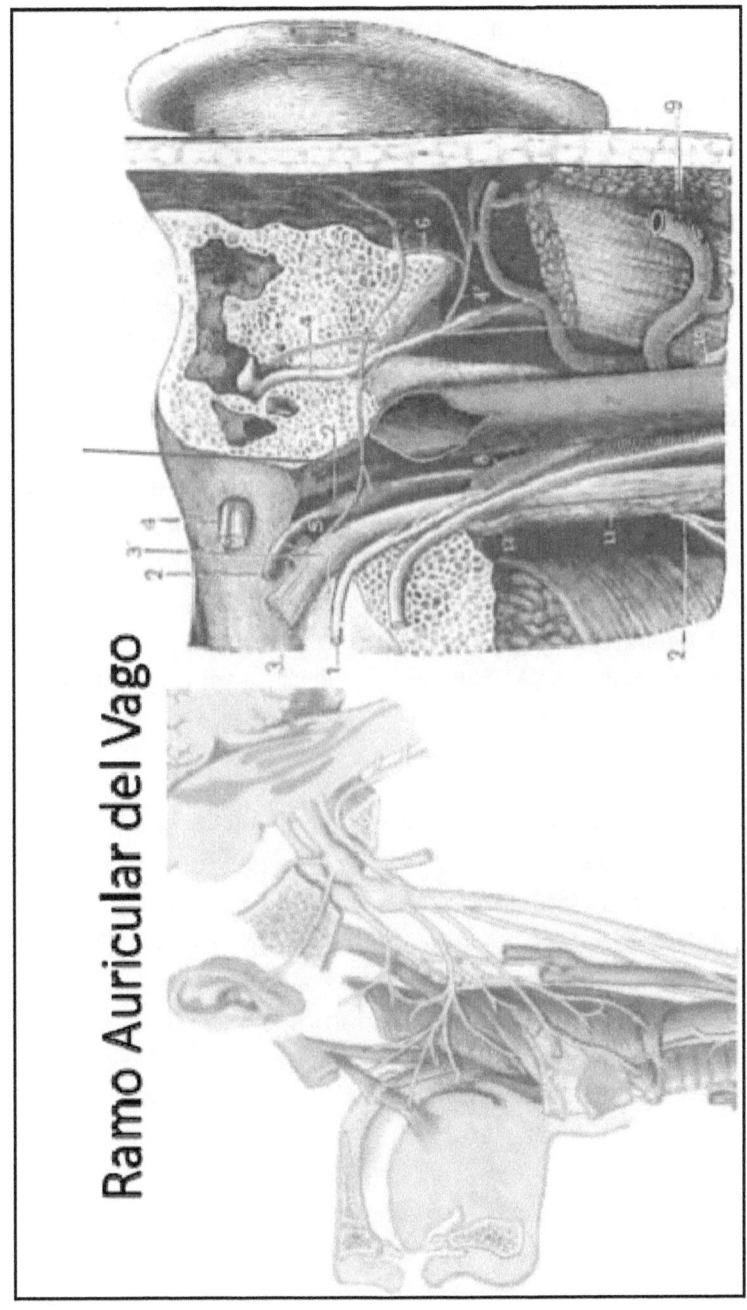

Ilustración 53. Rama Auricular Ascendente del Nervio Vago (Par X)

En cuanto a la punción del DM20 Baihui, recientes estudios han determinado el mecanismo que puede estar relacionado con el alivio de la lesión mitocondrial y la disminución de la pérdida de neuronas dopaminérgicas en la Sustancia Nigra. DM20 pertenece Meridiano Vaso Gobernador (Du Mai) y se ubica en la parte superior de la cabeza para conectar diferentes partes del cerebro, por lo que es un punto de acupuntura importante para ajustar la función cerebral. A medida que converge QI de todos los meridianos, la acupuntura en DM20 puede activar QI de Du Mai, regula el yang de todo el cuerpo, eleva eliminar QI para reducir el QI turbio y armonizar el QI y la sangre.

Así mismo la estimulación de estructuras cerebrales a partir de la acupuntura craneal (Scalp Acupuncture) (método Yamamoto YNSA) o de cuero cabelludo explicaría el mecanismo de acción directa sobre las zonas afectadas y colindantes ya sea regulando por neuroplasticidad y/o mitocondrialmente con verificación de Resonancia Magnética Funcional de Imágenes y tomografías. Ilustración 56. RMfl cerebral pre y post tratamiento con Acupuntura Craneal.

Estos hallazgos sugieren que el mecanismo de la acupuntura del cuero cabelludo podría estar en la vía neurológica específica que podría denominarse neuronas trigémino-meninges-líquido cefalorraquídeo-cerebro, que es un posible atajo para la regulación funcional del cerebro y el tratamiento de la enfermedad cerebral. A partir de ahora lo llamaremos eje TMLC (Li, y otros, 2018), (Wai-Yeung, y otros, 2019), (Hahn, 2019) (Yamamoto, Yamamoto, & Yamamoto, 2009), (Wang, y otros, 2017) .

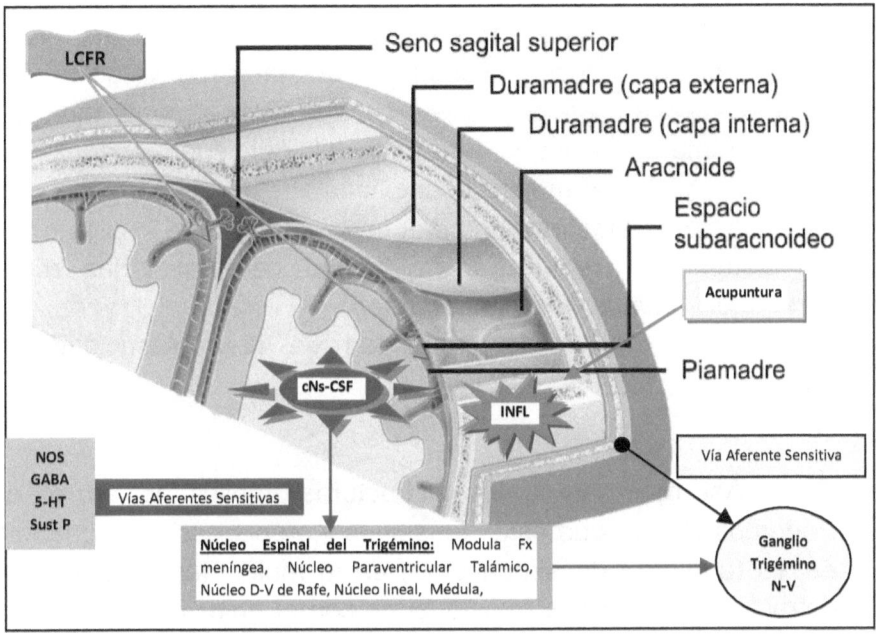

Ilustración 54. Eje Trigémino-Meninges-Liquido CFR-Cerebral (TMLC). Resumen de explicación de funcionamiento de la Acupuntura Craneal e YNSA. (González San José, JM)

Wai-Yeung et al en 2019 en un ensayo clínico llevaron a cabo un ensayo clínico prospectivo a siete voluntarios ancianos sanos (tres hombres y cuatro mujeres; 50–70 años) en el que recibieron Acupuntura Internacional del Cuero Cabelludo Estándar en MS5 (la línea sagital media entre Baihui (DU20) y Qianding (DU21)), la izquierda MS6 (línea que une Sishencong (EX-HN1) y Xuanli (VB6)), y la izquierda MS7 (línea que une DU20 y Qubin (GB7)). Después de la acupuntura, la resonancia magnética funcional en estado de reposo demostró cambios en la amplitud de las fluctuaciones fraccional de baja frecuencia (fALFF) y homogeneidad regional (ReHo) en diversas áreas, que muestran una mejora notable de la homogeneidad regional en la parte bilateral del Cingulado anterior, Giro frontal medial izquierdo, Giro supramarginal, Giro frontal medio derecho y giro frontal inferior. La Conectividad funcional (FC) en una región de la circunvolución frontal media derecha disminuyó en la circunvolución frontal superior medial bilateral. Estos datos preliminarmente indican que la acupuntura estándar internacional del cuero cabelludo en participantes sanos mejora específicamente la correlación entre las regiones cerebrales involucradas en la cognición e implementación del sistema de regulación de la red cerebral y las regiones cerebrales adyacentes circundantes. (Wai-Yeung, y otros, 2019). Esto puede explicar la capacidad de neuroplasticidad de la acupuntura. Ilustración 55. Regiones cerebrales afectadas en la acupuntura de cuero cabelludo.

Así recordamos las estructuras implicadas en el dolor. Podemos afirmar que estas tensiones y preocupaciones generan un estrés (aumento de simpatismo) en la mujer que activan ciertas estructuras cerebrales relacionadas con el dolor físico y emocional como hipocampo, Ganglios Basales (GB), Globus Pallidum (GP) y desde ahí iniciar una hiperactivación del eje HHG implicando al SNC y SNE (Sistema Nervioso Entérico). (Sun, y otros, 2015).

Esto nos hace pensar en las posibilidades que brinda el método YNSA y la Craneopuntura para abordar las estructuras cerebrales implicadas en el dolor físico o emocional en el caso de los celos. Y debemos recordar asimismo que el dolor (estrés) va a provocar unas conexiones neuronales defectuosas y una destrucción neuronal en ciertas partes del cerebro. El estrés crónico podría desregular el eje HHA, ya que el alto nivel de cortisol provocado por el estrés, expondría al tejido cerebral a este cortisol y provocaría la disminución severa de BDNF.

Por lo que viendo las capacidades de la acupuntura de neurogénesis y neuroplasticidad al estimular la producción del BDNF (Randich, DeWitte, DeBerry, Robbins, & Ness, 2017) se establece que para la neuroplasticidad y creación de nuevas redes neuronales se precisa del factor neurotrófico cerebral Brain-Derived Neurotrophic-factor (BDNF) que puede ser expresado o secretado por 2 tipos de células (Nerviosas e Inmunes). Generalmente en el hipocampo estas células son muy abundantes, y se ha visto que en estados de depresión estas células tienen menor expresión de BDNF.

La acupuntura ha demostrado en estudios de metaanálisis que tiene efecto neuroprotector al aumentar la expresión del BDNF en tejido cerebral. (Ko, Lee, Kim, & Park, 2019) Otra vía de la capacidad neurogénica y neuroplástica es por el alivio que provoca la acupuntura contra la muerte neuronal inducida por MPTP, protegió contra la muerte neuronal dopaminergica inducida por MPTP en el SN y el cuerpo estriado, restableciendo el deterioro de la neurogénesis inducida por MPTP. (Jeon, Ryu, Kim, Koo, Ha, & Kim, 2017)

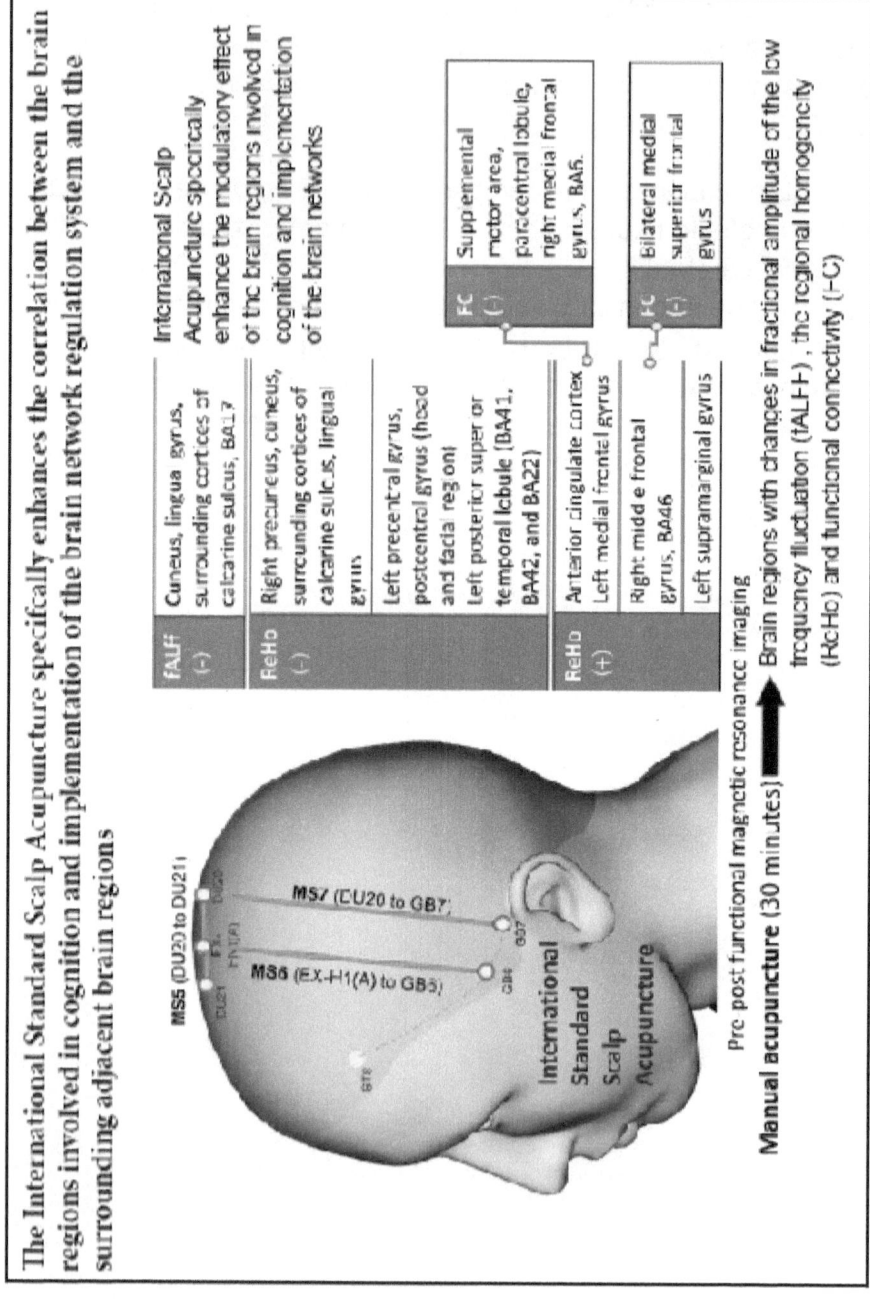

Ilustración 55. Regiones cerebrales afectadas en la acupuntura de cuero cabelludo. (Wai-Yeung, y otros, 2019)

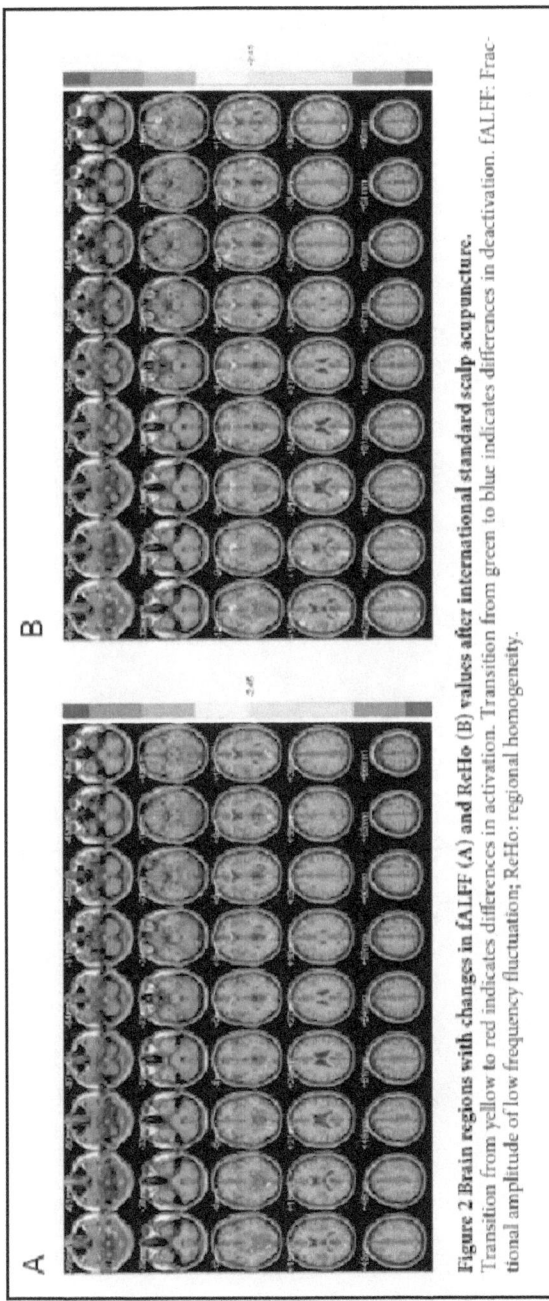

Figure 2 Brain regions with changes in fALFF (A) and ReHo (B) values after international standard scalp acupuncture. Transition from yellow to red indicates differences in activation. Transition from green to blue indicates differences in deactivation. fALFF: Fractional amplitude of low frequency fluctuation; ReHo: regional homogeneity.

Ilustración 56. RMfI cerebral pre y post tratamiento con Acupuntura Craneal. (Wai-Yeung, y otros, 2019)

Otros puntos más utilizados en la regulación neurofisiológica y molecular para control de síntomas de Parkinson se determinan en la siguiente tabla: Tabla 1. Puntos más frecuentes usados en Parkinson

Table 1.	Frequency of Acupoints Application for PD		
Ranking	Acupoint	Frequency	Support (%)
1	Taichong (LR 3)	67	39.88
2	Baihui (DU 20)	59	35.12
3	Fengchi (GB 20)	53	31.55
4	Hegu (LI 4)	53	31.55
5	Chorea-tremor Controlled Zone	49	29.17
6	Yanglingquan (GB 34)	39	23.21
7	Quchi (LI 11)	36	21.43
8	Zusanli (ST 36)	34	20.24
9	Sishencong (EX-HN1)	29	17.26
10	Taixi (KI 3)	28	16.67

Tabla 1. Puntos más frecuentes usados en Parkinson (Li, y otros, 2018)

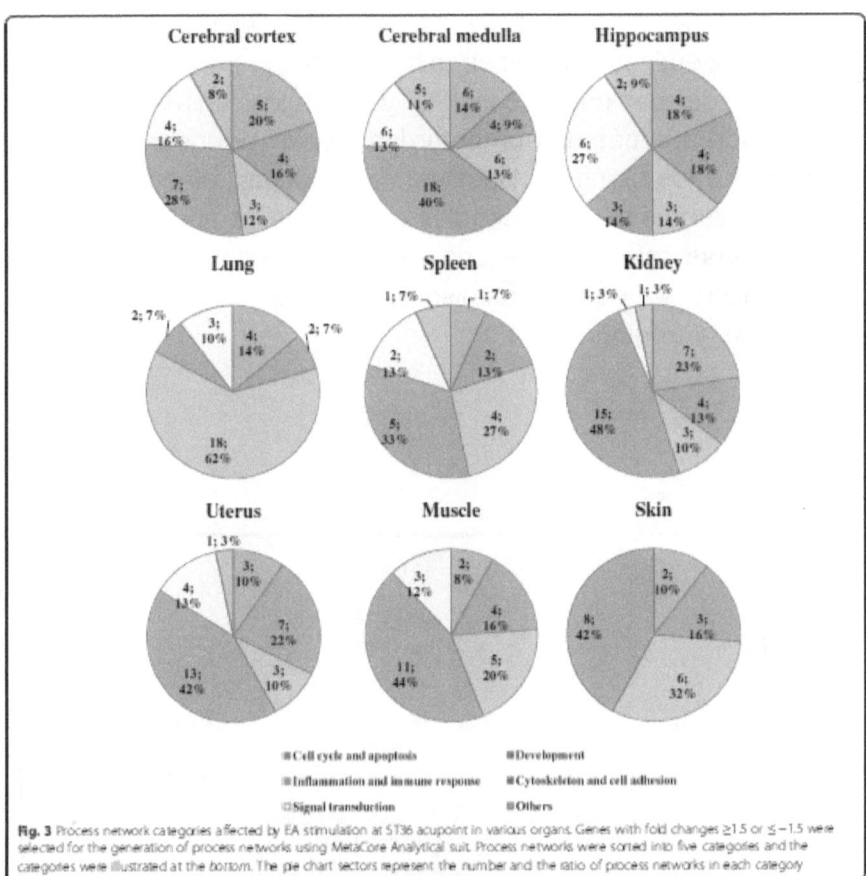

Fig. 3 Process network categories affected by EA stimulation at ST36 acupoint in various organs. Genes with fold changes ≥1.5 or ≤ −1.5 were selected for the generation of process networks using MetaCore Analytical suit. Process networks were sorted into five categories and the categories were illustrated at the bottom. The pie chart sectors represent the number and the ratio of process networks in each category.

Ilustración 57. Procesos afectados por cambios en la expresión génica mediados por la punción de Zusanli (E36) (Wu, Lo, Li, Chen, Hsiang, & Ho, 2017)en diferentes tejidos distantes

Durante el estudio de la conducción de señales en la acupuntura, el grupo de investigación de Liu en 2002 descubrió que la acupuntura permite que los meridianos liberen Norepinefrina, epinefrina y otras Catecolaminas a lo largo de la piel, y que su contenido fuera significativamente mayor que en los meridianos no acupunturados. La debilidad de Qi, sangre, Yin y Yang puede afectar a los neurotransmisores a través de los meridianos. (Zhang, y otros, 2018) .

La evidencia actual de los recientes estudios apoya los efectos terapéuticos de electroacupuntura y acupuntura en el tratamiento de pacientes con EP y modelos animales de EP. Demostrando además de aumentar los niveles del neurotransmisor Dopamina en los Ganglios Basales, como éstas afectan múltiples neurotransmisores de las vías tales como vías de apoptosis, vía de autofagia, vías relacionadas con el estrés oxidativo, las vías de supervivencia y neurotransmisores y sus receptores, vías inflamatorias y angiogénicas. (Reza Tamtaji, Naderi Taheri, Nothgi, Alipoor, Bouzari, & Asemi, 2019) Ilustración 58. Efecto de la acupuntura en los neurotransmisores y receptores en la EP.

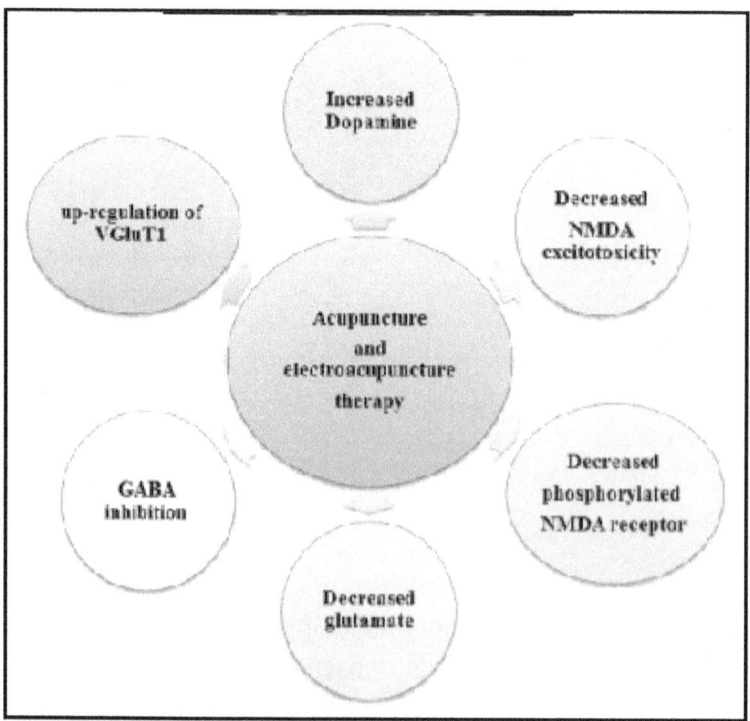

Ilustración 58. Efecto de la acupuntura en los neurotransmisores y receptores en la EP. (Reza Tamtaji, Naderi Taheri, Nothgi, Alipoor, Bouzari, & Asemi, 2019)

La acupuntura, una antigua técnica terapéutica, está surgiendo como una modalidad importante de medicina complementaria en los EEUU. Gracias a las RMfl en modelos humanos y animales se demuestra los efectos de acupuntura cuantificables en regiones específicas de estructuras relevantes del cerebro humano, y esto facilitaría la aceptación e integración de esta modalidad terapéutica en la práctica de la medicina moderna.

Muchos de los efectos beneficiosos de la acupuntura pueden estar mediados a nivel subcortical en el cerebro. Estudios de RMFI en tan solo un punto IG4 Hegu demostró una disminución de la actividad en el Núcleo Accumbens (NA), amígdala, hipocampo, parahipocampo, hipotálamo, área ventral tegmental, giro Cingulado anterior (BA 24), caudado, Putamen, polo temporal e ínsula y por otro lado un aumento significativo de señal principalmente en la corteza somatosensorial.

Estos resultados preliminares sugieren que la manipulación de la aguja de acupuntura modula la actividad del sistema límbico y las estructuras subcorticales. Nuestra hipótesis es que la modulación de las estructuras subcorticales puede ser un mecanismo importante por el cual la acupuntura ejerce sus complejos efectos multisistémicos. (Hui, y otros, 2000).

EUREKA:
- Los celos como experiencia emocional dolorosa están mediadas por el sistema límbico y en la percepción esta implicadas estructuras corticales de la CPF entre otras
- La Acupuntura modula las estructuras corticales y sistema límbico

---

Igualmente otros ensayos clínicos demuestran que la estimulación del nervio vago en la aurícula durante 12 semanas puede por una parte modular y aumentar la conectividad funcional (FC) intrínseco de baja frecuencia entre las regiones clave del cerebro involucradas en el procesamiento de la recompensa y la motivación (NA, Putamen, Caudado, CPFm, CCA. Ilustración 61. Ubicación de la zona refleja del nervio Vago. Por otra parte se determinó un incremento de FC entre NA derecho y la Ínsula izquierda Giro Occipital y Giro fusiforme. Esto proporciona información sobre el mecanismo cerebral subyacente al tratamiento de estimulación del vago en los trastornos depresivos. (Wang, y otros, 2018).

Esta conectividad funcional mediada por la acupuntura también está documentada para el aumento de conexión Ínsula, CCingulada media y CPFm, confirmándose que la reducción del dolor con la acupuntura esta significativamente correlacionada con un aumento de la conectividad entre la Ínsula y la Corteza Cingulada Media (Ong, Stohler, & Herr, 2019).

Apoyándose en las bases teóricas de la MTC novedosos estudios con electro estimulación a 0.25ms a 25 Hz en la estructura externa de la oreja mediante sistemas adaptados a la anatomía externa de la oreja, han podido comprobar mediante RMfI y test de BOLD las estructuras activadas en el tejido cerebral y se han podido determinar tras el rastreo del tracto del Nervio vago desde su rama auricular que se proyecta hacia el núcleo del tracto solitario (NTS). Los hallazgos actuales proporcionan evidencia de fMRI en humanos de que la rama auricular del N. Vago, a través del Cymba Conchae, se proyecta hacia el NTS, que es el primer relé central de aferentes vagales, y a otras proyecciones vagales primarias y de orden superior en el tronco encefálico y el prosencéfalo.

Esta estimulación eléctrica no invasiva de la rama aferente "somática" (es decir, del oído externo) del nervio vago activa las proyecciones vagales "viscerales" y "somáticas" en el cerebro. Además, los patrones de activación y desactivación observados en los participantes sanos de este estudio ahora proporcionan un punto de referencia para comprender los mecanismos subyacentes a los efectos anticonvulsivos, antidepresivos y antinociceptivos de t-VNS y VNS.

El hallazgo actual de que los sitios cerebrales en los que se proyecta el vago permanecen activos después del cese de la estimulación de Cymba conchae sugiere que puede haber una persistencia concomitante de los efectos cognitivos y conductuales de la estimulación. (Frangos, Ellrich, & Komisaruk, 2015). Ver Ilustración 62. Estructuras cerebrales activadas durante y post estimulación de la rama auricular del Nervio Vago.

Estos estudios demuestran la capacidad de la Auriculopuntura para poder actuar en las vías sensitivas y motoras en el control de la sintomatología y tratamiento de la CI / SVD. Ilustración 59. Inervación Auricular. El Par X (N. Vago) es el que inerva los diferentes tejidos viscerales (ZANG-FU)

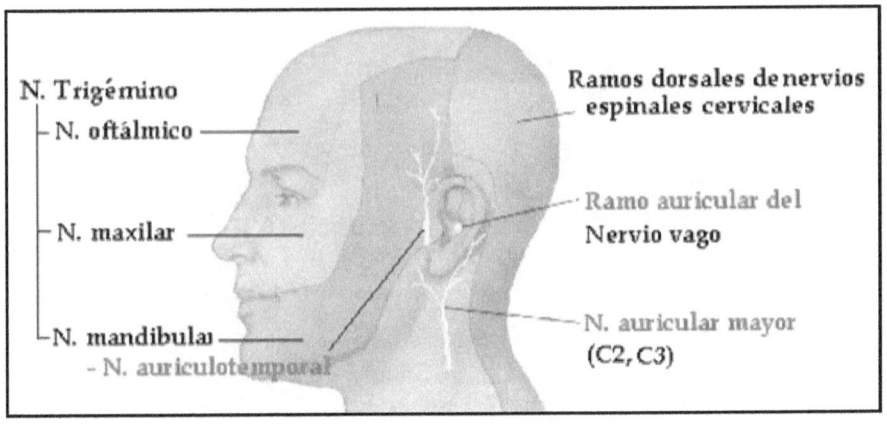

Ilustración 59. Inervación Auricular. El Par X (N. Vago) es el que inerva los diferentes tejidos viscerales (ZANG-FU)

Hay que recordar que además de la inervación del cuero cabelludo por el Nervio Trigémino (Par V), también hay una parte inervada por la ama Auricular Ascendente del Nervio Vago (Par X). Esto nos hace una aproximación lógica y clara de la función de la Auriculopuntura en cuanto a metodología de tratamiento por identificación de somatotopos auriculares, sabiendo como habíamos descrito previamente que los órganos (ZANGFU) están inervados por las vías axiónicas sensitivas aferentes, que inerva las superficies viscerales. Las neuronas implicadas son las cNs-CSF y utilizan las vías sensitivas del dolor mediante moléculas (NOS), GABA, 5-HT, Sustancia P al modificar la comunicación de las redes neuronales de transmisión GABAérgicas y tisular orgánica (citoesquelética) por regulación de la expresión génica de GABA en dichos tejidos Esta podría ser o plantearse como una explicación fundamentada en los mecanismos de funcionamiento de la Auriculopuntura.

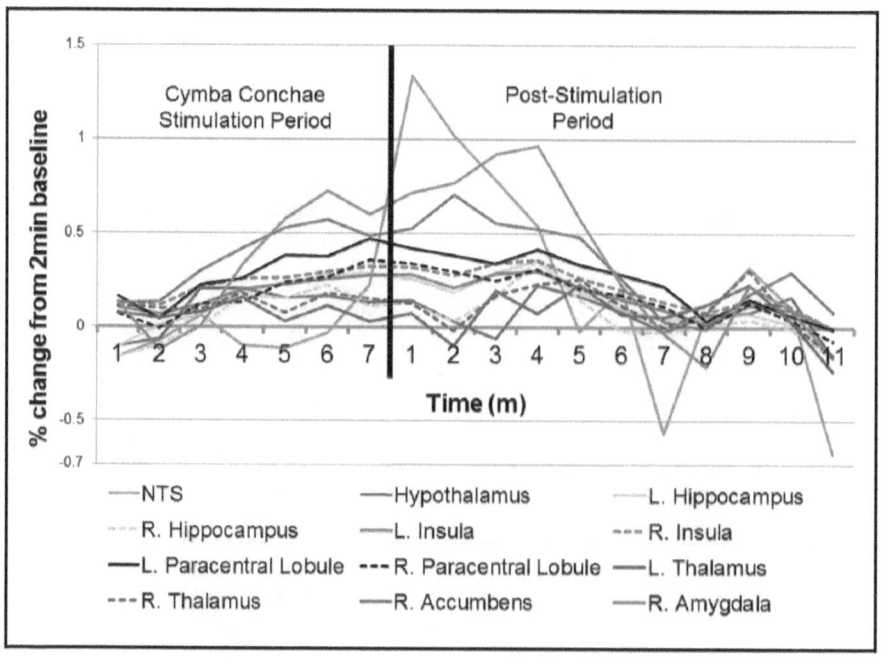

Ilustración 60. Análisis de curso de tiempo del cambio porcentual de la señal BOLD para cada región significativamente activa en comparación con los 2 minutos iniciales de descanso (línea de base). Tenga en cuenta el aumento gradual en actividad durante los 7 minutos de estimulación de cymba conchae. Para la mayoría de las regiones, la actividad alcanzó su punto máximo y luego persistió después del cese de la estimulación. (Frangos, Ellrich, & Komisaruk, 2015)

Retomando que los celos es una forma compleja de dolor social y éste utiliza las mismas vías cerebrales, el dolor y la modulación del dolor, la emoción, la función de la vejiga y el intestino y la regulación autonómica están cubiertos por la acción de la SGPA. (Linnman, Moulton, & Barmettle, 2012). Es justo en esta zona donde la acupuntura hace un efecto muy importante por utilizar las vías oxitocinergicas nociceptoras. (Goodin, Ness, & Robbins, 2015)

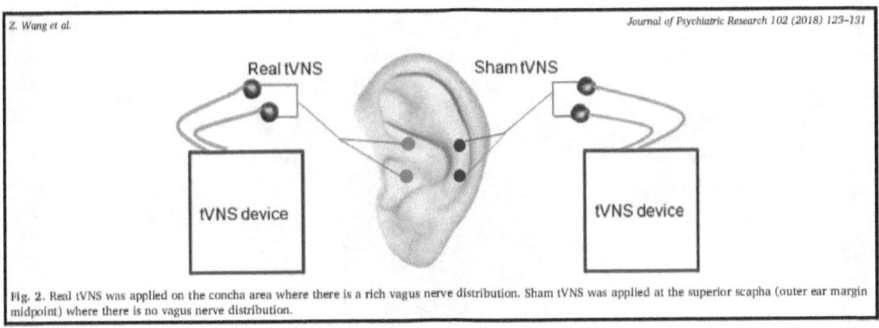

Ilustración 61. Ubicación de la zona refleja del nervio Vago

Atendiendo como se ha visto en la bibliografía actual a los diferentes y amplios mecanismos implicados tanto en la cistitis como en los celos patológicos, ya sean moleculares y/o de estructuras cerebrales, el abordaje a través de la MTC se plantea o prevé en un campo bastante complejo, ya que hay mucha limitación de estudios con esta disciplina, pero si podemos encontrar mecanismos de acción tanto de acupuntura como de fitoterapia para como poder plantear hipótesis de trabajo en cuanto a que muchos de estos estudios si ponen de manifiesto el cómo funcionan, el donde funcionan tanto molecular, fisiológica como a cuales estructuras anatómicas afecta. Así se recoge por ejemplo en el reciente trabajo de la Sociedad de Acupuntura Médica Española (SAME). (Muñoz-Ortego, y otros, 2018). En este estudio de revisión se recogen múltiples afecciones tratadas con Acupuntura bajo criterios tanto en Ensayos Clínicos (EC) como en Revisiones Sistemáticas (RS), identificándose para el tema que nos compete de relacionar cistitis y celopatía, el abordaje de Parkinson, vejiga hiperactiva, entre otros.

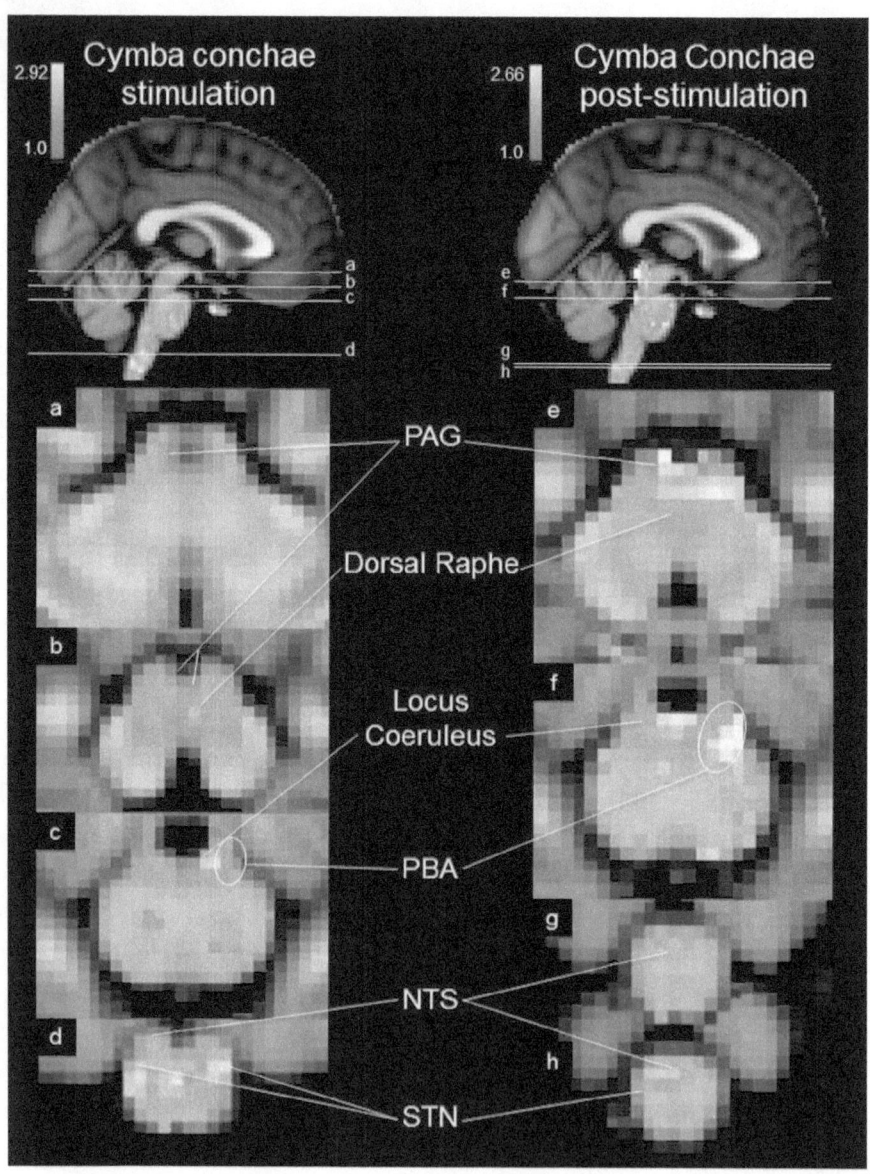

Ilustración 62. Estructuras cerebrales activadas durante y post estimulación de la rama auricular del Nervio Vago. (Frangos, Ellrich, & Komisaruk, 2015)

Anatomofisiología energética de la MTC y etiopatogenia aplicada a la Cistitis

Se ha descrito que la ubicación del núcleo de Onuf como centro de regulación de esfínter uretral exterior, se encuentra situado en la médula a nivel de S2-S4 correspondiente a las metámeras del nervio pudendo. Llama poderosamente la atención que ya la teoría de MTC y los textos clásicos identifican que justo a ese nivel se encuentra el punto de acupuntura V28 *Pangguangshu* a nivel del segundo foramen sacral a 1,5 cun de DUMAI en la depresión entre el borde interior de la espina iliaca posterosuperior y el sacro. Ilustración 63. Localización de V27 Xiaoshangshu y V28 Pangguangshu.

Pangguang 膀胱 significa Vejiga y Shu la naturaleza del punto dentro de la teoría MTC. Pertenece al meridiano o canal de Vejiga (Zu Tai Yang). Este punto está indicado en diferentes patologías o afecciones urogenitales como: Abscesos vulvares, algia abdominal con diarrea, ciática, déficit muscular, hipotermia en miembros inferiores, diabetes, diarrea, disfunciones sexuales (impotencia y eyaculación precoz), disuria, dolor genital, dolor de pene, dolor y rigidez lumbar, dolor y tumefacción vulvar, enuresis, erección incompleta, estreñimiento, incontinencia urinaria, infección urinaria, lumbalgias crónica y aguda, contracciones vertebrales , nefritis, orina oscura, piuria, paraplejia, quistes y fibromas ginecológicos, retención urinaria, sacralgia con contractura. (Embid Fonfria, 1988). (Smith J. , 2012)

Así mismo debemos recordar la etiopatogenia del síndrome a estudio *(calor excesivo de corazón que se derrama a intestino delgado y se transmite a vejiga provocando calor humedad de vejiga)*, y por tanto podemos plantear la hipótesis fisiológica y molecular que ofrece la explicación síndrome a través de los estudios citados ya sea por el síndrome de sensibilización cruzada de órganos y por el eje vejiga-intestino-cerebro. En ambas se ofrece la estrecha relación Intestino-Vejiga. (Grundy, Caldwell, & Brierley, 2018), (Leue, Kruimel, Vrijens, Masclee, Van Os, & Van Koeveringe, 2017).

Esta relación de cercanía entre vejiga e intestino delgado incluso podemos identificar anatómicamente en el punto de acupuntura del meridiano Zu Tai Yang V27 *Xiaochangshu* (Punto correspondiente a Intestino Delgado). *Xiaochang* 小腸 significa intestino delgado. Dicho punto está localizado a nivel del primer agujero del sacro, a 1,5 cun hacia afuera de DUMAI. Ilustración 63. Localización de V27 Xiaoshangshu y V28 Pangguangshu

Entre sus indicaciones se encuentran: Algia hipogástrica y distensión abdominal, candidiasis vaginal, Ciatalgia, deposiciones viscosas, diarrea, disentería, dolor rectal en la defecación, dolor y distensión abdominal inferior, emisión seminal involuntaria, enteritis, enuresis, estreñimiento, eyaculación precoz, hematuria, hemorroides, hernia inguinal, incontinencia urinaria, infección urinaria, leucorrea, lumbalgias, lumbociática, polidipsia, sacralgia, vaginitis, vulvitis. (Embid Fonfria, 1988) (Smith J. , 2012)

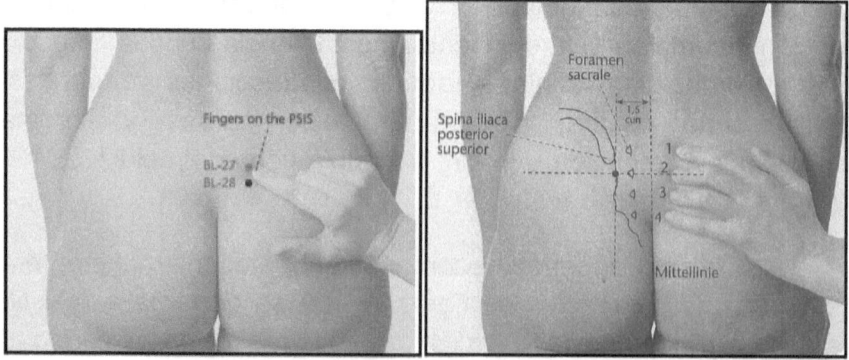

Ilustración 63. Localización de V27 Xiaoshangshu y V28 Pangguangshu

Se considera que la acupuntura es efectiva en los síntomas de IC / BPS a través de algunos mecanismos. Las inervaciones aferentes y eferentes de la vejiga están formadas por nervios simpáticos que se originan entre (T12-L2) además de nervios parasimpáticos y somáticos que se originan en zona sacral 2–4.

El sistema parasimpático es el principal sistema responsable en el vaciado de la vejiga. Mientras que la contracción de la vejiga es proporcionada por el sistema nervioso parasimpático a través de los receptores muscarínicos, el sistema nervioso simpático previene la actividad refleja del detrusor y contribuye al almacenamiento de la orina durante el llenado de la vejiga.

El esfínter uretral externo está bajo control somático. El efecto de la acupuntura sobre el control de la micción y la disminución de los síntomas de IC / BPS (especialmente la urgencia y el dolor) puede explicarse por la inhibición en el nervio sensorial aferente de la vejiga, la activación del sistema nervioso parasimpático y la regulación del equilibrio del sistema nervioso autónomo. (Sönmez & Kozanhan, 2017)

EUREKA:
- Los celos afectan a estructuras cerebrales del SNC (Estratos corticales, sistema límbico, NA, CCA, tronco cerebral, etc) y del SNA (Simpático/Parasimpático)
- La acupuntura controla la micción por la inhibición en el nervio sensorial aferente de la vejiga, la activación del SN Parasimpático y la regulación del equilibrio del sistema nervioso autónomo y acción en estructuras de control miccional (Centro Pontino, SGPA, Nícleo de Onuf, etc)

En cuanto a los puntos distales que pudieran tratar los síntomas de cistitis tenemos que recordar la alta prevalencia de cistitis y celopatía en los pacientes de Parkinson, (Samad, Sidi, Kumar, Das, Mindin, & Hatta, 2019). Otros autores apuntan que existen una relación directa entre la disminución en la frecuencia de conectividad funcional CF (Bandas Slow-4 y Slow-5) en NA y enfermedades como Parkinson, trastornos de ansiedad, esquizofrenia y Alzheimer. (Wang, y otros, 2018) .

Nuevos estudios moleculares del Parkinson definen una fisiopatología compleja y diferente agentes donde se determinan tener roles clave en su patogénesis como: Vías inflamatorias que incluyen interleucina-27 (IL-27), proteína 8-like 2 (TIPE2) inducida por TNF-α, factor de necrosis tumoral α (TNF-α), estrés oxidativo, y apoptosis. Además, de diferentes factores de riesgo como factores estilo de vida y cambios genéticos. (Reza Tamtaji, Naderi Taheri, Nothgi, Alipoor, Bouzari, & Asemi, 2019).

Esto nos ofrece pistas de que a través del abordaje de la etiopatogenia del Parkinson podemos controlar los síntomas asociados, tal y como lo reflejan los meta análisis en los resultados de la eficacia total (al comparar los efectos de acupuntura versus el tratamiento convencional solo y mostró una efecto significativo de la acupuntura en los síntomas del Parkinson [relación riesgo ponderado 1,71; IC del 95%, 0.99–2.96; P = 0.06; I^2 = 0%; n = 260] y al comparar los efectos de la acupuntura más el tratamiento convencional versus tratamiento convencional solo, el tratamiento combinado tuvo un efecto significativo sobre los síntomas de la EP [cociente de riesgo ponderado, 1,35; IC del 95%, 1.25–1.46; P <0,001; I2 = 73%; n = 911]) (Lee & Lim, 2017). En este meta análisis los puntos más utilizados en los ensayos clínicos de alta calidad que tratan la sustancia Nigra y previenen la muerte celular del SN Periférico son: H3 *Taichong*, VB34 *Yanglingquan*, DM20 *Baihui*

Otros estudios analizados mediante RMfl y midiendo síntomas con la escala de síntomas Psicofísicos Unified Parkinson´s Disease Rating Scale (UPDRS) ponen de evidencia la eficacia de la acupuntura en los pacientes con EP, ya que ésta provoca una redistribución equitativa de la actividad neuronal en el paciente tras 8 semanas de tratamiento acupuntural, ya que parece ser que en el paciente los síntomas asociados pueden explicarse por un déficit funcional de los bucles del motor estriatocorticales. Para compensar el déficit de dopamina en los bucles estriato-cortical-motor, otras áreas en el cerebro es probable que participen en el mismo intento putativo por el cerebro denervado por dopamina para recuperar los circuitos motores paralelos y se activen. Ilustración 64. Restauración de la actividad de zonas cerebrales tras el tratamiento. (Sujung, van den Noort, Bosch, & Lim, 2018)

- En comparación con las respuestas neuronales antes del tratamiento de acupuntura en el que tálamo, zonas motoras, Putamen y la substancia Nigra que se ha informado como áreas de deterioro cerebral en pacientes con EP, se demostró que tras 8 semanas de tratamiento, la respuesta de estas zonas es mayor. Igualmente las escala UPDRS 1 (comportamiento y estado de ánimo donde se mide alucinaciones, delirios y psicosis) la puntuación fue estadísticamente menor. (Sujung, van den Noort, Bosch, & Lim, 2018) En este estudio se utilizó electroacupuntura en los puntos H3 y VB34 además de puntura normal en IG11 *Guchi*, E36 *Zusanli*, VB20 *Fengchi*, B6 *Sanjinjiao*, IG4 *Hegu*, durante 15 minutos.

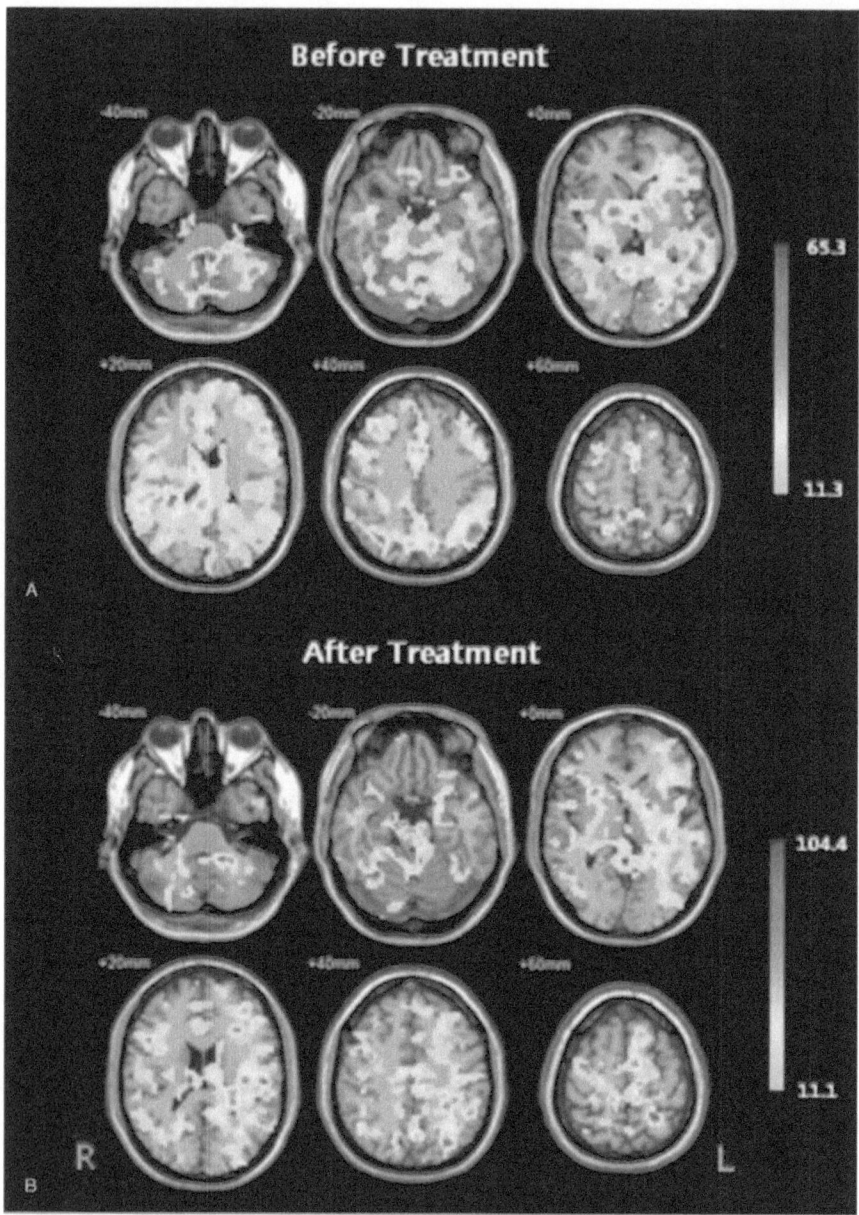

Ilustración 64. Restauración de la actividad de zonas cerebrales tras el tratamiento.
(Sujung, van den Noort, Bosch, & Lim, 2018)

Así mismo otros autores confirman mediante RMfl esta asociación entre los planos cognitivos conductuales y los físicos a través de la conclusión de que las regiones cognitivas del cerebro y el circuito Cerebelo-Talámico-Cortical pueden ser moduladas con acupuntura para el control motor. El cerebelo, el tálamo y la corteza motora, que están conectados al circuito cerebelo-tálamo-cortical (CTC), y que la regulación de la actividad neural dentro de las regiones cognitivas del cerebro (DMN, áreas visuales, ínsula y PFC) junto con el circuito CTC puede contribuir a mejorar el movimiento y mejorar las actividades de la vida diaria de los pacientes, midiendo para ello a través de las mismas escalas UPDRS. (Li, y otros, 2018).

Dado que los celos tienen una dimensión afectiva-cognitiva y conductual-evaluativa donde la persona percibe, o experimenta una amenaza real en una relación valiosa, (Marazziti, Poletti, Dell'Osso, Baroni, & Bonuccelli, 2013), otros autores también concluyen el papel de la Ínsula en cualquier proceso cognitivo y de la integración de los procesos sensoriales y motores visuales somáticos y viscerales está involucrada en la memoria, la atención, el lenguaje, el afecto, la interocepción, el dolor (físico o social) y de cómo la acupuntura funciona modulando el funcionamiento la ínsula y favoreciendo a la recuperación de los pacientes con desórdenes de conciencia.

Mavridis apoya estas conclusiones en un estudio refiriendo un estudio de Hui que las situaciones de dolor provocan unas estimulaciones bidireccionales en el sistema límbico (entre el Núcleo de Accumbens (NA) y Giro Cingulado (GC)) más concretamente en el área 24 de Brodmann y que estas activaciones de áreas fueron fuertemente reducidas con el uso de acupuntura de un solo punto durante 12 minutos en IG4 *Hegu* buscando el DEQI (hiperestimulación del punto) (Zhang, y otros, 2018). (Mavridis, 2019) y no solo afecta a estas estructuras sino además en una red neuronal cortical y subcortical de los sistemas límbicos y paralímbico del cerebro humano. (Hui, y otros, 2000). La PFC está involucrada en el manejo del dolor biopsicosocial. Esto hace que diferentes terapias puedan incluirse para el manejo del dolor tales como la estimulación magnética transcraneal repetitiva, la estimulación de corriente directa transcraneal, los antidepresivos, la acupuntura, la terapia conductual cognitiva, la atención plena, la música, el ejercicio, el apoyo de la pareja, la empatía, la meditación y la oración. Los estudios demuestran el papel de la CPF durante la analgesia con placebo y en el establecimiento de vínculos entre el dolor y la depresión, la ansiedad y la pérdida de la cognición. (Ong, Stohler, & Herr, 2019)

Otra de las vías de abordaje a nivel molecular o bioquímico es a través de la modulación de la actividad oxitocinergicas que puede ser estrechamente vinculado con el sistema opioide endógeno. Esta noción proviene de estudios que han revelado que la administración de OXY en sitios del SNC, como el PGA, resulta en una anti-nociocepción que puede ser bloqueada por la administración de un antagonista opiáceo mu o kappa. Se ha propuesto que la OXY es un mecanismo activo subyacente a la analgesia inducida por acupuntura. Un mecanismo plausible psicológico que vincula a OXY con el dolor es que OXY disminuye la sensibilidad al dolor al mejorar el estado de ánimo. De hecho, estudios en animales y humanos han demostrado que la administración de OXY afecta los estados de ánimo al reducir la ansiedad y los síntomas depresivos, así como a mitigar las respuestas al estrés. Por lo tanto si la OXY ejerce sus efectos atenuantes del dolor directa o indirectamente al mejorar el estado de ánimo y reducir la ansiedad. Independientemente, el resultado final parece ser el mismo; OXY reduce la sensibilidad al dolor y la acupuntura. (Goodin, Ness, & Robbins, 2015).

Además, la acupuntura podría mejorar los síntomas GI asociados con el estrés al regular la expresión de la oxitocina hipotalámica (OXT), que es un agente anti estrés, en lo que se puede denominar la modulación del eje Intestino-Cerebro (BGA) y estarían implicadas neuropéptidos BG como la Sustancia P y neuropeptido Y (NPY) En esta revisión los puntos más utilizados fueron RM12 *Zhongwan*, E25 *Tianshu*, E36 *Zusanli*, E37

Shangjuxu, PC6 *Neiguan* (Li, y otros, 2015). Esto es importante señalarlo porque hemos evidenciado que a través del proceso de sensibilización cruzada de órganos y con implicación de la microbiota, la vejiga está perfectamente conectada en el eje GBGA. (Grundy, Caldwell, & Brierley, 2018).Si este planteamiento lo comparamos y verificamos con la cantidad de puntos que tienen los meridianos "digestivos" como el de Estómago *Zu Yang Ming*, el de Bazo *Zu Tai Yin* el meridiano de Intestino Grueso *Shou Yang Ming* y el del Intestino delgado *Shou Tai Yang*, en indicación de procesos o patologías genitourinarias podremos hacernos una idea de esta sensibilización cruzada como se perfilaba hace milenios. (Embid Fonfria, 1988) (Smith J. , 2012) (Maciocia, Los Fundamentos de la Medicina China, 2013)

EUREKA:

- El eje BGBA (Cerebro-Intestino-Vejiga) y los mecanismos moleculares de comunicación y la microbiota explica perfectamente la milenaria etiopatogenia celotípica del síndrome en cuestión.

- Refuerza este planteamiento del eje BGBA el que los meridianos "digestivos" como el de Estómago *Zu Yang Ming*, el de Bazo *Zu Tai Yin* el meridiano de Intestino Grueso *Shou Yang Ming* y el del Intestino delgado *Shou Tai Yang*, posea múltiples indicaciones de trastornos genitourinarios

CUADRO RESUMEN CAPÍTULO 4

CUADRO RESUMEN Capitulo 4
MECANISMOS DE ACCIÓN Y POSIBILIDADES DE LA
MEDICINA TRADICIONAL CHINA (ACUPUNTURA-
FITOTERAPIA) EN LAS CISTITIS

- **Cifras:** +84% de las CI/SVD/VH usan a MTC como medicina complementaria. +55% de los médicos recomiendan su uso por ineficacia de terapias convencionales
- **La PSICONEUROENDOCRINOINMUNOLOGIA es el campo científico donde la MTC se encuentra cara a cara con la MOCC**
- **Acupuntura Sistémica:** El nervio Vago (Par Craneal X) por las vías axiónicas sensitivas aferentes, inerva las superficies viscerales. Las neuronas implicadas son las cNs-CSF y utilizan las vías sensitivas del dolor mediante moléculas (NOS), GABA, 5-HT, Sustancia P. La modulación de las estructuras subcorticales puede ser un mecanismo importante por el cual la acupuntura ejerce sus complejos efectos multisistémicos
- **IG4 Hegu:** Dispersa el dolor al buscar el DEQI. Los celos como dolor social dolor provocan unas estimulaciones bidireccionales en una red de neuronal cortical y subcortical en el sistema límbico y paralímbico (entre el Núcleo de Accumbens (NA) y Giro Cingulado (GC)) más concretamente en el área 24 de Brodmann
- **B6 *Sanjinjiao*, V28 *Pangguangshu*, V32 *Ciliao*, V23 *Shenshu*, R3*Taixi*, VB20 *Fengchi*, VB34 *Yanglingquan*, IG4 *Hegu*, IG11 *Quchi*, E25 *Tianshu*, E36 *Zusanli*:** Fueron los puntos más referenciados en los metaanálisis. Otros fueron puntos en la cabeza (DUMAI – Método YNSA - Craneopuntura) justificados por la afectación de las patologías neurodegenerativas a las diferentes estructuras cerebrales (Sustancia Nigra, Locus Coruleus, Nervio Vago, etc)
- **B6 *Sanjinjiao*, VB20 *Fengchi*, VB34 *Yanglingquan*, IG4**

Hegu, IG11 *Quchi,* E36 *Zusanli,* H3 *Taichong,* DM20 *Baihui*: Provoca redistribución equitativa de la actividad neuronal (por prevención de neuroapoptosis) recuperando el déficit funcional de los bucles del motor estriatocorticales de sustancia nigra, Tálamo, Putamen, zonas motoras. Mejora los efectos cognitivos-conductuales por acción sobre el eje circuito cerebelo-tálamo-cortical (CTC),

- **Algunas vías de acción terapéuticas de la MTC**: aumentar los niveles del neurotransmisor Dopamina en los Ganglios Basales, modular múltiples neurotransmisores y sus receptores, modula las vías tales como vías de apoptosis, vía de autofagia, vías relacionadas con el estrés oxidativo, las vías de supervivencia, vías inflamatorias y angiogénicas, alivio de la lesión mitocondrial y la disminución de la pérdida de neuronas dopaminérgicas en la sustancia negra)
- La acupuntura aumenta niveles de TH, Dopa, y mejora la disfunción motora en patologías neurodegenerativas
- La acupuntura aumenta la proliferación y protección neuronal por aumento del BDNF y MCH
- **DM20 *Baihui* + DM14 *Dazhui*:** Aumenta la expresión génica del ARNm (5-HT, DA y AchE) en tejido hipocampal y recuperación de disfuncionalidad de redes corticoestriatales por aumento de expresión génica de DRD2
- **E36 *Zusanli*:** Regula la motilidad de músculos lisos de Vejiga e Intestinos (células de Cajal) por aumento de la expresión génica de la Cx43
- **E36 *Zusanli*, VB34 *Yanglingquan*, VB13 *Benshen*, DM24 *Shenting*:** Regula la actividad motora y comportamiento por restauración de daño, neuroplasticidad y neurogénesis en neuroblastos proliferantes migratorios y neuroblastos gliales, en Hipocampo, en Sustancia Nigra de GB, zona subgranular de Giro Dentado, Giro Precentral y CPF entre otras por aumento de expresión génica de BDNF
- **E36 *Zusanli*, VB34 *Yanglingquan*, DM20 *Baihui*, DM24 *Shenting*, DM14 *Dazhui*, P5 *Chize*, P6 *Kongzui*:** La acupuntura en estos puntos provoca la transmisión de la estimulación nerviosa por activación del nervio Vago al aumentar la expresión génica de AAAD y favoreces la producción de neurotransmisores (Dopamina, Serotonina 5-HT, Triptamina, Histamina, Tiramina y Feniletilamina)
- **V33, E36 *Zusanli*, P5 *Chize*, P6 *Kongzui*:** Regulan la

actividad vesical por modulación de la actividad de redes neuronales a nivel del tronco cerebral en Núcleo de Barrington y Núcleo Pontino a través de creación de reconexiones mediadas por aumento en la expresión génica de los sistemas GABAérgicos y opioides en tejidos cerebrales como Hipocampo, Medula y Cortex, afectando en los mecanismos de transducción de señales y respuesta inmune e inflamación.

- **E36 *Zusanli*, E25 *Tianshu*:** Regula la hipersensibilidad Vesical disminuyendo la expresión génica de los P2X2r y P2x3r (provocada por el aumento de la osmolalidad plasmática de los procesos inflamatorios crónicos → CALOR/HUMEDAD) que inducen a los receptores P2X de los Núcleos ParaVentriculares Hipocampales la estimulación simpática renal

- **E36 *Zusanli*:** Modula la respuesta vesical (y de los demás órganos ZANGFU) al modificar la comunicación de las redes neuronales de transmisión GABAérgicas y tisular orgánica (citoesquelética) por regulación de la expresión génica de GABA en dichos tejidos

- **RM12 *Zhongwan*, E25 *Tianshu*, E36 *Zusanli*, E37 *Shangjuxu*, PC6 *Neiguan*:** Reducen la ansiedad y el dolor en JIAO Medio/Inferior por bloqueo en sistema opioide interno al aumentar la OXT y los neuropéptidos Sust.P y NPY

- **Fitoterapia China:** La Revisiones Sistemáticas **Cochrane** determinan la eficacia de la Fitoterapia sobre la reducción general de los síntomas en mujeres con ITU entre otros mecanismos por modulación de neurotransmisores y control de daño neuronal causado por estrés oxidativo

- **Acupuntura Craneal (+YNSA):** El cuero cabelludo esta inervado por el nervio Trigémino y Rama Ascendente Auricular Vago (Par Craneal V y X) por las vías axiónicas sensitivas aferentes, igual que las superficies viscerales. Las neuronas implicadas son las cNs-CSF y utilizan las vías sensitivas del dolor mediante moléculas (NOS) , GABA, 5-HT, Sustancia P

- El eje de funcionamiento de la acupuntura craneal y método YNSA es NEURO – TRIGÉMINO – MENINGES - LÍQUIDO CEFALORRAQUÍDEO - CEREBRAL

- Las estructuras neurológicas interiores inervadas por las

cNs-CSF son: hipotálamo, núcleo pareventricular talámico, núcleo dorsal y ventral del rafe, núcleo lineal y médula espinal

- **Acupuntura Craneal (+YNSA, +DM20 *Baihui*):** Provoca neuroplasticidad y neurogénesis por aumento de la expresión génica del factor BDNF en estructuras y tejidos cerebrales y por otro lado disminución de lesión mitocondrial neuronal provocado por estrés oxidativo. Los celos como dolor social provocan estrés oxidativo y dañan estructuras adyacentes

Capitulo 5: ABORDAJE INTEGRATIVO DE LA CI/SVD. PROPUESTAS DE TRATAMIENTOS

Propuestas de puntos de acupuntura para control de cistitis celopática

A continuación proponemos una lista de puntos que pueden abordar el control de la cistitis independientemente de los mecanismos implicados. Esta lista solo es una herramienta de facilitación pero no sustituye en ningún modo ni motivo a la necesidad de realizar un diagnostico diferencial de patrón sindrómico del paciente. Las primeras coloreadas en azul claro son específicas para el tratamiento del síndrome Calor-Humedad en Vejiga, las siguientes en rojo claro para la etiología de fuego-calor en corazón, el resto son opcionales para añadidura según objetivo terapéutico a cubrir

Puntos	Explicación
RM3 Zhongji	Punto MU ventral de reunión de Vejiga. Limpia calor y drena humedad en Vejiga
V28 Pangguangshu	Punto SHU de transporte de Vejiga. Limpia calor y drena humedad en Vejiga
V22 Sanjiaoshu	Punto SHU de transporte del Triple Recalentador. Drena Humedad de JIAO Inferior
E28 Shuidao	Drena Calor Humedad del JIAO Inferior
B9 Yinlingquan	Drena Calor Humedad del JIAO Inferior. Abre los pasos de agua
V66 Tonggu	Limpia calor en Vejiga
V63 Jinmen	Punto de acumulación. Quita el dolor en Vejiga
IG11 Guqi	Elimina fiebre por calor

C8 Shaofu	Drena el fuego de corazón, limpia el fuego y calma la mente
ID2 Qiangu	Limpia calor en Intestino Delgado. Su uso es imprescindible porque el calor se transmite del corazón a la vejiga a través del ID
E25 Tianshu	Reduce la expresión de los receptores purinérgicos P2X2 y P2X3
E37 Shangjuxu	Reduce la expresión de los receptores purinérgicos P2X2 y P2X3
E36 Zusanli	Inervación de dermatomos L4-S2. Potencian la vejiga. Aumentan los marcadores Ki67 y Doublecortin-DCX para promover la neurogénesis y neuroplasticidad en Hipocampo y Giro Dentado
R3 Taixi	Inervación de dermatomos L4-S2. Potencian la vejiga. Mejora el gasto urinario
V23 Zhongliao	3ª raíz del nervio sacro. Inervación segmentaria del parasimpático
B6 Sanyinjiao	Inervación de dermatomos L4-S2. Potencian la vejiga
DM14 Dazhui	Elevan Dopamina, Serotonina y ACho por expresión génica en tejido neuronal
DM20 Baihui	Elevan Dopamina, Serotonina y ACho por expresión génica en tejido neuronal. Aumentan los marcadores Ki67 y Doublecortin-DCX para promover la neurogénesis y neuroplasticidad en Hipocampo y Giro Dentado. Alivio de la lesión mitocondrial y la disminución de la pérdida de neuronas dopaminérgicas en la sustancia negra, ajusta la función cerebral. Activar el Qi del Du Mai, regula el yang de todo el cuerpo, elevar el Qi claro para bajar el Qi turbio y armonizar el Qi y XUE (sangre).
IG4 Hegu	Suavizan el qi y la sangre, armonizan el yin y el yang, y suprimen el yang para extinguir el viento del giro dentado
VB34 Yanglingquan	Maestro de músculos y tendones. Rige la actividad neuromuscular. Mejora y restablece la actividad neuronal en corteza

	CPF y GC en pacientes. Aumentan los marcadores Ki67 y Doublecortin-DCX para promover la neurogénesis y neuroplasticidad en Hipocampo y Giro Dentado
IG11 Quchi	Suavizan el qi y la sangre, armonizan el yin y el yang, y suprimen el yang para extinguir el viento del giro dentado
H3 Taichong	Suavizan el qi y la sangre, armonizan el yin y el yang, y suprimen el yang para extinguir el viento del giro dentado
EX-NH1 Si Shen Cong (PC29)	4 puntos a 1 cun que rodean a DM20. Tratan alteraciones neurológicas, sensomotoras y psíquicas
DM24 Shenting	Aumenta el metabolismo en el centro pontino de control de la micción, el bulbo olfatorio, la corteza insular, la corteza orbitaria, la corteza preliminar, el cuerpo estriado, la corteza de asociación parietal, la corteza visual, la circunvolución cingulada y la corteza retrosplenial en el tálamo, el hipotálamo, el núcleo de la cama de la estría terminal, el pedúnculo cerebral, el tegmentum del mesencéfalo.
VB13 Benshen	Aumenta el metabolismo en el centro pontino de control de la micción, el bulbo olfatorio, la corteza insular, la corteza orbitaria, la corteza preliminar, el cuerpo estriado, la corteza de asociación parietal, la corteza visual, la circunvolución cingulada y la corteza retrosplenial en el tálamo, el hipotálamo, el núcleo de la cama de la estría terminal, el pedúnculo cerebral, el tegmentum del mesencéfalo.
VB20 Fengchi	Promueve QI y XUE de los meridianos yang en el cerebro para nutrirlo
Área 3 Corea	Trata temblores. Aumentar la expresión de BDNF y disminuir la pérdida de neuronas dopaminérgicas.
YNSA	Estimula la expresión de BDNF en tejido cerebral. El dolor emocional por los celos implica zonas neuronales de Puntos

	Ganglios Basales, Cerebro y Cerebelo. a la CPF en dolor crónico y AMG, GB, MVM en agudo

Propuesta de abordaje de puntos con mecánica WU XING o endopentacoordinación (Ciclos Sheng y Ko)

No nos vamos a centrar en el desarrollo de la teoría de diferenciación de patrones, pero vamos a exponer la metodología de elección de puntos para los posibles patrones que se dan en el síndrome en estudio: *"CALOR EXHUBERANTE EN CORAZÓN QUE DESBORDA HACIA INTESTINO DELGADO Y SE TRANSMITE A VEJIGA PROVOCANDO CALOR HUMEDAD EN VEJIGA".*

Si analizamos este síndromes vemos que el problema raíz (BEN 本) no es el problema manifestación (BIAO 标). En este caso la raíz (BEN) del problema son los celos que estaría definido por un proceso de agitación mental agudo (SHEN), siendo este un concepto psíquico que se alberga en el órgano (ZANG) Corazón según la MTC. Y la manifestación (BIAO) (cistitis) es la consecuencia

La fundamentación básica de uso de esta mecánica de principio terapéutico se pivota en 3 pilares fundamentales en donde se construyen los patrones sindrómicos:

1. Sólo hay 2 tipos de patologías, una SHI (de exceso) y otra XU (de insuficiencia)
2. Hay 2 tipos de naturalezas, una YANG y otra YIN

3. Teoría de los ZANG-FU

La teoría es fácil: donde hay exceso hay que dispersar y donde hay insuficiencia hay que tonificar, y dependiendo del órgano o entraña afectada hay que usar un punto u otro de ese terreno.

Posteriormente al aplicar la teórica de: (Moltó Ripoll, Guía de Acupuntura Psiquiatrica, 2014) (Maciocia, Los Fundamentos de la Medicina China, 2013)

1. Los ciclos de generación SHENG (Madre-Hijo) entre los 5 elementos (Fuego-Corazón/Intestino Delgado, Tierra-Bazo Páncreas/Estómago, Metal-Pulmón/Intestino Grueso, Agua-Riñón/Vejiga, Madera-Hígado/Vesícula Biliar)
2. Los ciclos de Control KE/KO (dominancia-contradominancia-inhibición) entre los 5 elementos (Fuego-Metal-Madera-Tierra-Agua)
3. Los ciclos de Explotación CHENG igual que el ciclo KO pero de forma excesiva que llega a debilitar a elemento controlado
4. Los ciclos de Oposición WU. (Insulto-Violación) De sentido contrario al KO donde el elemento que debe ser controlado se rebela al controlador
5. Los Puntos SHU antiguos (TING, IONG, IU, KING, HO) (Pozo, Manantial, Arroyo, Río, Mar)

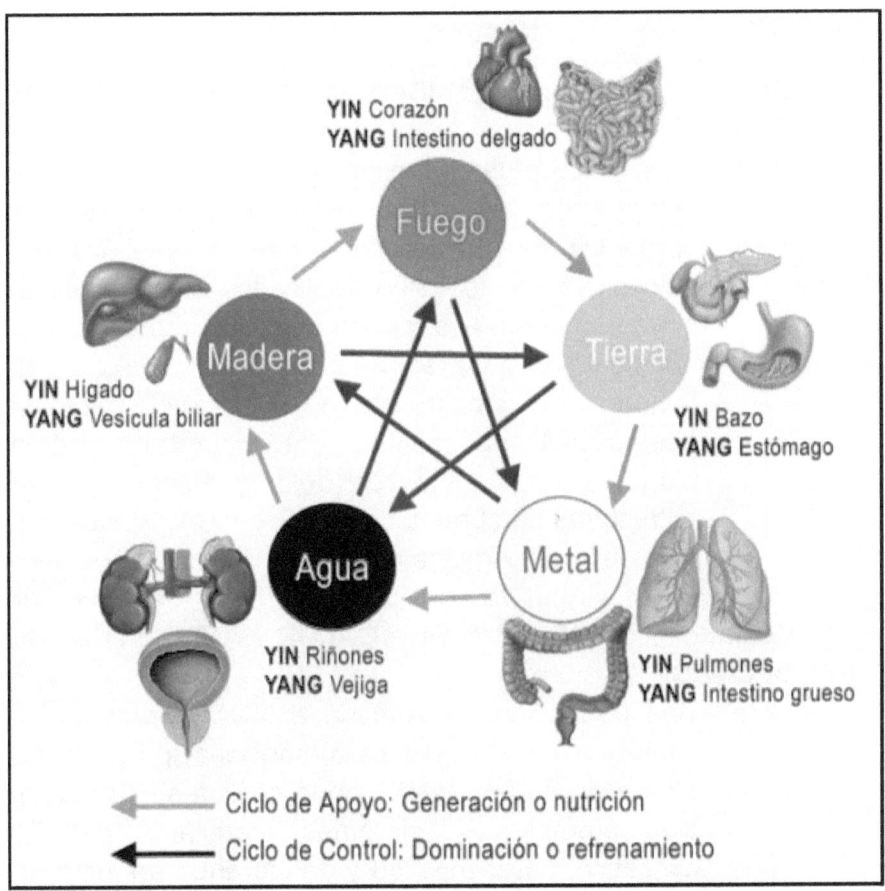

Ilustración 65. Esquema ciclos SHENG-KO

Conocer los puntos específicos de cada elemento ZANG-FU es crucial para elegir los principios de tonificación o dispersión, para ello adjunto la tabla resumen de la forma de tratamiento para facilitar el trabajo al lector. Tabla 2. Esquema de puntos según los ciclos SHENG-KO y puntos SHU Antiguos

Según este planteamiento tenemos pues:

1. **Un cuadro de exceso (SHI) de Corazón → FUEGO EXHUBERANTE**
   a. Una traducción aproximada a MOCC sería un colapso en las redes neuronales y estructuras cerebrales provocados por la percepción y vivencias celotipicas donde están implicados alteraciones de sinapsis neuronales, de los espacios intersinapticos, apoptosis y muertes neuronales, anulaciones de factores de crecimiento y plasticidad neuronal, alteraciones de niveles de neurotransmisores, bloqueos en las vías de dolor y afectaciones en estructuras cerebrales como CPP, CCA, Hipocampo, Giro dentado, Amígdala, núcleo pontino, SGPA, etc..

2. **Un cuadro evolutivo de exceso (SHI) de Intestino delgado → DESBORDE DEL CALOR HACIA INTESTINO DELGADO**
   a. Una traducción aproximada a MOCC sería que la evolución del colapso psicoemocional provoca una alteración del eje PINE donde implica afectación de vías aferentes y eferentes medulares del SN simpático, parasimpático y donde entra en juego un baile de diferentes hormonas, neuropéptidos, neurotransmisores, y microbiota intestinal, y/o disbiosis del microbioma, para provocar la SCO (Sensibilidad Cruzada de Órganos) a través probablemente de la red de neuronas especializadas del núcleo de Onuf en tramo L4-S2 (raíces del nervio pudendo)

3. **Un cuadro de doble exceso (SHI) de vejiga → CALOR HUMEDAD**
   a. Una traducción aproximada a MOCC sería un estado inflamatorio mediado por hiperexcitación motora y sensitiva a través de canales piezoeléctricos y receptores dopaminérgicos DRD2/3 entre sistema límbico y tejido urotelial, SCO, entre otros

mecanismos que provocan lesión crónica en mucosa por infiltración de citoquinas proinflamatorias (IL1, IL6, TNF) con o sin ulceraciones de Hunner y con o sin sobrecrecimiento bacteriano

4. **Un entorno de insuficiencia →HUMEDAD.** La humedad está provocada por un estado de agotamiento o consunción del elemento tierra (BAZO) secundario a estado de preocupación y obsesión

    a. Una traducción aproximada a MOCC sería un estado inflamatorio que unos de los posibles mecanismos y no el único que el estrés y dolor hace es que provoca aumento de cortisol sanguíneo y libre además de afectar al eje hipotálamo/Hipofisiario. El cortisol entre otros efectos puede degradar la capacidad de unión de fibrina y de los fibroblastos, debilitando los tejidos conectivos, cambiando así la capacidad de mecanismos de mecánica de fluidos (Fuerzas de Starling, presión hidrostáticas capilar, presiones osmóticas capilares e intersticiales) provocando inflamación y acumulo en espacio extracelular pudiendo debilitar las estructuras tisulares incluidas la de los vasos sanguíneos, de hecho no es infrecuente ver sangrados en procesos inflamatorios. (Sánchez García, 2018)

ZANG-FU	Puntos SHU Antiguos				Ciclos SHENG / KO	
	Ton (+)	Reg (+) BEN	Disp (-)	Disp (-) Dominancia	Ton (+) (+Madre BEN)	Disp (-) (+Abuelo BEN)
PULMON 03h-05h	P-9 Tierra TU	P-8 Metal KING	P-5 Agua HE	P-10 Fuego IONG	R-3 Tierra IU	C-8 Fuego IONG
I. GRUESO 05h-07h	IG-11 Tierra HE	IG-1 Metal TING	IG-2 Agua IONG	IG-5 Fuego KING	E-36 Tierra HE	ID-5 Fuego KING
ESTOMAGO 07h-09h	E-41 Fuego KING	E-36 Tierra HE	E-45 Metal TING	E-43 Madera IU	ID-5 Fuego KING	VB-41 Madera IU
BAZO-PANC 09h-11h	B-2 Fuego IONG	B-3 Tierra IU	B-5 Metal KING	B-1 Madera TING	C-8 Fuego IONG	H-1 Madera TING
CORAZON 11h-13h	C-9 Madera TING	C-8 Fuego IONG	C-7 Tierra IU	C-3 Agua HE	H-1 Madera TING	R-10 Agua HE
I. DELGADO 13h-15h	ID-3 Madera IU	ID-5 Fuego KING	ID-8 Tierra HE	ID-2 Agua IONG	VB-41 Madera IU	V-66 Agua IONG
VEJIGA 15h-17h	V-67 Metal TING	V-66 Agua IONG	V-65 Madera IU	V-40 Tierra HE	IG-1 Metal TING	E-36 Tierra HE
RIÑON 17h-19h	R-7 Metal KING	R-10 Agua HE	R-1 Madera TING	R-3 Tierra IU	P-8 Metal KING	B-3 Tierra IU
MC / PC / XB 19h-21h	MC-9 Madera TING	MC-8 Fuego IONG	MC-7 Tierra IU	MC-3 Agua HE	H-1 Madera TING	R-10 Agua HE
TC / SJ / TR 21h-23h	TR-3 Madera IU	TR-5 Fuego KING	TR-10 Tierra HE	TR-2 Agua IONG	VB-41 Madera IU	V-66 Agua IONG
V. BILIAR 23h-01h	VB-43 Agua IONG	VB-41 Madera IU	VB-38 Fuego KING	VB-44 Metal TING	V-66 Agua IONG	IG-1 Metal TING
HIGADO 01h-03h	H-8 Agua HE	H-1 Madera TING	H-2 Fuego IONG	H-4 Metal KING	R-10 Agua HE	P-8 Metal KING

Tabla 2. Esquema de puntos según los ciclos SHENG-KO y puntos SHU Antiguos (Gonzalez San Jose, 2017)

b. Por otra parte es necesario plantear hipótesis que las estructuras cerebrales afectadas por los celos como vivencia dolorosa (eje HHA hipotálamo-Hipofisiario Adrenal,) en ese mismo eje se regula mecanismos de regulación hídrico a través del sistema renina-angiotensina-aldosterona y del sistema hormona vasopresina (ADH) de la neurohipófisis

Por lo tanto establecido el análisis del patrón sindrómico, podemos ir desarrollando la elección del principio terapéutico y fórmula de tratamiento según el WU XING y puntos SHU: (Gonzalez San Jose, 2017).

El tratamiento para calmar el SHEN no se rige por este sistema de ciclos, pues la afectación del SHEN no es de por si un estado sindrómico, sino una afectación del psiquismo por lo cual elegiremos puntos mas comunes y específicos para ello: (Maciocia, La Psique en Medicina China, 2011)

1. Enfriar, dispersar y eliminar fuego de corazón→ Síndrome de FUEGO EXHUBERANTE CORAZON → **C7+C3+R10**
2. Enfriar, dispersar y eliminar fuego de Intestino Delgado → Síndrome de DESBORDE DE FUEGO EN ID → **ID8+ID2+V66**
3. Enfriar, dispersar y eliminar calor humedad de Vejiga → Síndrome de CALOR HUMEDAD EN VEJIGA → **V65+V40+E36**
4. Calmar SHEN → Síndrome de CALOR →**C7 *Shenmen*, C5 *Tongli*, V15 *Xinshu*, RM15 *Jiuwei*, DM24 *Shenting***
5. Tonificar Bazo→ Síndrome de HUMEDAD por INSUFICIENCIA →**B2+C8**
6. Eliminar y dispersar Humedad en JIAO Inferior → Síndrome de HUMEDAD EN JIAO INFERIOR → **SJ10+SJ2+V66**

Análisis de la fórmula de fitoterapia MTC DAO CHI SAN* (específica si el calor humedad procede del Fuego de Corazón trasmitido por ID)

Quizás la fórmula sin duda más idónea utilizada para este patrón sindrómico causado por la etiología de celotipia seria **DAO CHI SAN** *(Polvo para eliminar lo rojo).* Si bien la fórmula principal para tratar el calor-humedad es BA ZHENG TANG *(Polvo de los ocho ingredientes para rectificar),* este síndrome que está causado por fuego de corazón (fuego transmitido por intestino delgado) la fórmula idónea es DAO CHI SAN. Para su descripción habría que hacer un breve análisis de la formulación desde la óptica de la MTC pero antes recordemos la etiopatogenia desde la MTC. (Maciocia, La práctica de la Medicina China, 2009)

Después de analizar la fórmula analizaremos cada una de las materias por separado y así poder tener una visión más amplia de los mecanismos de acción de la formulación.

Principio Terapéutico del síndrome

Hemos visto que la etiopatogenia que analizaremos en MTC seria calor producido en ZANG corazón y que se desborda por FU Intestino delgado, y desde aquí se comunica a vejiga, provocando una invasión de calor en Vejiga. Es decir, nos encontraríamos en un síndrome urinario tipo Calor, que en vejiga se manifiesta con el factor patógeno humedad (de origen interna o externa), provocando a la larga el síndrome Calor-Humedad que se complica aún más en alimentación muy especiada (Pang & Abdullah, 2015) y en personas con XU (Insuficiencia de Bazo).

La humedad obstruye los pasos de agua y causa dificultad urinaria, y el calor provoca quemazón al orinar. Este síndrome de Calor-Humedad puede ser por calor plenitud (SHI / calor de Vejiga, Intestino Delgado, Corazón e Hígado) o por calor por insuficiencia (XU / Calor de Riñones).

El principio terapéutico se basa en los ocho métodos que en condiciones de plenitud/SHI hay que limpiar calor a través de los métodos de purgación (XIA FA), la eliminación (QING FA), la dispersión (XIAO FA) y en condiciones de vacio/XU hay que limpiar calor y nutrir YIN con el método de tonificación (BU FA) (Pener, 2010), (Maciocia, La práctica de la Medicina China, 2009), (Fei, Rui-Ji, & Qiao-Ling, 2012) (Miralles Garcia, Disuria y Estranguria, 2012) (Miralles Garcia & Campos Vilardebó, Prescripción, 2012)

Las prescripciones para depurar el calor se componen de materias que depuran calor, y sus funciones son depurar calor, drenar el fuego refrescar la sangre y resolver toxicidad, siendo éstas utilizadas para síndromes de calor interno.

El origen de estas fórmulas están en los textos clásicos donde hablan en las *"preguntas esenciales, Gran tratado sobre los fundamentos de la verdad suprema"* que .....para el calor refrescar, para la calidez aclarar. Este es el principio fundamental de tratamiento.

Durante las dinastías Song (960-1279), Jin (1115-1234) y Yuan (1271-1368), el se crearon fórmulas para tratar enfermedades de calor en los ZANG-FU. En el libro de Qian-Yi "Acceso a las medicinas y síndromes en enfermedades de los niños" (Xiao Er Yao Zheng Zhi Jue) habla de formulas como DAO CHI SAN (Polvo para remover el enrojecimiento) que mejoraron los tratamientos dirigiendo las acciones de las materias medicas de la fórmula hacia las regiones afectadas en los síndromes de calor. Esta forma de fitoterapia dirigida ha permanecido y sigue permaneciendo hasta tal punto que desde la creación de la R.P. China se hicieron multitud de investigaciones clínicas con estas formulaciones dirigidas para el tratamiento entre otras de enfermedades infecciosas agudas como meningitis epidémica, encefalitis japonesa tipo B, fiebre hemorrágica epidémica, hepatitis vírica, difteria, disentería bacilar, septicemias, etc.. (Fei, Rui-Ji, & Qiao-Ling, 2012), (Campos i Viladerbó & Miralles Garcia, 2016)

El principio terapéutico en condiciones de plenitud/SHI hay que limpiar calor y en condiciones de vacio/XU hay que limpiar calor y nutrir YIN. En nuestro caso de plenitud fuego-calor en intestino delgado, hay que recordar que el corazón como gobernador de la sangre y su relación interior/exterior con Intestino delgado hace que cuando hay calor en el YIN de Corazón, al tener naturaleza descendente se suma al calor intenso que sube y perturba el YIN de Corazón. Esto hace que el principio terapéutico en la formula, no solo sea dirigida a resolver refrescando el YIN, y dispersando el calor hacia la capa del QI sino que además se debe dirigir la materia para liberar y eliminar del Intestino Delgado el calor del YIN de Corazón fuera del Intestino Delgado.

Así pues encontramos en DAO CHI SAN (Polvo para remover el enrojecimiento) una combinación de las siguientes materias para depurar calor del corazón en niños, eliminar irritabilidad y conducir calor hacia abajo

- SHENG DI HUANG (Radix Rehmanniae)
- ZHU YE (Herba Lophatheri):
- MU TONG (Caulis Akebiae)
- GAN CAO (Radix Glycyrrhizae Uralensis)

A esta fórmula se le pueden combinar materias u otras formulas para 2 opciones: (Miralles Garcia & CamposVilardebó, Materia Medica, 2012) (Fei, Rui-Ji, & Qiao-Ling, 2012)

1. Depurar el calor en el corazón: Se explica porque el calor exuberante en el meridiano de corazón, consume y daña el YIN y XUE (Sangre) y esto retroalimenta la gravedad de calor en el meridiano. Por eso las materias usadas en esta fórmula son

para nutrir XUE, enriquecer YIN y depurar calor; siendo esta una importante estrategia raíz-rama.

  a. SHENG DI *(Radix Rehmanniae)*: Nutre YIN y JINYE, depura calor y refresca XUE

2. Eliminar agua y liberar la estranguria: DAO CHI SAN elimina agua y libera orina. Se explica en la relación interior/exterior que mantienen Corazón e Intestino Delgado de manera que el calor en el meridiano de Corazón se transfiere al del Intestino Delgado causando descarga de orina rojiza, estranguria y disuria

  a. CHE QIAN ZI *(Semen Plantaginis)*
  b. HUA SHI *(Talcum)*
  c. DENG XIN *(Medulla Junci)*
  d. GAN CAO SHAO *(Radix Glyzyrrhizae Tenuis)*

Análisis de la fórmula DAO CHI SAN

En MTC las fórmulas no son una mera colección de materias medicinales, donde las acciones de las sustancias se van añadiendo unas a otras. La complejidad de las recetas no proviene de su dificultad memorística sino de capacidad en comprender las sinergias que se producen y este concepto se aplica a cualquier herramienta terapéutica de la MTC. Como se observará, el concepto de sinergia, adaptado a cada estrategia o acción concreta, requiere una construcción determinada de cada fórmula en la que las materias jugarán un determinado papel o rol, conocido también como jerarquía. Así pues en DAO CHI SAN (Polvo para remover el enrojecimiento) hay una combinación estratégica de las siguientes materias para depurar calor del corazón en niños, eliminar irritabilidad y conducir calor hacia abajo

- SHENG DI HUANG (Radix Rehmanniae)
- ZHU YE (Herba Lophatheri):
- MU TONG (Caulis Akebiae)

- GAN CAO (Radix Glycyrrhizae Uralensis)

Aunque el Nei Jing no alude especialmente a la prescripción de materias medicinales, el capítulo 74 del Suwen destaca lo siguiente: *"el ingrediente que trata principalmente la enfermedad es el emperador, el que le ayuda es el ministro y el adjunto al ministro es el mensajero"*.

La traducción en español, debido a la existencia de género condiciona el femenino puesto que denominamos 'materia' al ingrediente. Como se desprende del clásico, la jerarquía se asemeja al gobierno de un país. Posteriormente se fue implementando hasta la que ha llegado a nuestros días. (Miralles Garcia & Campos Vilardebó, Prescripción, 2012)

Hanzi	Pinyin	Significado general	Término traducido y significado en Prescripción
君	Jūn	Monarca, soberano... Jūnzi 君子: Hidalgo Dìjūn 帝君: Emperador, emperatriz .Jūnzhǔ 君主: Monarca, soverano	Emperatriz: materia con mayor capacidad para tratar el síndrome principal en cada momento, de acuerdo al principio terapéutico elegido. A menudo se alude a la emperatriz en el nombre de la fórmula. En muchas ocasiones es la materia con una mayor presencia (dosis más alta).
臣	Chén	Ministro	Ministra. Tiene dos funciones: 1. Ayudar a la Emperatriz en su función. 2. Tratar síndromes secundarios contemplados en el principio terapéutico.
左	Zuǒ	Asistente	Asistente o Adjunta. Realiza varias posibles funciones: 1. Refuerza a las materias anteriores o trata el síndrome menos importante. 2. Controla la toxicidad o suaviza las acciones de la Emperatriz o Ministra. 3. Realiza funciones opuestas a la Emperatriz, por ejemplo para inducir al desbloqueo. Se aplica en fórmulas muy complejas.
使	Shǐ	Mensajero, envío, conductor/a, guía	Conductora y/o Moderadora. Como su nombre indica, realiza dos funciones: 1. Conduce los efectos terapéuticos de las sinergias hacia una localización concreta del organismo. 2. Armoniza y modera los efectos del resto de materias.

Tabla 1.3 Rol o Jerarquía de las materias en una fórmula.
Fuente: Miralles, 2008.

Esta estructura rara vez aparece completa en una fórmula y lo más habitual son las fórmulas con Emperatriz, Ministras y Conductora. Si las materias utilizadas no son tóxicas o el principio terapéutico incluye pocas acciones, puede no haber materias Asistentes. Otra circunstancia bastante común es la de materias que hacen la doble función de Ministra o Asistente y Conductora, puesto que actúan en los meridianos o zonas donde se localiza la patología. En muchos casos la jerarquía es importante a la hora de adaptar la fórmula. Readaptando la dosis de cada materia podemos cambiar el rol general y la sinergia se centra en un principio terapéutico distinto.

NOMBRE	DAO CHI SAN (Guía del polvo rojo)	
OTROS NOMBRES	• Rehmannia y Akebia Formula • Polvo para conducir el fuego del corazón hacia abajo • Conducir el polvo de enrojecimiento (calor) • Polvo de tallo de rehmannia fresca y clemátide para conducir el fuego hacia abajo • Polvo Inductor de Fuego	
MATERIAS (HIERBAS)	**ACCIONES**	**DOSIS**
SHENG DI HUANG (*Rx. Rehmanniae*).	• Enfría el fuego del corazón, nutre el Yin, enfría la sangre y genera fluidos.	5-30g.
MU TONG (*Caulis Akebiae*)	• Elimina el calor del canal del corazón y elimina el calor y promueve la micción a través del canal del intestino delgado. • Con Dan Zhu Ye y Sheng Di Huang, para úlceras bucales, ardor de garganta, irritabilidad e insomnio debido a Fuego de Corazón.	3-12g
DAN ZHU YE (*herba lophatheri*)	• Alivia la irritabilidad al eliminar el calor del corazón. • Con Mu Tong y Sheng Di Huang, para el calor en canal de Corazón que se manifiesta como calor e irritabilidad en el pecho, llagas en la boca y la lengua y orina oscura y escasa.	3-10g
GAN CAO (SHAO) (*Radix Glycyrrhizae*)	Las puntas tratan la disfunción urinaria dolorosa, alivian la	3-10g

	toxicidad y armonizan.
ACCIONES DE LA FORMULA	• Despeja el corazón • Nutre Yin • Promueve la micción • Alivia el síndrome de Lin
SINDROMES	• Fuego de Corazón ardiendo (exuberante) • Exceso (SHI) de calor en Intestino delgado • Deficiencia (XU) de YIN de Corazón y Riñón • Calor en canales de Corazón e Intestino Delgado
MANIFESTACIONES CLÍNICAS	• Cara roja • Fatiga y Astenia • Fiebre • Hematuria (también ocasional) • Inquietud • Irritabilidad • Irritabilidad con sensación de calor en el pecho • Llagas en la lengua • Micción áspera • Micción corta y vacilante • Micción dolorosa (punzante) • Micción lenta • Oliguria • Orina oscura y escasa • Puede haber llagas alrededor de la boca • Sed con ganas de tomar bebidas frías • Sensaciones cálidas en el pecho **LENGUA:** Roja **PULSO:** Rápido
TRATA	• Aftas • Amenorrea • Blefaritis • Cistitis

- Depresión
- Desorden bipolar
- Disuria
- Dolor de lengua
- Dolor de muelas
- Dolor lumbar
- Eccema agudo
- Encefalomielitis miálgica
- Enfermedad de Alzheimer
- Espermatorrea
- Esterilidad
- Estomatitis
- Estrangulamiento
- Estreñimiento
- Exantema maculoso
- Fatiga
- Glomerulonefritis aguda
- Glositis
- Gonorrea
- Hematuria
- Herpes oral
- Hipertrofia prostática
- Infección de herpes
- Infección de la cavidad oral
- Infecciones agudas del tracto urinario.
- Insuficiencia cardíaca congestiva
- Mal aliento
- Mareo
- Neurastenia
- Neurosis
- Neurosis de ansiedad
- ojos rojos
- Oliguria
- Parotitis infecciosa
- Pesadillas
- Prostatitis
- Pterigion
- Senilidad

	• Síndrome del virus de Epstein-Barr • Sordera • Tinnitus • Tordo • Trastorno de pánico • Úlceras de lengua • Uretritis
CONTRAINDICACIONES	• Tener cuidado con las personas con deficiencia (XU) de bazo y estómago. • Esta fórmula puede no ser apropiada para las personas con estomatitis repetitiva.
INTERACCIONES CON OTRAS HIERBAS O DROGAS	Ninguna
NOTAS	Esta fórmula está especialmente indicada en niños
MODIFICACIONES	Dependiendo de los síntomas asociados se pueden añadir otras materias dirigidas a esos síntomas

Tabla 3. Análisis de DAO CHI SAN por Joel Penner. (Pener, 2010)

Análisis de las materias médicas (hierbas) que componen DAO CHI SAN

En esta fórmula se utilizan materias en función del principio terapéutico elegido según el diagnostico diferencial de síndrome o patrones para limpiar calor a través de los métodos de purgación (XIA FA), la eliminación (QING FA), la dispersión (XIAO FA) en condiciones de plenitud/SHI y limpiar calor y nutrir YIN con el método de tonificación (BU FA) en condiciones de vacio/XU. (Miralles Garcia & CamposVilardebó, Materia Medica, 2012). (Miralles Garcia & Campos Vilardebó, Materia Médica 2, 2012) (Méndez & Garay, 2015)

Las investigaciones sobre materias médicas en al campo de la farmacología y de la patología están siendo cada vez más abundantes, hoy en día ya se están estableciendo puentes de entendimiento y de "traducción" de síndromes de MTC a conceptos y lenguaje científico, así pues entendemos por ejemplo que los signos propios de una infección en MOCC es enrojecimiento, calor, dolor y/o inflamación; así pues un proceso sindrómico de MTC de calor puede corresponder a un proceso de respuesta excesiva inmunitaria, infecciosa, inflamatoria, etc…y la sintomatología depende del tejido o sistemas afectos.

En este sentido existen estudios donde se mide por ejemplo la eficacia de SHENG DI HUANG (Radix Rehmanniae) por medio de test ELISA para abordaje de de síndrome de Sjögren controlando los procesos inflamatorios que provocan la apoptosis de células epiteliales de la mucosa glandular salivar (Chang, y otros, 2015) lesiones nefríticas por Lupus Eritematoso Sistémico (Chang, y otros, 2017) o procesos inflamatorios de vías respiratorias o lesiones de mucosa intestinal en la enfermedad de Cröhn mediados por la toxina Proteína Catiónica de Eosinófilos (ECP) secretada bajo estados inflamatorios (Chang, y otros, 2010).

En este mismo estudio se hace análisis de otras materias que están incluidas en esta fórmula, y se determina que se redujeron el 90% de la afinidad en la interacción ECP-célula. Entre estas materias están GAN-CAO, SHENG-DI-HUANG, DAN-GUEI Y MU-TONG fueron potencialmente eficaces.

En el caso de la cistitis no infecciosa hay un proceso inflamatorio que provoca que las células de la pared y tejido epitelial de la vejiga desarrollen una hiperrespuesta fisiológica. En este sentido estudios con fórmulas que contienen SHENG DI HUANG puede mejorar la hiperactividad vesical continua y suprimir la sobreexpresión de la proteína del receptor purinérgico P2X2, P2X3, M2 y M3 de la mucosa, así como la sobreexpresión de la proteína del receptor M2 y M3 del detrusor. Otra vía para reducir la hiperactividad se produce porque previene la sobreexpresión del receptor TRPV1 en la mucosa vesical e inhibir la sobreexpresión del receptor P2X3 en la mucosa vesical. (Lee, Wu, Chuang, Tain, & Chinag, 2016).

Recordemos que estos receptores estan muy presentes en los núcleos paravetriculares del hipocampo (PVN). Los aumentos en la osmolalidad plasmática (como ocurre en un proceso inflamatorio, inmune, infeccioso) activan el PVN, que a su vez aumenta la respuesta fisiológica al aumentar la liberación de arginina vasopresina y la actividad nerviosa simpática a los órganos terminales como el riñón. El PVN expresa una abundancia de receptores purinérgicos, incluidos los receptores P2X2. (Ferreira-Neto, Ribeiro, Moreira, Yao, & Antunes, 2017)

SHENG DI HUANG 生 地 黄 (Radix Rehmanniae recens) - Rehmannia glutinosa Libosch	
Grupo	Eliminan Calor
Subgrupo	Enfrían la Sangre
Naturaleza	Fría
Sabor	Dulce y Amarga
Tropismo	Corazón, Hígado, Riñón
Clave	Enfría la Sangre, elimina Calor en Ying y Xue, genera líquidos y nutre el Yin.
Dosis diaria	9-30 grs
Acciones e Indicaciones	• Elimina Calor que ha penetrado en el aspecto Ying: fiebre alta, agitación, sed y lengua púrpura. • Elimina Calor que penetra en el aspecto Xue y provoca hemorragias. • Genera líquidos y nutre el Yin. Trata Insuficiencia Yin con Calor que daña los Jinye: boca seca, dolor de garganta y febrícula crónica. También puede utilizarse para tratar diabetes. • Hidrata el Intestino y trata el estreñimiento.

Comparaciones y sinergias importantes	• Con Radix Rehmanniae praeparata - Shu Di Huang. La forma preparada es más dulce que la cruda y se suele emplear para nutrir la Sangre de Hígado, Yin y Jing de Riñón. La materia cruda es más amarga y fría, por lo tanto es más efectiva eliminando Calor y enfriando la Sangre que nutriendo Yin y Xue. • La raíz fresca, Xian Di Huang, es más efectiva a la hora de enfriar Xue, generar líquidos y calmar la sed. Se utiliza para el control de la diabetes. Se puede tomar directamente su jugo.
Contraindicaciones	Síndrome de Insuficiencia de Bazo con acumulo de Humedad, plenitud abdominal y heces sueltas.
Toxicidad	• En raros casos puede provocar efectos secundarios como diarrea, dolor abdominal, vértigo, fatiga o palpitaciones, síntomas que remiten espontáneamente. • A dosis muy altas produce cefalea, vértigo, debilidad, contracción y pérdida del reflejo pupilar, coma, labios cianóticos, hipotensión y arritmias.

MU TONG 木 通 *(Caulis Akebiae) – Akebia trifoliata/quinata*	
Grupo	Drenantes de la Humedad
Subgrupo	
Naturaleza	Fresca
Sabor	Amarga
Tropismo	Corazón, Intestino delgado, y Vejiga

Clave	Elimina fuego y Humedad-Calor por diuresis, estimula la lactancia
Dosis diaria	3-9 grs
Acciones e Indicaciones	• Elimina Fuego del Corazón mediante enfriamiento y diuresis, actuando en el Intestino Delgado: trata la irritabilidad, úlceras bucales y linguales, acompañadas de oliguria. También elimina Fuego de Pulmón, Intestino Delgado y Vejiga. • Elimina Humedad - Calor en la Vejiga por diuresis. Se emplea para tratar disuria con orina escasa y dolor. También se puede utilizar para tratar edema y ascitis. • Estimula la producción de leche (galactógena) en caso de leche insuficiente. • Tiene cierta acción desbloqueante de los vasos sanguíneos. Se utiliza también en el tratamiento de amenorrea, poco común, y Síndrome Bi con rigidez y dolor articular.
Comparaciones y sinergias importantes	
Contraindicaciones	• Usar con precaución durante el embarazo y en síndromes de Insuficiencia Yin. • Puede afectar al Yin y a los líquidos, por lo que no se utiliza si no existe Humedad - Calor.
Toxicidad	Puede estar adulterada por Caulis Aristolochiae manshuriensis - Guan Mu Tong, que presenta nefrotoxicidad por contener ácido aristolóquico en su composición.

DAN ZHU YE 淡 竹 叶 *(herba-folium lophatheri)-* *Lophatherum gracile Brongn.*	
Grupo	Eliminan calor
Subgrupo	Drenan calor y fuego
Naturaleza	Fría
Sabor	Dulce e insipida
Tropismo	Corazón, intestino delgado y Estómago
Clave	Elimina Calor - Humedad a través de la diuresis, trata la irritabilidad debida a Calor y genera Jinye.
Dosis diaria	6-15 grs. No hacer decocción larga

Acciones e Indicaciones	• Es una de las materias principales para eliminar:
	   • Calor y Fuego de Corazón y Pulmón, con síntomas como irritabilidad y sed.
	   • Fuego en Corazón o Estómago que se manifiesta con úlceras bucales, inflamación y dolor gingival.
	 • Elimina, mediante diuresis, Humedad - Calor de Intestino Delgado y Vejiga que se manifiesta con síntomas como disuria, oliguria, irritabilidad, sed, úlceras bucales y punta de la lengua de color rojo oscuro.

Comparaciones y sinergias importantes	Con Fructus Gardeniae - Zhi Zi. Ambas eliminan Calor, tratan la irritabilidad y son diuréticas. Sin embargo, Zhi Zi es amarga y fría mientras que Dan Zhu Ye tiene

	una naturaleza más suave. Zhi Zi penetra en los aspectos de Qi y Xue, mientras que Dan Zhu Ye sólo actúa en el aspecto Qi. Además, Zhi Zi elimina Calor de Sanjiao, refresca la Sangre y elimina toxicidad en Hígado y Vesícula Biliar; es especialmente efectiva tratando la irritabilidad. Dan Zhu Ye, en cambio, es más efectiva tratando las úlceras bucales debidas a Calor en el Corazón.
Contraindicaciones	
Toxicidad	

GAN CAO (SHAO) 甘 草 *(Radix Glycyrrhizae)- Glycyrrhiza uralensis Fisch*	
Grupo	Tonifican
Subgrupo	Tonifican el QI
Naturaleza	Neutra (Tibia en la forma preparada).
Sabor	Dulce (tradicionalmente se decía que presentaba los 5 sabores).
Tropismo	Los 12 Meridianos, especialmente Corazón, Pulmón, Bazo y Estómago.
Clave	Tonifica el Qi de Bazo, hidrata el Pulmón, elimina Fuego y modera la acción de otras materias.
Dosis diaria	3-9 grs
Acciones e Indicaciones	• Tonifica el Bazo. Se usa en Síndrome de Insuficiencia de Qi de Bazo con respiración corta, lasitud, y heces sueltas. • Tonifica el Qi de Corazón y regula el pulso: pulso irregular y/o palpitaciones.

	• Hidrata el Pulmón, calma la tos y las sibilancias, tanto en caso de Frío como de Calor, y en tos productiva y no productiva. • Elimina Calor tóxico o Fuego. Trata carbúnculo, úlceras, o dolor de garganta. • Se puede usar como antídoto de sustancias tóxicas (envenenamiento por drogas o alimentos). • Modera las acciones de otras materias.
Comparaciones y sinergias importantes	
Contraindicaciones	En caso de Humedad en el Jiao Medio con plenitud y distensión en tórax y abdomen, vómitos.
Toxicidad	• A altas dosis puede causar retención de líquidos, hipertensión, espasmos, entumecimiento y mareo. Su uso es inapropiado en pacientes con edema, hipertensión, hipocalcemia, o fallo cardíaco congestivo. • Pueden presentarse alergias con síntomas como urticaria, náuseas, vómitos, diarrea, asma, o shock anafiláctico.
Observaciones	• Tiene efecto analgésico y antiespasmódico cuando se combina con Radix Paeoniae albae - Bai Shao. • La materia cruda elimina Fuego y Calor tóxico, mientras que procesada, tostada con miel, tiene una acción tonificante y moderadora. En épocas anteriores la materia

	procesada, Radix Glycyrrhizae cum melle tosta - Zhi Gan Cao, se utilizaba mucho más que la cruda; especialmente en el estilo de prescripción del Shang Han Lun.

Alimentos recomendados y evitables para la prevención y tratamiento de las CI y SVD

A continuación se expone una tabla resumen de los alimentos que se ha demostrado que son favorecedores de CI/SVD y otros que son menos favorecedores, que previenen su aparición o sirve de base de tratamiento

EVITAR	RECOMENDABLES
BEBIDAS: • Café (cafeinado y descafeinado) • Té (con cafeína) • Bebidas carbonatadas (cola, dietéticas y sin cafeína) • Bebidas alcohólicas (licor, cerveza, vino y champaña).	BEBIDAS: • Agua • Leche entera y baja en grasa • Bebidas de granos
FRUTAS: • Pomelo • Naranja • Piña • Limón	FRUTAS: • Sandia • Pasas • Peras • Aguacate • Arándanos • Melon
VEGETALES: • Tomate • Pimientos picantes • Cebolla	VEGETALES: • Esparrago • Brócoli, Colifror • Coles de Bruselas, Repollo • Zanahorias • Apio • Pepino • Setas y Hongos • Chícharos (Guisantes) • Patatas (blancas y dulces) • Rábanos

	• Squash • Espinacas • Calabacín • Batatas
OTROS ALIMENTOS: • Chile • Rábano picante • Vinagre • Glutamato monosódico • Edulcorantes artificiales • Sacarina • Nueces • Comida picante • Comida tailandesa • Comida india • Comida mexicana	OTROS ALIMENTOS: • Pollo • Huevos • Pavo • Carne de vaca • Cerdo • Cordero • Productos del mar (camarones, salmón y atún) • Avena • Arroz • Pretzels • Palomitas de maíz

Tabla 4. Alimentos recomendables y evitables en CI/SVD. (Pang & Abdullah, 2015)

Los alimentos fermentados para el mantenimiento y repoblación de la microbiota intestinal y psicobiotica (Por Dña. María José Cabrerizo de Diego y D. Saúl Marcos Pola, Chef de Cocina)

Tenemos que tener en cuenta los factores que intervienen en la mayor aparición de una infección urinaria en mujeres frente a los varones. En ellas la longitud de la uretra y la distancia entre esta y el ano es menor, por lo que es más fácil que accedan a ella microorganismos provenientes del tracto digestivo.

Tras su salida del ano, contaminan la región vaginal y peri uretral. A partir de aquí pueden acceder a la vejiga urinaria. La infección se desarrolla con mayor frecuencia en la vejiga pero, a veces, puede propagarse a los riñones."

Según lo investigado hasta ahora, "la microbiota urinaria está compuesta principalmente por *lactobacilos* y, en menor medida, por géneros de bacterias Streptococcus, *Staphylococcus, Corynebacterium* y *Gardnerella"*

Si integramos el reequilibrio intestinal en las actuaciones a llevar a cabo con la paciente, nos aseguramos de influir favorablemente en el ecosistema. Tengamos en cuenta que casi siempre, un microorganismo no es patógeno de por sí, sino que cuando su entorno se desestabiliza, prolifera de tal forma que se convierte en patógeno, un ejemplo es la *E. Coli*, uno de los principales actores en caso de infección urinaria.

Por otro lado, mantener en equilibrio las colonias de *Lactobacillus* y la mucosa vaginal, es la barrera natural para evitar infecciones en las vías urinarias. Por lo que es crucial no sólo para el tratamiento, sino también para evitar recidivas. En sus procesos metabólicos producen biocinas (bactericidas como el agua oxigenada), que eliminan o controlan las colonias de patógenos, además, ocupan un espacio que de otra manera utilizarían estos últimos, evitando que puedan adherirse a la mucosa, y si lo hacen, por cercanía les resultan "incómodos". Pero además, a nivel intestinal, ayudan a estimular el sistema inmunitario.

"El mutualismo *Lactobacillus*–mucosa vaginal. Se expresa por tres mecanismos principales: 1.- la interferencia con la colonización de las mucosas, 2.- la producción de compuestos antimicrobianos y 3.- la coagregación con los patógenos potenciales.". *(Evaristo Suárez et al. "La microbiota vaginal: composición y efectos beneficiosos. Consenso sobre usos de los probióticos en Ginecología".)*

En este mismo estudio, el Consenso de la Asociación Española de Estudio de la Menopausia sobre la utilización probiótica de *lactobacilos* en la prevención/terapia de la infección vaginal. Recomienda el uso de probióticos vía vaginal y oral.

La integración en la dieta de alimentos fermentados naturalmente en casa, va a ayudar de una forma directa, puesto que contienen múltiples cepas que hemos reproducido en el proceso de fermentación libre, esto es, lo que se denomina un campo sintrópico. Por lo que ayudar a la paciente a implementar prácticas contempladas por la "Nutrición simbiótica" *(Lázaro, Luis Antonio y Urederra, Ander. Nutrición Simbiótica. Ediciones i, 2017.),* entre las que se destaca este tipo de alimentos que va a incidir beneficiosamente en el proceso curativo y al mantenimiento posterior de un ecosistema resistente. Si se puede dar una translocación negativa, quiere decir que podemos reequilibrar el intestino para que la contaminación entre ano y vagina sea positiva, esto es, que dominen las bacterias beneficiosas para restablecer el ecosistema.

Las bacterias acidolácticas BAL que utilizamos en muchos alimentos fermentados, son también psicobióticos. Esto es, cepas que actúan como psicofármacos. Puesto que como veremos más adelante, hay un diálogo directo entre el intestino y el cerebro, aunque más correctamente hablaremos del eje microbiota-intestino-cerebro.

Otro factor importante a destacar, es la implicación del paciente en su proceso de sanación.

Habitualmente exigimos como pacientes resultados, estamos acostumbrados a que los proporcione la "píldora mágica", cuando realmente la enfermedad es el resultado de muchos factores que se han alineado, y entre ellos, la mayoría, nos implica directamente como enfermos. El hecho de integrar al paciente como sujeto activo, hace que por un lado no eluda su responsabilidad, por ejemplo, siguiendo con un estilo de vida que no le favorece, que aprenda a discernir entre "actuaciones" sanas e insanas; y por otro lado, ayudarle a implementar en el día a día herramientas sencillas y cómo de una forma simple puede actuar directamente sobre su salud. La alimentación para este caso es la clave.

Que sea consciente de cómo se integran los distintos ecosistemas del cuerpo y cómo afectan a la salud global, tanto física como emocional; y cómo los alimentos fermentados juegan un papel crucial para el mantenimiento de nuestro ecosistema intestinal y la influencia de este en el organismo.

En Occidente, hemos derivado a terceros nuestra alimentación, y esta implica directamente a nuestro estado de salud. No nos "paramos" a "cuidarnos", en una sociedad en la que la rapidez y lo inmediato prima. El hecho de reservar un tiempo para preparar alimentos que nos nutran, a nosotros y a nuestros microorganismos, es algo que hay que recuperar, y en el caso de enfermedad, nos hace conscientes de nuestro entorno, recuperamos tiempo para "nosotros" y hacernos partícipes directos del proceso.

Son muchas las referencias del papel de la microbiota en la salud y las consecuencias durante los procesos mórbidos en todos los sistemas de mantenimiento y control del cuerpo humano, más allá de lo que se creía acotado al sistema digestivo. Este ecosistema biótico intestinal depende de la alimentación, y dentro de esta los alimentos fermentados desempeñan un rol realmente espectacular. La fermentación como proceso natural de conservación junto con los métodos tradicionales de contacto con el alimento recién recolectado aseguraba una forma de simbiosis microbiana entre el hombre y su entorno. Esto hoy ya prácticamente no existe y queda reducido a núcleos rurales. Tenemos una alimentación demasiado procesada y de abundantes químicos con fines conservantes y demás características, y estamos abandonando costumbres alimenticias de preservación como la fermentación. El exceso cuasi obsesivo de la asepsia con productos y medicamentos generalmente antibióticos ha llevado a crear estados disbióticos en cualquiera de los sistemas, por ejemplo dérmicos, intestinales etc. Esta disbiosis es la causa de infecciones, y otras enfermedades degenerativas.

La presencia de ingredientes bacterianos vivos (generalmente especies de *lactobacilos*) puede conferir beneficios para la salud cuando están presentes en cantidades suficientes. El papel de los probióticos en el cáncer colorrectal puede estar relacionado en parte con la supresión de bacterias colónicas dañinas, pero otros mecanismos inmunes están involucrados. Los efectos anticancerígenos fuera del colon fueron sugeridos por un informe japonés de tasas alteradas de recurrencia del tumor de vejiga después de la ingestión de un probiótico particular. Las células dendríticas juegan un papel central en la regulación general de la respuesta inmune que puede ser modificada por los probióticos. La evidencia sugiere fuertemente que las células asesinas naturales (NK) son las células efectoras antitumorales involucradas y la actividad de las células NK se correlaciona con el efecto antitumoral. También se sabe que las células dendríticas (DC) son responsables del reclutamiento y la movilización de las células NK, por lo que se puede inferir que las células DC tienen más probabilidades de ser el punto de interfase en el que actúan los probióticos (Feyisetan, Tracey, & Hellawell, 2012)

La esperanza de abordaje de enfermedades degenerativas hasta ahora con pocos resultados o difícilmente tratables se le abren nuevas y esperanzadoras puertas con la alimentación probiótica y uso de fermentados como Kombucha, Kimchi, Kefir, Yogurt, Queso, Kavass, Chucrut, etc.

Así pues un reciente estudio de metaanálisis sobre la alimentación con fermentados y riesgo de diferentes tipos de cáncer expone que los productos fermentados son ricos en nutrientes y contenido probiótico, lo que genera optimismo debido a su potencial en la prevención y el tratamiento del cáncer. Se realizaron búsquedas en las bases de datos PubMed, Embase y CNKI para todos los estudios disponibles hasta julio de 2018 sobre la asociación entre la ingesta de alimentos fermentados y el riesgo de cáncer. El odds ratio (OR) correspondiente al intervalo de confianza del 95% (IC del 95%) se utilizó para evaluar la asociación mediante un metaanálisis de efectos aleatorios. Finalmente, 61 estudios cumplieron con los criterios de inclusión para nuestro estudio, con 1,962,774 participantes y 38,358 casos de cáncer. En general, se encontró que la evidencia estadística de una disminución significativa del riesgo de cáncer estaba asociada con la ingesta de alimentos fermentados (OR = 0,86; IC del 95% = 0,80-0,92) en estudios de cohortes. El consumo de yogur fue significativamente con una disminución del riesgo de cáncer en la comparación general (OR = 0.87, IC 95% = 0.80-0.95) y en los estudios de cohortes (OR = 0.81, IC 95% = 0.74-0.88). En términos de análisis de subgrupos por tipo de cáncer, la ingesta de alimentos fermentados disminuyó significativamente el riesgo de cáncer de vejiga, cáncer colorrectal y cáncer de esófago. En análisis estratificados, se encontró una disminución significativa del riesgo de cáncer colorrectal asociado con la ingesta de queso. El consumo de yogur disminuyó significativamente el cáncer de vejiga y el riesgo de cáncer colorrectal. El metaanálisis indicó que la ingesta de alimentos fermentados se asoció con una disminución general del riesgo de cáncer. Unos de los sorprendentes hallazgos dentro de los estudios usados es que los probióticos de los alimentos fermentados fue capaz de mediar la eficacia anti-PD-L1 al alterar la actividad de las células dendríticas y mejoró las respuestas de células T CD8 +   incluso para erradicar tumores. (Zhang, Dai, Liang, Zhang, & Deng, 2019)

En otra reciente revisión sistemática y metanalisis sobre factores de riesgo de cáncer de vejiga, dentro del consumo de leche y productos lácteos, según lo informado por Mao et al. la leche general, la leche descremada y la leche fermentada se asociaron con una incidencia significativamente reducida de cáncer de vejiga (leche: RR 0,84; IC del 95%: 0,72 a 0,97; I2 = 70,1%; n = 16; leche descremada: RR 0,47; IC del 95%: 0,18–0,79; I2 = 0; n = 2; leche fermentada: RR 0,69; IC del 95%: 0,47–0,91; I2 = 62,5; n = 5). Por el contrario, el consumo de leche entera se asoció con un riesgo significativamente mayor de cáncer de vejiga (RR 2,23; IC del 95%: 1,45 a 3,00; I2 = 0; n = 2). (Al-Zalaban, Stewart, Wesselius, Schols, & Zeegers, 2016)

Recordemos la acción nefasta que provocan los celos en el tejido cerebral. El estrés crónico va a provocar aumento de cortisol en estructuras cerebrales donde van a provocar una disminución de la expresión génica de BDNF en células gliales y neuronas. Y es este factor el que va a producir una destrucción del sustrato neuronal, una falta de neurogénesis y una ausencia de neuroplasticidad.

Es justo lo que pasa en las enfermedades neurodegenerativas (Alzheimer, Parkinson, EM, ELA, etc), que de alguna manera los niveles de BDNF van a ir provocando una desmielinización y destrucción de sustrato neuronal en diferentes estructuras cerebrales donde los procesos inflamatorios crónicos y el estrés oxidativo juegan un papel fundamental en la gravedad y severidad. Ahora encontramos una esperanzadora posibilidad de abordaje a través de los alimentos fermentados, ya que regulan los procesos inflamatorios por varias vías.

Los estudios epidemiológicos sugieren que la ingesta de productos lácteos fermentados previene el deterioro cognitivo en los ancianos. Sin embargo, los compuestos activos responsables del efecto quedan por dilucidar. En modelos animales con Alzheimer (5xFAD), la ingesta de un producto lácteo fermentado con Penicillium candidum tuvo efectos preventivos sobre la enfermedad al reducir la acumulación de β amiloide (Aβ) y la inflamación del hipocampo (producción de TNF-α y MIP-1α), y potenciar los factores neurotróficos del hipocampo (BDNF y GDNF). Una de estas sustancias preventivas en el producto lácteo fermentado identificó a la oleamida como un nuevo componente dual-activo que mejoraba la fagocitosis microglial Aβ y la actividad antiinflamatoria.

Así mismo la expresión génica de sinaptofisina, un marcador de sinapsis neuronal, se correlacionó con la producción de factores neurotróficos y fue mayor en el grupo experimental

Durante la fermentación, la oleamida se sintetizó a partir del ácido oleico, que es un componente abundante de los productos lácteos en general debido a la amidación enzimática de la lipasa. Los estudios confirman el efecto preventivo de los productos lácteos en la enfermedad de Alzheimer, Además, la oleamida se ha identificado como un componente activo de los productos lácteos que se considera que reduce la acumulación de Aβ a través de la fagocitosis microglial mejorada y que suprime la inflamación microglial después de la deposición de Aβ. (Ano, y otros, 2015)

Volviendo de nuevo al aspecto de toma de conciencia de lo que comemos y la relación con nuestras bacterias que habitan en nosotros, tenemos que tener presente en todo momento, que "yo soy nosotros". Que el actuar directamente sobre la salud intestinal y ayudar a "nuestros colaboradores" repercute directamente en el estado físico y emocional del paciente. Y si el paciente además se implica en el proceso, la visión que tiene tanto de la situación como de sí misma altera la dinámica, propiciando un punto de inflexión para nada desdeñable en cómo afrontar su situación.

Estudios como el de la Universidad de Nebrasca (Shannon Rezac et al. "Fermented Foods as a Dietary Source of Live Organisms". Frontiers in Microbiology. August 2018. Volume 9. Article 1785.), donde se recomienda el consumo de alimentos y bebidas fermentados por su aporte a la salud; o el de la Dra. Kristen Tillisch et al. en la Universidad de California, confirman lo observado en estudios con animales. Tenemos una herramienta útil con la que contar para ayudar a pacientes para que puedan entender mejor su situación al hacerse partícipes directas.

El por qué utilizar alimentos fermentados para afrontar problemas de salud, día a día se está viendo respaldado por evidencias científicas. Somos un conjunto equilibrado de especies en simbiosis; ecosistemas que aparentemente son independientes trabajan entre ellos con el objetivo de mantener un equilibrio dinámico, la homeostasis. Así, si nos referimos a nuestro organismo como un holosimbionte, conjunto de células humanas + microbiota; como en todo ecosistema, la buena salud de este se mide por la estabilidad y la resilencia frente a ataques y alteraciones; otros factores que contribuyen a ella son la diversidad y la abundancia.

La microbiota intestinal, juega un papel primordial: por un lado, es considerada como un órgano metabólico más en el organismo, que no solo procesa nutrientes y genera nuevos beneficiosos para el mantenimiento de la homeostasis. Por ejemplo, el Streptococcus thermophilus, BAL presente alimentos fermentados como el yogurt o el kéfir, produce ácido fólico, que por un lado ayuda directamente al cerebro pues tiene la capacidad de atravesar la barrera hematoencefálica (BHE) junto con la cobalamina que también es producida por bacterias, actuando ambos en sinergia como antidepresivo. *(Anderson, Scott C., Cryan, John F. Dinan, Timothy G. The Psicobiotic Revolution: mood, food and the new science of the gut-brain conection. Ed. National Geographic 2017.)*

Las BAL, que en la producción de alimentos fermentados son nuestro principal interés, también son psicobióticos, término acuñado por el Dr. Ted Dinan de la Universidad de Cork (Irlanda). *(Timothy G. Dinan et al. "Psychobiotics: A Novel Class of Psychotropic".Biological Psychiatry. November 15, 2013. Volume 74, Issue 10.)* Describe a los microorganismos que son psicoactivos.

En "The Psicobiotic Revolution: mood, food and the new science of the gut-brain conection" *(Anderson, Scott C., Cryan, John F. Dinan, Timothy G. The Psicobiotic Revolution: mood, food and the new science of the gut-brain conection. Ed. National Geographic 2017.)* nos muestran algunos de estos "compañeros" con amplios estudios clínicos, principalmente Lactobacillus y Bifidobacterium.

Para ayudar a que el intestino pueda cumplir sus funciones correctamente, podemos recurrir a los fermentados, y en especial a los caseros.

Algunas de las características más interesantes para nosotros de los alimentos fermentados caseros como el chukrut, el kimchi, los quesos a partir de semillas, aliños, misos... o bebidas como la kombucha, los kvass (por ejemplo de remolacha o centeno), sodas, tepaches o sodas a partir de tíbicos; son las siguientes:

- La mayoría de estos productos (aquellos que no se utiliza un arrancador monocepa), desarrollan los microorganismos presentes en la piel de las verduras y las ambientales del lugar donde son elaborados. Estas últimas por ser "locales" son reconocidas por nuestro organismo muy fácilmente. Los estudios se suelen hacer sobre cepas determinadas o estudiando alimentos con un proceso de elaboración concreto, pero el hecho de haber reproducido en el hogar un ecosistema en el que la fermentación acido láctica ha tomado el mando del proceso, indica claramente que es un alimento funcional. Además este integra una gran variedad de microorganismos que han encontrado un equilibrio entre ellos a través de la cooperación/competencia por lo que su supervivencia a través del tracto digestivo se ver reforzada.

Tengamos presente que los microorganismos trabajan en intercomunicación unos con otros y funcionan como un ente que toma "decisiones" para el bien de la colonia, por lo que las familias se autorregulan en número dependiendo de la disponibilidad de alimento y espacio.

- Al utilizar un arrancador monocepa, conseguimos controlar más el proceso y los resultados son más previsibles, perdemos el "campo sintrópico" que nos proporciona la multiplicidad, pero ganamos en objetivos específicos, por ejemplo, se inocula arroz con Aspergillus oryzae (hongo denominado kōji en Japón), durante la producción de miso o salsa de soja, haciendo que esta se haga más fácilmente digerible descomponiendo la proteína en aminoácidos, en el amazake los azúcares resultantes se hacen sencillos de asimilar.

- Durante el proceso de fermentación acidoláctica, los microorganismos se van relevando en el dominio del ecosistema, por lo que es muy interesante el consumo de estos alimentos simbióticos en distintas fases del proceso para aprovechar al máximo la diversidad que nos ofrece el alimento (no solo las cepas presentes, sino también los metabolitos o los hidratos de carbono que aún no han sido transformados, por ejemplo en fases intermedias-prebióticos).

- Si el consumo se realiza sin haber intervenido proceso de calor, aseguramos la ingesta de microorganismos vivos. Pero tampoco hemos de olvidar, que si se ha sometido a calor o ha generado alcohol (cuando intervienen levaduras, ya que algunos de estos procesos no son totalmente anaeróbicos), la acidez y los postbióticos se mantienen, ejerciendo de por sí acción positiva en el organismo).

- Recordemos que la fermentación es una pre-digestión de los alimentos que hace biodisponibles los nutrientes, por lo que una persona con disbiosis al consumirlos tiene un mínimo gasto energético el su asimilación.

- Como subproductos de la fermentación acidoláctica, las bacterias para controlarse unas a otras, elaboran metabolitos específicos, las bacteriocinas, biocidas con lo que pueden controlar así la proliferación de determinados microorganismos competidores. Son el "conservante" de nuestro alimento, por lo que de manera general, podemos decir que un fermentado no tiene fecha de caducidad. Organolépticamente tenderá a un sabor más ácido, pero no se estropeará, aunque pasado un tiempo prolongado, dominarán las extremófilas como el Lactobacillus acidophilus.

- En el proceso de fermentación, los microorganismos eliminan químicos como pesticidas o metales pesados del alimento, por lo que el consumo de estos además fomenta la eliminación de toxinas del organismo. Se irán incluyendo en la dieta poco a poco para evitar crisis depurativas o reacciones adversas como gases o hinchazón.

Todo esto contribuye de manera directa al equilibrio de la microbiota intestina, y así apoyar el trabajo que se realiza desde otros frentes para la recuperación total de la paciente.

La microbiota, al integrarse en el biofilm intestinal, lo mantienen limpio y tanto por ubicación como por metabolitos que produce, ayudan en la protección y saludo de los enterocitos intestinales; por lo que evita así que toxinas y patógenos atraviesen esta barrera natural. Al estar en contacto directo con el tejido linfoide asociado al intestino (GALT) puesto que las bacterias penetran en la zona más externa de la pared intestinal no limitándose a la superficie, están en contacto directo con nuestro sistema inmunitario, por lo que trabajan directamente en la modulación de las citoquinas proinflamatorias. *(E. Ramiro-Puig et al. "El intestino: pieza clave del sistema inmunitario". Revista Española de Enfermedades Digestivas, vol.100 no.1 Madrid ene. 2008.)* A esto añadimos que en la luz intestinal, las BAL estabilizan el pH haciendo "incómodo" el alojamiento de patógenos, evitando así también que se instalen o proliferen en demasía. El aporte diario de alimentos fermentados a la dieta, ayuda a que ese ecosistema tienda hacia un ambiente propicio para los microorganismos beneficiosos y equilibre la balanza hacia el lado deseado.

A partir de la fibra ingerida (prebiótico), nuestras bacterias producen ácidos grasos de cadena corta (AGCC) como el ácido acético, el propionico y el butírico. Este último es primordial para el mantenimiento de los colonocitos por un lado proporciona el combustible para la producción de ATP y por otro con su acción trófica *(David Manrique Vergara y María Eugenia González Sánchez. "Ácidos grasos de cadena corta (ácido butírico) y patologías intestinales". Nutrición Hospitalaria, vol. 34 supl.4 Madrid 2017).* Otro factor de riesgo a tener en cuenta es la prevención en la translocación bacteriana; evitándose con un correcto equilibrio del ecosistema intestinal.

Una alimentación rica en fibras dietéticas como la inulina, presente en la achicoria, el diente de león, la bardana, las alcachofas, etc... o almidón resistente que se obtiene fácilmente cuando al cocer patatas o arroz se enfrían rápidamente y se consumen en frío o levemente templados, como en la ensalada castellana o el arroz para sushi; o el ejemplo de la remolacha, los espárragos, la cebolla, el ajo... que a partir de su sacarosa se producen fructoligosacáridos. Son alimento directo para nuestras BAL.

Lo que comemos, condiciona el ecosistema intestinal. Si se prima la ingesta de alimentos que benefician a las bacterias amigas, estas inciden de forma decisiva en la homeostasis del organismo que las aloja. *(Roberfroid M et al. "Prebiotic effects: metabolic and health benefits". Br. J. Nutr. 2010 Aug; 104 Suppl 2: S1-63.) (Kolida S, Tuohy K, Gibson GR. "Prebiotic effects of inulin and oligofructose". Br. J. Nutr. 2002 May;87 Suppl 2:S193-7.)* La nutrición simbiótica, como parte de la Microbiótica interna, prima una alimentación en la que todos estos factores se tienen en cuenta para apoyar a los microorganismos regenerativos frente a los putrefactivos. *(Lázaro, Luis Antonio y Urederra, Ander. Nutrición Simbiótica. Ediciones i, 2017.)*

El cerebro incide sobre el estado de la microbiota de diferentes maneras, por un lado, controlando la producción del moco colónico que también es alimento para ella y por otro lado, cuando en una situación de estrés el cerebro da orden para producir cortisol o corticosterona por ejemplo, niveles altos en sangre prolongados en el tiempo comprometen la salud de la barrera intestinal, facilitando la migración de bacterias con "componentes pro inflamatorios, lo que aumenta la inflamación directamente y también provoca un aumento de las citocinas proinflamatorias a través de la respuesta inmunogénica. Estas citocinas deterioran la integridad de la barrera hematoencefálica y permiten el acceso a elementos potencialmente patógenos o inflamatorios" *(Amar Sarkar et al. "Psychobiotics and the Manipulation of Bacteria–Gut–Brain Signals". Trends Neurosci. 2016 Nov; 39(11): 763–781.),* habiéndose demostrado una relación directa con patologías conductuales. Un ejemplo son los lipopolisacáridos producidos por patógenos, "Estos lipopolisacáridos activan las células del sistema inmune, particularmente las del sistema innato (macrófagos, neutrófilos y células dendríticas). Una vez activadas, producen citocinas inflamatorias (interleucina-1a, interleucina-1b, factor de necrosis tumoral alfa e interleucina-6) que atraviesan la BHE. En el cerebro, estas citocinas actúan sobre los receptores expresados en las neuronas y las células gliales, concretamente en la microglía, alterando su estado de activación y función". *(M. Gómez-Eguílaz, JL et al. "El eje microbiota-intestino-cerebro y sus grandes proyecciones". Rev. Neurol. 2019; 68:111-117.)*

En oposición, los microorganismos beneficiosos, facilitan la liberación de citocinas antiinflamatorias, que al penetrar la BHE colaboran en la homeostasis local, con lo que esto conlleva. *(Anderson, Scott C., Cryan, John F. Dinan, Timothy G. The Psicobiotic Revolution: mood, food and the new science of the gut-brain conection. Ed. National Geographic 2017. Pág. 122).* Por lo que todo lo que sea actuar para que dominen en el intestino estos agentes, producirá un efecto sumatorio al trabajo en paralelo desde otros frentes.

Una vía de comunicación con el SNC diferente utilizada por la microbiota intestinal es su ayuda en la producción de neurotransmisores y neurohormonas. En definitiva, vemos cómo los alimentos fermentados fomentan una microbiota saludable beneficiando a la paciente desde varios frentes: colaborando en la regeneración del equilibrio intestinal y el mantenimiento del ecosistema en donde la proliferación de patógenos esté controlada, evitándose así translocaciones indebidas; minimizando la intoxicación por los metabolitos producidos por patógenos y regulando la producción de moléculas que mejoran la respuesta emocional. *(Mayer, Emeran. Pensar con el estómago. Editorial Grijalbo. 1ª Ed, Barcelona 2017.)*

Sobre este último punto, podríamos destacar la labor de las BAL en la liberación de Ácido gamma aminobutírico (GABA), principal inhibidor del SNC. Se ha constatado que niveles bajos de GABA y altos de su precursor el glutamanto (excitador neuronal, pero también regulador del equilibrio ácido/básico en los riñones) en el organismo, tienen relación directa con niveles bajos de BAL en el intestino de roedores. El GABA se obtiene por descarboxilación del glutamato de los alimentos gracias a la encima glutamato descarboxilasa que es producida por estas bacterias.

Un ejemplo interesante de alimento fermentado el kimchi coreano. En estudios como el de Min-Ju Kim y Keun-Sung Kim en el que analizaron diferentes variedades de este alimento fermentado en busca de microorganismos sintetizadores de GABA. *(Min-Ju Kim & Keun-Sung Kim. "Isolation and Identification of γ-Aminobutyric acid (GABA)-producing lactic acid bacteria from Kimchi". Journal of the Korean Society for Applied Biological Chemistry, volume 55, pag. 777–785 (2012)* algunas cepas como las de Lactobacillus plantarum, Lactobacillus brevis, Leuconostoc mesenteroides, Leuconostoc lactis o Weissella viridescens son ejemplos hallados en algunas muestras de fermentos. *(Radhika Dhakal et al. "Production of GABA (γ – Aminobutyric acid) by microorganisms: a review". Brazilian Journal of Microbiology (2012): pag. 1230-1241.)* Niveles altos de GABA se han encontrado en determinados tipos de quesos y otros fermentados, no siendo exclusiva de las BAL la producción de esta encima.

El glutamato se encuentra naturalmente en vegetales como la col china, la zanahoria o las algas marinas; o en ingredientes como la salsa de pescado fermentada, siendo ejemplos a tener en cuenta cuando elaboramos kimchi al estilo coreano.

La acción de este neurotransmisor no sólo depende de la conexión SNE-SNC a través del nervio vago, puesto que se ha demostrado que hay un transportador de GABA en la BHE, pero otra vía de influencia de bacterias y hongos que sintetizan GABA sería la regulación de niveles de glutamato en sangre dada su excitotoxicidad y la acción directa que tienen sobre el comportamiento y la respuesta emocional.

La microbiota también favorece la síntesis de neurohormonas como el 90% de la serotonina del organismo o el

50% de la dopamina, ambas producidas en las células neuroendocrinas del intestino. En el caso de la serotonina, la aportación beneficiosa de los microorganismos redunda en que "actúa sobre los niveles de los precursores serotoninérgicos y del transportador de 5-HT, que participan en la activación y la modulación de la serotonina central" *(M. Gómez-Eguílaz, JL et al. "El eje microbiota-intestino-cerebro y sus grandes proyecciones". Rev. Neurol. 2019; 68:111-117).* Ambas son básicas para modular el comportamiento de la paciente.

Así, incidiendo en la forma en la que nos alimentamos tenemos herramientas muy valiosas para cooperar en el equilibrio de la microbiota y favorecer las familias que redundarán en ayuda directa en nuestro caso. Algunas propuestas como la pirámide de alimentos psicobióticos que proponen el Dr. Ted Dinan y el Dr. John F. Cryan en su libro "The psychobiotic revolution", que básicamente como propone la Nutrición Simbiótica, es alimentarnos teniendo presente lo que conviene a nuestros microorganismos amigos; hace hincapié en el consumo diario de alimentos fermentados, semillas, frutos secos, hierbas y aceites; además, en cada comida incluir granos como cereales integrales, vegetales y frutas. Por ejemplo, alimentos ricos en triptófano c los cereales integrales, las legumbres, los frutos secos, el plátano, la manzana, la piña, la naranja, el kiwi…

En nuestra cultura tenemos integrados algunos alimentos fermentados como el pan, el vino, la cerveza, el jamón serrano, las aceitunas en salmuera… pero por la producción industrial se pasteurizan, se procesan excesivamente y se les añaden conservantes que poco ayudan a la microbiota intestinal. En otros países como la Europa central o del Este, Asia… todavía se consumen alimentos fermentados como parte de su rutina culinaria; así, podemos encontrar fermentados vegetales como Chucrut, Kimchy y bebidas como Kvass, Tepache, Kombucha, Kéfir lácteo, Kéfir de Agua (Tíbicos)… Vamos a dejar un pequeño recetario básico para mantener óptima las cepas más frecuentes en el ecosistema intestinal y vesical de una forma sencilla y con resultados que no imaginamos… ¡Qué aproveche!

Recetas básicas de alimentos fermentados para el mantenimiento y repoblación de la microbiota intestinal y psicobiotica (D. Saúl Marcos Pola, Chef de Cocina)

Cocinar no sólo es un arte gastronómico engalanado de colores, formas, sabores con el solo objetivo de agradar y complacer los paladares del público. Nosotros pensamos que hay algo más detrás de esa comunicación con cada uno de los ingredientes que nos aporta la madre naturaleza para que tras elaborarlos e ingerirlos lleguen a formar parte de nosotros. De hecho, os voy a plantear una pregunta: ¿Cuándo o en qué momento una seta, una berenjena, una col, etc, deja de ser ese alimento y pasa a ser parte de nosotros, de nuestro sistema? ¿lo habéis planteado alguna vez?

Es entonces cuando aparece la consciencia de la alimentación, o si lo prefieres, la alimentación consciente. Patologías tan diferentes como las cefaleas, la migraña, la fatiga crónica, la diarrea o el estreñimiento, el ptialismo, las contracturas, la deshidratación de los discos intervertebrales o los acúfenos pueden tener su causa en la alimentación. Esto significa que una dieta terapéutica puede ser, a veces, buena alternativa al consumo de fármacos que palien los síntomas. El aforismo que Hipócrates, padre de la Medicina, legó hace 2.400 años es: **"Que tu alimento sea tu medicina y tu medicina sea tu alimento"**. Aunque sus discípulos parecen haberlo olvidado y la Nutrición apenas se estudie en la facultad de Medicina, poco a poco esta verdad va abriéndose paso en el colectivo médico. La migraña, las diarreas, el estreñimiento, las contracturas o los acúfenos pueden tener su causa en la alimentación.

Desde esta perspectiva entendemos que es preciso formar parte activa de nuestra alimentación y en el caso que nos plantea colaboración en esta obra Jose María y desarrollando los resultados de los estudios científicos aportados en el apartado anterior, facilitamos unas sencillas, básicas pero espectaculares recetas que realizamos en nuestro restaurante y que os facilito para que podáis iniciar conscientemente un cambio alimenticio que sin duda con el estableceréis esa comunicación "burbujeante" con vuestro ecosistema simbionte ....¡Que os divirtáis realizándola y que aproveche!

CHUCRUT DE REMOLACHA

Partimos de una receta del libro "Fermentación" de Nerea Zorokiain Garin, a partir de la cual fuimos probando con diferentes alimentos hasta que dimos con esta receta. Es un chucrut con un sabor, aroma y color espectacular.

Es fundamental que usemos alimentos libres de químicos, ya que estos interfieren o inhiben la fermentación.

Ingredientes

-500g. de remolacha

-100g. de cebolleta morada

-50g. de cebolla

-2 dientes de ajo

-6 cucharadas de vinagre (con su madre) de granada o umeboshi

-La piel de 1 naranja y 1 limón

-1 cucharada de comino molido

- 1 cucharada de orégano

-1 cucharada de coriandro molido

-sal natural

Elaboración

Limpiar las remolachas retirando la parte más fea, donde se une a las raíces, manteniendo la mayor parte de piel posible.

Rallar las remolachas, cortar las cebolletas, la cebolla, picar el ajo y rallar las pieles de cítricos moviéndolo continuamente mientras se ralla con el fin de no incidir mucho en una misma zona y evitar así que caigan partes blancas de la piel (albeolo), que amargan.

Amasar todos los alimentos picados junto con la sal, apretando con las manos hasta que los vegetales comiencen a soltar líquido. Dejamos reposar durante 30min.

Volvemos a masajear de forma enérgica. Veremos cómo los alimentos han soltado parte de su agua, momento en el que podemos envasarlo en bote de cristal o (el ideal) en chucrutera. Introducimos la mezcla y vamos prensando con la ayuda de un palo de mortero o cualquier otro utensilio. El objetivo de este paso es evitar las bolsas de aire.

Cuando tenemos toda la mezcla en el envase donde fermentará veremos cómo parte del agua de los alimentos queda por encima de la mezcla. Este líquido servirá para conservarlo, pues lo aísla del oxígeno. Sobre esto ponemos unos pesos.

Si usamos un crok, o chucrutera, debemos de mantener el canal de la tapa siempre con agua, para evitar así que entre oxígeno, permitiendo que salga el dióxido de carbono que genera la fermentación.

Mantener en un lugar fresco y alejado de la luz solar durante los primeros días, hasta que inicie la fermentación, momento en el que recomiendo refrigerar, debido a que cuanto mas lento sea el proceso de fermentación mayor número de bacterias se sucederán, con el consiguiente rastro de sabor que dejan. Cuanto más lento fermente mayor complejidad de sabor.

KIMCHI DE COL CHINA (TONGBAECHU-KIMCHI)

Es una elaboración típica coreana. Lo consumen a diario, acompañando en todas las comidas y mostrando tantos tipos y variedades de estilos impresionante para los que emplean casi todos los alimentos de que disponen. Pese a esto podemos marcar unas pautas comunes.

Ingredientes

-2 coles chinas

-1 vaso de sal marina gorda

Para el relleno

-1 rábano daikon

-1 vaso de guindilla en polvo (gochu karu)

-1/2 vaso de concentrado de gamba (saeujeot)

-1/2 vaso de concentrado de pescado (aekjeot)

-1/2 vaso de concentrado de calamar (desconozco el nombre en coreano)

-8 manojos de cebollino chino (chives)

-4 manojos de tallos de ajos chinos

-2 cucharadas de ajo picado

-2 cucharadas de raíz de jengibre picada

-4 cebolletas chinas limpias y troceadas

-4 zanahorias

-1 cebolla picada

-1 vaso de harina de arroz glutinoso

-2 cucharadas de sésamo blanco tostado

-1 cucharada de azúcar

-1 cucharada de sal

Elaboración

Retirar la base de las coles ligeramente, partirlas en cuatro y limpiarlas.

Poner las coles en un bol y espolvorear sobre ellas la sal de modo uniforme. Añadir un vaso de agua y remover para que se mezcle bien. Dejar reposar 2 o 3h. Cuando la col haya adquirido una textura blanda, limpiarla con agua fría y escurrirla bien. Mientras la col va absorbiendo la sal, hervir medio vaso de harina de arroz con medio vaso de agua fría. La masa de arroz glutinoso hervido la pondremos en el refrigerador.

Rallar el rábano y las zanahorias. Hacer una pasta con el ajo, el jengibre, la cebolla y la harina de arroz con ayuda de un robot de cocina. Añadir a esta mezcla los copos de guindilla, los camarones, la salsa de pescado y la salsa de calamar.

Limpiar y trocear los cebollinos chinos, las cebolletas chinas, los tallos de ajo chinos y mezclar a la masa anterior junto con la sal y el azúcar.

Este relleno lo distribuimos entre las hojas de col en un proceso lento pero encantador. (En el Restaurante Estaciones Cocina de Mercado casi siempre lo hago yo, el cocinero, pero las primeras veces que he pedido ayuda a alguno de mis compañeros lo han aceptado a regañadientes, hasta que lo conocen, momento en que todos queremos untar las coles con lo que nosotros llamamos *"su condumio")*.

Una vez lo tenemos se debe de dejar a temperatura ambiente 24h en verano y 48h. en invierno, para que inicie la fermentación.

Igual que el chucrut de remolacha se puede mantener en un bote de cristal o en crok (lo ideal).

SODA/ TEPACHE/ KVASS

Es uno de nuestros favoritos por lo fácil que es, por la buena aceptación que tiene y por la multitud de variantes que acepta.

Se trata de una bebida ligeramente dulce y gasificada con rico sabor y muy atractivo color (dependiendo de la fruta, flor u hoja que empleemos).

Se puede hacer con lo que a uno más le apetezca, en Estaciones Cocina de Mercado los elaboramos con frutas como las moras de zarza silvestres, frambuesas, mango, paraguayo, melón, etc; con flores como las del saúco, albahaca genovesa, albahaca tailandesa, hierbabuena, rosas,etc; con hierbas aromáticas como los hinojos (el favorito de mi hermano Abel), albahaca genovesa, albahaca tailandesa, marrubio, mejorana, hierbabuena, etc.

Ingredientes

-1l. de gua no clorada

-1 manojo de flores, hierbas o un puñado de frutas troceadas.

-3 cucharadas de tu azúcar favorito (azúcar, azúcar moreno, panela, azúcar de coco, miel de palma, sirope de arroz, etc.) Dependiendo de la complejidad del azúcar que usemos tardará mas o menos en fermentar, así por ejemplo, si usamos azúcar blanca fermentará muy rápido.

Elaboración

Se mezclan todos los ingredientes dentro de un bote que cierre hermético y se deja a temperatura ambiente hasta que burbujee vigorosamente, prestando especial atención a que ese dióxido de carbono que se genera en la fermentación no se acumule en exceso pues podría hacer estallar el envase, (para lo que revisaremos la cantidad de dióxido de carbono generada abriendo ligeramente y dejando escapar algo de este gas o empleando un air lock), y tenga unas características organolépticas agradables, momento en que lo metemos al refrigerador para mantener esos sabores que nos agradaron.

Un modo de controlar una posible carbonatación excesiva es usar plástico o si usamos cristal es recomendable embotellar parte en una botella de plástico, (tipo chivato), para ver el punto de carbonatación que tiene simplemente presionando la botella y tanteando la presión. Si no cede o cede poco hay que abrirlo y pasarlo al refrigerador para ralentizar la fermentación.

Otro sistema es usar recipiente de cristal pero este no se cerrara hermético, para que el exceso de dióxido de carbono pueda salir.

FALAFEL FERMENTADO

Tradicionalmente a los falafel se les añade bicarbonato o agua con gas para conseguir que sufle y quede más esponjoso, pero en Estaciones Cocina de Mercado prescindimos de estos y dejamos los garbanzos con todos los aromáticos fermentar de modo natural para que sea suflado gracias al dióxido de carbono que genera la propia fermentación natural.

Ingredientes

-1/2kg. de garbanzos

-1l. de agua no clorada

-2 dientes de ajo sin el germen

-1/2 cebolla

-1 cucharada de cominos molido

-1 cucharada de coriandro

-1/4 de manojo de perejil

-3 cucharadas de orégano

-1 cucharada de café de romero

-1 cucharada de café de tomillo

Elaboración

Poner los garbanzos a remojo 24h. en verano y 48h. en invierno

Colar los garbanzos reservando el agua del remojo y pasarlos por un robot de cocina con el resto de los ingredientes y el agua del remojo que necesite, (la suficiente para que el robot de cocina pueda turbinar los alimentos).

Ponemos esta mezcla en un recipiente de cristal llenando hasta ¾ partes. De este modo controlamos que también sufle al cocerlo ya que al llenar el bote llenado hasta las ¾ nos aseguramos que cuando haya llegado al tope del bote le quede aún capacidad de suflar en la cocción. (Si llenamos el bote hasta la mitad para cuando hubiese llegado al tope no le quedaría mucha fermentación por hacer y al cocinarlo bajaría).

Hacemos minibolitas de pasta falafel fermentada y las freímos en aceite

Nota del autor del libro sobre la microbiota y la MTC ¿Acu-biota?

No me sorprendería si alguno (o muchos) de los lectores se cuestionen que es lo que tiene que ver la MTC con la microbiota intestinal o viceversa, lógico. Incluso alguno piense que estoy loco.

En principio parece dos mundos totalmente independientes, y que este tema estuviera de relleno. Pero luego, nada más ver el repaso del recorrido de la obra, tenemos que recordar primero lo que describía (Pang & Abdullah, 2015) en su revisión sistemática sobre SII/IC "conversación cruzada de órganos" donde mostró que el 58,8% de los 442 pacientes con SII / SVD que recibieron probióticos informaron una mejora notable. Lo segundo a recordar son los resultados de (Grundy, Caldwell, & Brierley, 2018) sobre la relación de inervación entre Intestino y Vejiga común donde se evidencia hoy en día con estudios donde la CI esta vista como un trastorno que coexiste con el síndrome del intestino irritable (SII) y enfermedad intestinal inflamatoria (EII), pudiendo estas provocar la CI sin daño evidente de los tejidos vesicales ni signos inflamatorios en un proceso denominado Sensibilización Cruzada entre órganos (SCO). En estos 2 estudios como en muchos otros igualmente se ha demostrado la influencia de las comunidades microbianas en la vagina y el tracto gastrointestinal y su relación con el eje GBGA (Intestino-Cerebro-Vejiga). Esto permite no dejar atrás la perspectiva de la PINE y cómo funcionan los complejos mecanismos alostáticos para mantener un equilibrio sistémico, no creo que fuera ninguna locura pensar en cuál puede ser el efecto que podría tener la MTC en las redes de funcionamiento microbiotico, es decir, como afecta la MTC (acupuntura y moxibustión) en el ecosistema simbiótico orgánico.

Entonces es de obligado cumplimiento plantear la siguiente inferencia u hipótesis que dejo a los lectores que reflexionen:

"Si ya conocemos las capacidades y posibilidades de la flora bacteriana, si ya conocemos de las consecuencias de las disbiosis para el desarrollo de diferentes patologías, si ya conocemos la aplicabilidad y múltiples investigaciones sobre el uso de microorganismos en resolución de enfermedades, y si ya vamos conociendo las capacidades y modos de trabajo (incluidos inmunológicos y endocrinos) de las bacterias por mecanismos bioquímicos, moleculares y epigenéticos, y si vamos conociendo los mecanismos de comunicación simbiótica entre organismo y bacterias y además conocemos algunos de los mecanismos de funcionamiento (psiconeuroendocrinoinmunológicos) de la MTC;

entonces nos planteamos: *¿Qué impacto tendrá la MTC (moxa-acupuntura) sobre las redes de comunicaciones bacteria-organismo? ¿Qué papel puede ejercer en la alostasis orgánica los roles de ambas formas de abordaje?* Y seguro que hay miles de preguntas…tantas como cabezas lectoras haya

Me voy a permitir a jugar a: *"lo que no existe lo inventamos"* , al fin y al cabo ya nos hemos inventado la enfermedad **CISTITIS CELOPATICA FEMENINA** y ahora a esto anterior voy a llamarlo **ACUBIOTA (Acupuntura + Microbiota)**

Así pues, para esto más adelante investigaré más sobre ello pero por si quiere alguien ir mirando e investigando os facilito una serie de artículos para ir abriendo boca de esta inferencia o hipótesis ACUBIOTA:

1: Song YF, Pei LX, Chen L, Geng H, Yuan MQ, Xu WL, Wu J, Zhou JY, Sun JH. Electroacupuncture Relieves Irritable Bowel Syndrome by Regulating IL-18 and Gut Microbial Dysbiosis in a Trinitrobenzene Sulfonic Acid-Induced Post-Inflammatory Animal Model. Am J Chin Med. 2020 Jan 10:1-14. doi: 10.1142/S0192415X20500044. [Epub ahead of print] PubMed PMID: 31918565.

2: Bao CH, Wang CY, Li GN, Yan YL, Wang D, Jin XM, Wu LY, Liu HR, Wang XM, Shi Z, Wu HG. Effect of mild moxibustion on intestinal microbiota and NLRP6 inflammasome signaling in rats with post-inflammatory irritable bowel syndrome. World J Gastroenterol. 2019 Aug 28;25(32):4696-4714. doi: 10.3748/wjg.v25.i32.4696. PubMed PMID: 31528095; PubMed Central PMCID: PMC6718040.

3: Wei D, Xie L, Zhuang Z, Zhao N, Huang B, Tang Y, Yu S, Zhou Q, Wu Q. Gut Microbiota: A New Strategy to Study the Mechanism of Electroacupuncture and Moxibustion in Treating Ulcerative Colitis. Evid Based Complement Alternat Med. 2019 Jul 1;2019:9730176. doi: 10.1155/2019/9730176. eCollection 2019. PubMed PMID: 31354859; PubMed Central PMCID: PMC6632505.

4: Wang H, Wang Q, Liang C, Su M, Wang X, Li H, Hu H, Fang H. Acupuncture Regulating Gut Microbiota in Abdominal Obese Rats Induced by High-Fat Diet. Evid Based Complement Alternat Med. 2019 Jun 2;2019:4958294. doi: 10.1155/2019/4958294. eCollection 2019. PubMed PMID: 31275411; PubMed Central PMCID: PMC6582896.

5: Wang WY, Liang FX, Song AQ, Huang Q, Chen R. [Current situation and thinking on the intestinal microflora regulation with acupuncture and moxibustion]. Zhen Ci Yan Jiu. 2019 Jan 25;44(1):71-4. doi: 10.13702/j.1000-0607.180118. Chinese. PubMed PMID: 30773867.

6: Wang X, Qi Q, Wang Y, Wu H, Jin X, Yao H, Jin D, Liu Y, Wang C. Gut microbiota was modulated by moxibustion stimulation in rats with irritable bowel syndrome. Chin Med. 2018 Dec 18;13:63. doi: 10.1186/s13020-018-0220-y. eCollection 2018. PubMed PMID: 30574173; PubMed Central PMCID: PMC6299671.

7: Si YC, Miao WN, He JY, Chen L, Wang YL, Ding WJ. Regulating Gut Flora Dysbiosis in Obese Mice by Electroacupuncture. Am J Chin Med. 2018 Oct 4:1-17. doi: 10.1142/S0192415X18500763. [Epub ahead of print] PubMed PMID: 30284469.

8: Qi Q, Liu YN, Jin XM, Zhang LS, Wang C, Bao CH, Liu HR, Wu HG, Wang XM. Moxibustion treatment modulates the gut microbiota and immune function in a dextran sulphate sodium-induced colitis rat model. World J Gastroenterol. 2018 Jul 28;24(28):3130-3144. doi: 10.3748/wjg.v24.i28.3130. PubMed PMID: 30065559; PubMed Central PMCID: PMC6064969.

9: Hou TS, Han XX, Yang Y, Zhao JL, Ren YD, Yu SG, Wu QF. [Effect of electroacupuncture intervention on enteric microecology in ulcerative colitis rats]. Zhen Ci Yan Jiu. 2014 Feb;39(1):27-34. Chinese. PubMed PMID: 24684108.

Con esto quiero dejar plasmado que si para la MOCC la microbiota es un novedosísimo campo de expansión de investigación y de posibilidades terapéuticas en enfermedades hasta ahora incurables, para la MTC acaba de empezar así mismo ese mismo camino pero desde otra óptica, lo cual pronostico un aliado común entre ambas formas de ver la salud y a enfermedad. Al final nuestras amigas las bacterias están aquí desde el principio de la creación y quizás permitan en un lugar adecuado la simbiosis de ambas medicinas.

Fitoterapia occidental en la cistitis. Evidencia científica

La relación y el uso de las plantas por parte del hombre vienen de tiempos remotos, e incluso es habitual ver ciertos comportamientos animales de uso de plantas con fines purgativos. La práctica del uso de las plantas ya sea alimenticia, curativa, caza, etc. aún se sigue de forma habitual en indígenas de Amazonas y Orinoco. En occidente su uso terapéutico ha estado presente hasta bien entrado el S. XVIII, en obras tan presentes y estudiadas como el famoso Dioscórides del S.I con múltiples traducciones incluso al castellano por el Dr. Andrés Laguna en 1566, y del que hoy día gracias a un trabajo de investigación de la universidad de Salamanca se puede encontrar digitalizado como "Dioscórides Interactivo". (Laguna & Pedacio Dioscórides, 1566), (Lopez Eire, 2006)

La llegada de productos de síntesis y la creación de la quimioterapia provocaron la decadencia de la fitoterapia. Sin embargo el modelo de base de investigación u origen de moléculas sintetizadas proviene de las plantas.

Según la OMS alrededor del 80% de la población utiliza plantas como remedio o ayuda, lo cual es un dato muy a tener en cuenta, y esto ha hecho que alrededor de las plantas se mueva mucho mercado financiero, pero tenemos una contradicción en cuanto la falta de legislación que regule su manejo, dispensación y uso. En Europa el 25% del total de medicamentos de auto prescripción sin receta médica es de fitoterapia con un crecimiento anual del 10%. El 57% de pacientes toma preparados fitoterápicos en sustitución del tratamiento médico convencional y el 37,5% como complemento. En las farmacias de Cataluña un 43% de los pacientes crónicos consumen fitoterapia (Castillo Garcia & Martinez Solis, 2015)

Con la entrada de la biología molecular, la botánica está pasando totalmente a un segundo plano pero también permite estudiar molecularmente los principios activos de las mismas

Hoy existe una gran base de datos de información de evidencia sobre fitoterapia, como Medline (aborda aspectos farmacológicos y clínicos), Chemical Abstract (aspectos químicos y analíticos), NAPRALERT (Natural Products Alert), International Pharmaceutical Abstracts, Medicinal and Aromatics Plants Abstracts, Biological Abstracts, Current Contents, SciFinder Scholar, revistas científicas e incluso organismos nacionales como la SEFIT (Sociedad Española de Fitoterapia) e internacionales que investigan, estudian y regulan estos productos, como la ESCOP en 1989 (European Scientific Cooperative on Phytotherapy) (ESCOP, 1999) quien edita monográficos sobre plantas medicinales de manera habitual, siendo estos actualmente las mejores documentaciones sobre seguridad y eficacia de las drogas vegetales, la EMA (Agencia Europea del Medicamento) (EMA, 1995), y la Comision E de Alemania (El Instituto Federal Alemán de la Comisión E para Fármacos y Dispositivos Médicos). Comité conformado por científicos, toxicólogos, médicos y farmacéuticos formado por el gobierno de Alemania quien edita las monografías de guía terapéutica de plantas medicinales. (Comision E, 1978)

La elección de plantas medicinales habituales son de acción antiséptica urinaria, en casos que no hay complicación de vías urinarias altas. El objetivo utilizar diuréticas par limpiar de bacterias los núcleos y de otros agentes inflamatorios. Los principales principios activos de acción diurética de estas plantas son ácidos fenólicos, flavonoides, saponinas, aceites esenciales, sales de K, y ácido salicílico.

Los compuestos de la acción antiséptica contra los microorganismos causantes de las CI los podemos encontrar en el **Solidago** (*Solidago Virgaurea*) frente a la *Cándida Albicans*, la **Gayuba** (*Arctostaphylos uva-ursi Spreng*) que mediante hidrólisis realizada por la flora bacteriana sobre los componentes hidroquinónicos libera hidroquinona de acción específica sobre agentes patógenos del sistema urinario, y el Arandano (Vaccinium macrocarpon Aiton) que impide la adherencia de la *E. Coli* en la pared vesical. Su acción ha sido muy eficaz en cistitis reicidivante, y carecen de toxicidad (Castillo Garcia & Martinez Solis, 2015)

- **GAYUBA***: (Arctostaphylos uva-ursi Spreng)*
  - o **Composición Química:** Derivados hidroquinónicos (arbutósidos y metilarbutósidos 8-10%), ácidos gálicos (15-20%), ácidos fenólicos, triterpenos pentacíclicos (ácidos ursólico y uvasol), flavoniodes y taninos (10%)
  - o **Actividad farmacológica:** Antiséptica urinaria y diurética
  - o **Indicaciones y usos:** Aprobados por la EMA y la ESCOP en infecciones urinarias inferiores recurrentes. La comisión E también en inflamaciones de las vías urinarias
  - o **Posología:** Según la EMA para adultos >18 años
    - Infusión: 1.5-4 g en 150 ml de agua. 2-4 veces/día. Dosis máxima 8g
    - Maceración: Idem infusión
    - Polvo extracto: 100-210 mg derivados de hidroquinona (arbutósido), 2-4 veces/día
    - Añadir algo de bicarbonato para alcalinizar pH intestinal y favorecer la hidrólisis de arbutósido
  - o **Seguridad:**

- No usar en embarazo y lactancia por teratogénesis de la arbutina
- En niños con precaución
- En hombres no usar en caso de fiebre, disuria, o sangrado
- No debe usar en caso de Insuficiencia Renal o alteraciones gastrointestinales
- Oscurece la orina

- **ARÁNDANO:** *(Vaccinium macrocarpon Aiton)*
  - **Composición Química:** Compuestos fenólicos (benzoico y clorogénico), ácidos cítrico y quínico, proantocianidinas (oligómeros y polímeros de epicatequina y epigalocatequinas de uno o más enlaces de interflavano tipo A), antocianósidos, catecol y flavonoles. El zumo natural tiene 1.06% de acido cítrico, 1.05% nítrico, 0.78% málico, 0.19% galacturónico, 0.02% sikímico
  - **Actividad farmacológica:** La proantocianidinas impiden la adherencia de la E. Colli patógenas de fimbrias tipo A, responsables del 85% de las infecciones urinarias en el tejido uroepitelial. También es eficaz la reducción de bacterias en cistitis de repetición en mujeres mayores. Estudios han demostrado ser eficaz en la prevención de acumulo mucoso en urostomizados. Evita toma de antibióticos y riesgo de resistencia. Impide igualmente la adherencia del Helicobacter Pylori responsable del 90% de ulceras duodenales y 80% de gástricas. Previene de la placa dental y gingivitis
  - **Indicaciones y usos:** Previene de cálculos renales, depurativo. La Agencia Francesa de Seguridad Alimenticia (AFSSA) autoriza uso para disminuir la frecuencia de infecciones por E. Colli de fimbrias-P
  - **Posología:**
    - AFSSA: 36 mg/día de proantocianidinas en zumos

- ESCOP: 300-750 g/día de zumos que tengan 200-500 mg de extracto seco 2 veces/día. En niños 15 ml/kg de peso
- Monografia OMS: Prevención en adultos: 300-900 ml de zumo diario
- Tomar 30 días

o **Seguridad:** No tiene. Puede usarse durante la antibioterapia y mantenerlo 30 dias después del tratamiento. No interactua con otros medicamentos

Tratamiento médico habitual de la cistitis recurrente no infecciosa (por Dra. María del Pilar Mazuecos López. Especialista en Urología)

Es en el marco de la Atención Primaria de salud, donde los facultativos de los centros de salud detectan y criban los casos de cistitis. Generalmente la antibioterapia es el tratamiento de elección, pero sería preciso realizar un antibiograma o urocultivo extendido para detectar y descartar las cepas implicadas en el proceso.

En el futuro cercano, los urólogos deben considerar la disbiosis urinaria como una posible causa de diferentes trastornos funcionales del LUT, con posibles implicaciones clínicas en su diagnóstico y tratamiento. (Antunes-Lopes, y otros, 2018) (Abernethy, Rosenfeld, White, Mueller, Lewicky-Gaupp, & Kenton, 2017) (Pang & Abdullah, 2015)

TRATAMIENTO MÉDICO HABITUAL DE LA CISTITIS RECURRENTE NO INFECCIOSA

CONCEPTO CLAVE: RESEÑA HISTÓRICA

La descripción de Bourque de la CI tiene cerca de 50 años, pero vale la pena recordarla. "Todos nosostros hemos encontrado en un momento u otro pacientes que sufrían en forma crónica a causa de su vejiga; y me refiero a los que se angustian, no sólo a veces sino siempre, por tener que orinar todo el tiempo, durante el día y también durante la noche, y sufrir dolores cada vez que lo hacen. Todos sabemos cuán infelices son esos pobres paciente y cómo esos síntomas vesicales abrumadores finalmente llegan a influir sobre su estado general de salud, primero físicamente y después de un tiempo también piscológicamente"(Bourque, 1951)

DEFINICIÓN:

La cistitis intersticial (CI) es un diagnóstico clínico que se basa principalmente en los síntomas de polaquiuria/necesidad imperiosa de orinar y dolor vesical, pelviano o ambos. La *International Continence Society (ICS)* prefiere el término síndrome de vejiga dolorosa (SVD), definido como la *"presencia de dolor suprapúbico relacionado con el llenado vesical, acompañado por otros síntomas como por ejemplo polaquiuria diurna y nocturna, en ausencia de infección urinaria demostrada u otra patología obvia" (Abrams y col., 2002). El término SVD permite reservar el diagnóstico de CI para los pacientes con "cistoscopia y características histológicas típicas"*, sin mas especificaciones.

DIAGNOSTICO

Se trata básicamente en un diagnóstico de exclusión. La frecuencia y el dolor pélvico de larga duración no relacionados con otras causas conocidas, establecen un diagnóstico operativo.

El diagnóstico presuntivo se puede hacer simplemente descartando causas conocidas de polaquiuria y dolor o urgencia en un paciente con síntomas crónicos compatibles. A menudo incluye una historia completa, el examen físico, cultivos apropiados y una cistoscopia local. Una evaluación más completa de la CI debe incluir también un estudio urodinámico y una cistoscopia bajo anestesia con hidrodistensión de la vejiga. La biopsia vesical está indicado sólo si es necesaria para descartar otras afecciones que podrían ser sugeridas por el aspecto cistoscópico.

TRATAMIENTO:

En la mayor parte de los pacientes los síntomas se pueden controlar con alguno de los tratamientos posibles, pero, más que curar la enfermedad, la evidencia indica que el tratamiento solo influye en la expresión sintomática de aquélla. Se trata de una enfermedad crónica devastadora con sintomatología principalmente subjetiva, etiología desconocida y sin cura, los pacientes se desesperan ya menudo parecen responder a cualquier tratamiento nuevo.

Entre los numerosos tratamientos presentados para tratar el SDV/CI muy pocos han sido sometidos a ensayos controlados. Hasta el momento se carece de datos que avalen que el tratamiento "precoz" afecta a la historia natural o el curso de esta enfermedad y no se puede avalar su instauración inmediata sobre la base de los datos epidemiológicos y los ensayos clínicos. La instrucción y capatización del paciente es un primer paso importante para el tratamiento.

ENFOQUE TERAPEÚTICO INICAL

En la práctica clínica habitual, los urólogos realizamos como primera acción la **HIDRODISTENSIÓN BAJO ANESTESIA**, si bien técnicamente es un tratamiento quirúrgico, constituye a menudo la primera modalidad terapéutica empleada, por tratarse de parte de la evaluación diagnóstica antes este tipo de patología.

Aunque no haya pruebas en la literatura médica, muchos clínicos creen que la reducción del estrés, el ejercicio, los baños con agua tibia y los esfuerzos por mantener un estilo de vida normal, contribuyen a la calidad de vida en general. La literatura médica no es partidaria de la elaboración de restricciones alimenticias, pero muchos pacientes sienten que sus síntomas se agravan con determinados alimentos y bebidas, que se recomienda que eviten. Casi siempre se incluye la cafeína, el alcohol y las bebidas que puedan acidificar la orina.

Lamentablemente la instrucción y los cambios en el estilo de vida, no suelen ser suficiente, y la mayoría de los pacientes requerirán más de un tratamiento. Entre los distintos tratamientos cabe distinguir los que se administran por vía oral o intravesical y los tratamientos quirúrgicos.

TRATAMIENTOS POR VIA ORAL:

Pentosano polisulfato de sodio.

La sugerencia de Parsons de que una alteración de la barrera de permeabilidad epitelial, la capa de glucosaminoglucanos (GAG), contribuiría a la patogenia de la CI condujo a un intento de corregirla con el PPS, un polisacárido de estructura similiar a la del sulfato de heparina y, por consiguiente a los de los glucosaminoglucanos que son las proteínas constitutivas de la pared vesical. El mecanismo de acción tendría un efecto directo de restauración de la capa de mucina del urotelio vesical y un efecto indirecto por ligadura de sustancias tóxicas contenidas en la orina. La dosis habitual e de 100mg 3 veces al día. El 2-6% se excreta con la orina sin modificaciones. Se vende bajo el nombre comercial *Elmirón.* La respuesta al tratamiento, a menudo parcial y con una mejoría de los síntomas solo el 40-50%, representa menos del 30% de los diagnosticados inicialmente *(Parsons CL, Benson G. J Urol 1993).* Se recomienda un tratamiento de al menos 3-6 meses para comprobar una mejoría de los síntomas.

Antidepresivos tricíclicos

La Amitriptilina se convirtió en un elemento básico en el tratamiento oral de la CI. Tiene un efecto analgésico probado,con una dosis media deseable de 75mg en un rango de 25 a 150mg por dia, administrada por la noche. Este rango es menor que el de la dosis tradicional para el tratamiento de la depresión; la velocidad de comienzo de efecto es mucho más rápida que para la depresión y el efecto analgésico es distinto del efecto sobre el estado de ánimo. Además se le suman otros efectos terapéuticos como la mejoría de calidad del sueño, y en consecuencia corrigen la nicturia.

Gabapentina

Este antiepilépcio se utiliza por su propiedad analgésica, por aumento del umbral de percepción del dolor; habitualmente se utiliza en pacientes donde el síntoma dominante es el dolor, y como una segunda línea de tratamiento.

Antihistamínicos

Actuaría por la inhibición de la degranulación de las células cebadas. Su eficacia se ha puesto en tela de juicio por las insuficiencias metodológicas de los estudios publicados.

Analgésicos

En una afección dolorosa crónica como la CI, el uso apropiado de medicación analgésica a largo plazo es parte integral del tratamiento. Muchos pacientes mejoran notablemente con las medicaciones clásicas para los síndromes de dolor neuropático crónico como los antidepresivos, anticonvulsivantes y opioides. Muchos analgésicos no opioides como el paracetamol y los AINES e incluso los antiespasmódicos forman parte del tratamiento junto con los medicamentos específicos de la enfermedad.

TRATAMIENTOS CON INSTILACIONES ENDOVESICALES

El lavado intravesical con uno de los diversos preparados existentes sigue siendo un pilar fundamental del tratamiento de la CI dentro del arsenal terapéutico utilizado. De forma ambulatoria se procede a la introducción de una sonda vesical, se evacua el contenido de la vejiga, y a continuación se irriga la vejiga con una de las distintas sustancias disponibles. Tras la instilación, se pide al paciente que retenga el producto durante 30-60 min y luego se elimina con la micción espontanea.

Dimetilsulfóxido (DMSO)

Este producto se indica para la CI desde la década de 1960, ha demostrado eficacia en distintos estudios y una baja morbilidad. Se trata de un producto de la industria de la madera, y un derivado de la lignina. Tiene propiedades solventes excepcionales y puede mezclarse libremente con agua, lípidos y agentes orgánicos. Entre sus propiedades farmacológicas se hallan penetración de membranas, aumento de la absorción de drogas, acción antiinflamatoria y analgésica, disolución del colágeno, relajación muscular y liberación de histamina por mastocitos. Se administra en dosis de 50ml diluidos en solución fisiológica o en una mezcla de 50ml de DMSO diluidos al 50% con 10ml de bicarbonato de sodio, corticoides, 10000 U de heparina y 80mg gentamicina, repartida à intervalos semanales durante al menos 6 semanas.

Heparina

Es un glucosaminoglucano similar al pentosano polisulfato sódico, su función es reforzar la capa de mucina que protege el urotelio vesical. Se utiliza a dosis de 10.000 UI de heparina diluida en 10 ml de solución fisiológica, instilada 3 veces a la semana durante 3 meses, pudiendo prolongarse el tratamiento hasta el año.

Ácido hialurónico

El ácido hilaurónico es un glucosaminoglucano de la capa mucinosa de la vejiga. Su administración intravesical parece reforzar la protección urotelial de la vejiga frente a los productos tóxicos de la orina. Se realizan instilaciones semanales (40/50ml) durante 4 semanas, seguida de una instilación mensual durante un tiempo variable, entre 3- 6 meses.

Actualmente existen preparados que combinan el ác hialurónico con Condroitín sulfato al 0,2%, otro glucosaminoglucano que ha demostrado su capacidad para reparar y restaurar la impermeabilidad de la barrera urotelial.

Toxina Botulínica

Se trata de una neurotoxina muy potente contra el huso neuromuscualr, producida por la bacteria *Clostridium botulinum*. Hay siete serotipos de toxina botulínica, el serotipo A se utiliza en urología para el tratamiento de la hiperactividad del detrusor. Bloquea la liberación de la acetilcoina e impide el desarrollo de las contracciones no inhibidas del detrusor. La eficacia de la toxina botulínica en el SDV/CI es motivo de controversia. La dosis habitual varía entre 100-200 unidades inyectadas por vía submucosa en 20-30 puntos, seguida a las 2 semanas de una hidrodistensión vesical.

NEUROMODULACIÓN SACRA

Se ha probado la estimulación directa del nervio sacro en el tratamiento de la CI y de la urgencia miccional y la polaquiuria. Los resultados han demostrado una disminución de la polaquiuria y del dolor. La neuromodulación se reserva para los pacientes que no responden al tratamiento oral o intravesical. La intervención implica dos etapas: primero se implanta por vía percutánea un electrodo en el agujero sacro S3 y después se implanta el generador definitivo.

TRATAMIENTO QUIRÚRGICO

El tratamiento quirúrgico es una opción después del fracaso de todas las pruebas de tratamiento conservador.

Resección transuretral (RTU), coagulación y laser

La destrucción endourológica del tejido de la vejiga tiene como objetivo eliminar las lesiones uroteliales, principalmente de Hunner. Desde la década de 1970, se ha informado que la resección y la fulguración logran un alivio de los síntomas. La mejora prolongada de dolor y la urgencia también se han descrito para la ablación transuretral con láser.

CISTECTOMIA SUPRATRIGONAL CON ENTEROCISTOPLASTIA DE AGRANDAMIENTO, preservando la estructura anatómica normal y no precisando derivación urinaria. Sin embargo, aunque la mayoría delos paciente quedan asintomáticos después de realizarla, hay un porcentaje de paciente que continua con dolores pélvicos.

CISTECTOMÍA CON FOIRMACIÓN DE UN CONDUCTO ILEAL para derivación urinaria, prefiriéndose una derivación continente.

Por lo tanto , no se trata de un tratamiento anodino y solo estará indicada en pacientes en los que no solo han fracasado todos los demás métodos de tratamiento, sino que también demuestren cronicidad con muy pocas probabilidades de remisión.

PRINCIPIOS DEL MANEJO MEDICO

Como regla general, excepto para la fulguración transuretral o la resección de la úlcera de Hunner, que es poco frecuente, la cirugía debe considerarse como último recurso. Se debe alentar al paciente a que realice todo tipo de actividades y lleve una vida normal en la medida de lo posible, sin volverse prisionero de la enfermedad. Se deben evitar las restricciones y dietas dogmáticas, a menos que esté demostrado subjetivamente que mejoran los síntomas en un paciente dado.

Para el paciente que no responda a la distensión diagnóstica inicial y a los protocolos de autoayuda, se comienza con tratamiento via oral no invasiva y si no se obtiene respuesta satisfactoria en 6 a 10 semanas, o si el paciente no tolera la medicación, se pasa al tratamiento endovesical. Dejaremos los tratamientos invasivos y la neuromodulación como tratamientos de segunda linea para pacientes refractarios a los tratamientos previamente descvritos

RESPUESTA AL TRATAMIENTO.

La respuesta al tratamiento varía según el paciente y es frecuente que se necesite probar con distintos fármacos antes de dar con el que proporciona alivio. No es raro observar efectos beneficiosos durante un período limitado. A menudo se ve una reaparición progresiva de los síntomas. Por eso, el seguimiento regular es indispensable, más que en otras afecciones, ya que aun no se conoce del todo la evolución a largo plazo de algunos tratamientos.

DRA MARIA PILAR MAZUECOS LÓPEZ   Médica especialista en Urología

Terapias cognitivo-conductuales (Por D. Fco. Javier García Castillo)

La gran mayoría de pacientes con CI sin lesiones de Hunner necesitan el manejo de los músculos del piso pélvico como terapia primaria, complementarias por terapias dirigidas a la vejiga según sea necesario, así como un equipo multidisciplinario para gestionar una gran variedad de otros síntomas regionales / sistémicos, por lo que debido a la naturaleza compleja, a menudo multisistémica, de las no Hunner hay que ofrecer una variedad de complementarios medicamentos como la acupuntura, masajes, Imágenes guiadas, y terapia de Reiki. Psicológico Terapias que incluyen terapia cognitiva y conductual. (TCC), terapia interpersonal, y emocionalmente También se ofrece terapia expresiva (EET). La TCC ayuda a los pacientes a desarrollar un manejo efectivo estrategias para manejar el estrés y la preocupación que pueda acompañar tanto el dolor como los problemas urológicos. Esto es particularmente importante a la luz de los recientes Estudios que resaltan la importancia de la intervención psicológica además de la terapia médica. para las comorbilidades asociadas con la CI no Hunner (Han, Nguyen, Sirls, & Peters, 2018).

Esta situación plantea desde la neurobiología que los celos provocan una percepción dolorosa biopsicosocial que activan idénticas zonas cerebrales del dolor físico como Corteza Prefrontal. Por lo que esto refuerza el uso de terapias como la estimulación magnética transcraneal repetitiva, la estimulación de corriente directa transcraneal, los antidepresivos, la acupuntura, la terapia conductual cognitiva, la atención plena (Mindfulness), la música, el ejercicio, el apoyo de la pareja, la empatía, la meditación y la oración. (Ong, Stohler, & Herr, 2019)

Con su origen en prácticas tradicionales de diferentes culturas dirigidas hacia el cultivo de la atención, Mindfulness, se ha definido como "Prestar atención al momento presente, con una actitud de aceptación y sin juzgar" (Kabat Zinn, 1994), existiendo otras muchas formas de definirla, como la aportada por Simón V., 2007, como "Capacidad humana universal y básica que consiste en prestar atención a los contenidos de la mente momento a momento".

El uso de mindfulness, entendido como técnica, está amparado en una bibliografía científica que aumenta a buen ritmo en los últimos años, con amplia diversidad en cuanto a sus aplicaciones y resultados que indican claramente que contribuye a la mejora de la salud física y psicológica (Poulin et al., 2016; Reiner, Tibi , y Lipsitz, 2013) por sus efectos positivos sobre variables como calidad de sueño, calidad de vida, depresión, ansiedad y dolor crónico (Park, Zhang, Price, Bannuru, y Wang, 2019; Reiner et al., 2013; Segal y Walsh, 2016), todos argumentos que indican una buena dirección de su uso en la práctica clínica.

Por su influencia a nivel cognitivo (Hölzel et al., 2011) es importante considerarla, como herramienta de gran valor en el tratamiento de alteraciones que cursan con afectación a este nivel, y más concretamente en el abordaje de la "cistitis por celos".

Este enfoque clínico de mindfulness, es doblemente beneficioso ya que, puede aportar al paciente no sólo beneficios en cuanto a síntomas, como inflamación y dolor presentes en la cistitis, sino que también le posibilitará el desarrollo de nuevas formas de procesamiento para la gestión de su afectación, permitiéndole de este modo la posibilidad de cambiar su relación con la patología y repercutiendo en un mayor grado de bienestar en la persona que sufre la "cistitis por celos".

Referencias:

- Park, Zhang, Price, Bannuru, y Wang, 2019. Mindfulness is associated with sleep quality among patients with fibromyalgia. INTERNATIONAL JOURNAL OF RHEUMATIC DISEASES . NOV 2019. doi.org/10.1111/1756-185X.13756

- Reiner K, Tibi L, Lipsitz JD, 2013. . ¿Las intervenciones basadas en la atención plena reducen la intensidad del dolor? Una revisión crítica de la literatura . Pain Med . ; 14 : 230 - 242 .

- Poulin PA , Romanow HC , Rahbari N , y col. La relación entre la atención plena, la intensidad del dolor, la catastrofización del dolor, la depresión y la calidad de vida entre los sobrevivientes de cáncer que viven con dolor neuropático crónico . Apoyo a la atención del cáncer . 2016 ; 24 : 4167 - 4175 .

- Vespa, Ottaviani, y Giulietti, 2019. Effects of Holistic Psychotherapy and mindfulness on quality of life, pain, and temperament and character in women affected by fibromyalgia. 25th World Congress of the International-College-of-Psychosomatic-Medicine (ICPM) on Psychosomatic Medicine Ubicación: Florence, ITALY. SEP 11-13,2019 Patrocinador(es): Int Coll Psychosomat Med. PSYCHOTHERAPY AND PSYCHOSOMATICS Volumen: 88 Suplemento: 1 Páginas: 133-133 Abstract de reunión: 418

- Zindel V. Segal, y Kathleen M. Walsh. 2016. Mindfulness Based Cognitive Therapy for Residual Depressive Symptoms and Relapse Prophylaxis. Curr Opin Psychiatry. 2016 January ; 29(1): 7–12. doi:10.1097/YCO.0000000000000216.

- Hölzel BK , Lazar SW , Gard T , Schuman-Olivier Z , Vago DR , Ott T., 2011. ¿Cómo funciona la meditación de atención plena? Proponer mecanismos de acción desde una perspectiva conceptual y neural. Perspectiva Psychol Sci . 2011 ; 6 : 537 - 559

CUADRO RESUMEN CAPITULO 5

CUADRO RESUMEN Capítulo 5
ABORDAJE INTEGRATIVO DE LA CI/SVD. PROPUESTAS
DE TRATAMIENTOS

- RM3 *Zhongji*, V28 *Pangguangshu*, V22 *Sanjiaoshu*, E28 *Shuidao*, B9 *Yinlingquan*, V66 *Tonggu*, V63 *Jinmen*, IG11 *Guqi* son los puntos que multitud de estudios científicos que avalan su uso para tratar las CI
- **El procedimiento de endopentacoordinación con el ciclo WU-XING es un sistema efectivo para tratar las CI**
  - Enfriar, dispersar y eliminar fuego de corazón→ Síndrome de FUEGO EXHUBERANTE CORAZON → **C7+C3+R10**
  - Enfriar, dispersar y eliminar fuego de Intestino Delgado → Síndrome de DESBORDE DE FUEGO EN ID → **ID8+ID2+V66**
  - Enfriar, dispersar y eliminar calor humedad de Vejiga → Síndrome de CALOR HUMEDAD EN VEJIGA → **V65+V40+E36**
  - Calmar SHEN → Síndrome de CALOR →**C7 *Shenmen*, C5 *Tongli*, V15 *Xinshu*, RM15 *Jiuwei*, DM24 *Shenting***
  - Tonificar Bazo→ Síndrome de HUMEDAD por INSUFICIENCIA →**B2+C8**
  - Eliminar y dispersar Humedad en JIAO Inferior → Síndrome de HUMEDAD EN JIAO INFERIOR → **SJ10+SJ2+V66**
- **DAO CHI SAN** *(Polvo para eliminar lo rojo):* Fórmula fitoterápica más idónea para **CISTITIS CELOPATICA**. Compuesta por: SHENG DI HUANG *(Radix Rehmanniae)*, ZHU YE *(Herba Lophatheri)*, MU TONG *(Caulis Akebiae)* y GAN CAO *(Radix Glycyrrhizae Uralensis)*→
  - Previene EN UN 90% la apoptosis de células epiteliales provocados por procesos inflamatorios mediados por la toxina Proteína Catiónica de Eosinófilos (ECP) secretada bajo estados inflamatorios

- o Disminuye la expresión génica de receptores P2X2, P2X3, P2X5, M2, M3 y TRPV1 de mucosas vesicales y del detrusor
- o Disminuye respuesta inflamatoria cerebral de los Núcleos Para Ventriculares Hipocampales mediada por los TRPV1
- La alimentación juega un papel fundamental en el control de la CI: Tabla 4. Alimentos recomendables y evitables en CI/SVD.
- El uso de fermentados como Kombucha, Kimchi, Kefir, Yogurt, Queso, Kavass, Chucrut, etc. Entre otras cosas:
  - o Aumenta la respuesta LTCd8
  - o Disminuye acúmulo de $A\beta$
  - o Disminuye la inflamación Hipocampal mediada por TNF-α y MIP-1α
  - o Aumenta la producción BDNF y GDNF hipocampal
  - o Proporciona Oleamida (potente antiinflamatorio)
  - o Aumenta la expresión génica de sinaptofisina
- La fitoterapia occidental mas investigada para el uso en CI son: **Solidago, Gayuba y Arándano**
- Las terapias Cognitivos Conductuales (y terapias cuerpo-mente) son muy eficaces para abordaje del estado emocional y muchas actúan mediante neuroplasticidad. (Mindfulness, Yoga, Taichi, Qi Gong,etc)
- Existen estudios de la afectación de la acupuntura sobre la microbiota intestinal y de cómo esto influye en los procesos de tratamientos con acupuntura

CONCLUSIONES

Las CI y sus problemas asociados son de muy diversas etiologías y por tanto difícil y amplio abordaje. El abordaje de la parcela de la neurofisiología es cada vez más importante, al igual que hay factores como la microbiota intestinal, factores emocionales e implicación molecular del sistema nervioso entérico.

Así pues es muy importante empezar a entender los procesos morbosos desde la óptica de la PINE (Psiconeuroinmunoendrocrinología), ya que de esta forma podemos asegurar con mucho más rango de actuación el abordaje de cualquiera de las patologías.

En este caso de la CI se ha puesto de manifiesto a través de la evidencia científica la interrelación y forma de funcionamiento de los sistemas corporales como un ente único en procesos alostáticos, cosa que a muy respetable mérito, la tradición de la MTC hace milenios tenían la forma de entender los procesos morbosos. Es decir, en qué cuadro de patrón/patrones de comportamiento orgánico o de síndrome de distonías puede manifestarse la CI, y no se centraban solo en la cistitis propiamente dicha.

Hay estructuras cerebrales implicadas en ciertas emociones (como hipocampo, sistema límbico, PGA, NA, GC, etc...) que afectan directamente a una manifestación de problemas genitourinarios por activación e hiperfunción o hipofunción de la vejiga través de las vías aferentes mediados por los canales mecanosensitivos Piezo 1 y 2 y provocando plasticidades neurológicas patológicas en varias estructuras cerebrales y espinales sobre todo estas últimas en el núcleo de Onuf a nivel de S2-S4 estando implicados la serotonina y los receptores de serotonina 5TH-R, asimismo la OXT, Dopamina y GABA.

Otras vías de alteración en la transducción de señales mecano sensitivas están envueltas los receptores purinérgicos como P2X2 presentes en el tejido cerebral a nivel del hipocampo que están muy activados en situaciones de hipersimpatismo como el que pueden provocar la respuesta a los celos

A nivel de estructuras cerebrales, los celos románticos vistos como una emoción motivada impulsada por la violación de la expectativa económica y social de cercanía romántica y lealtad), produce activaciones en sistema límbico, las regiones de los ganglios basales (BG), (el Globo Pálido (GP), el Estriado Ventral (VS), Ínsula, NA, Septum Lateral, etc. Siendo estos GB como mediadores de las emociones requeridas para mantener las relaciones románticas codificando los celos románticos.

Esta representación neuronal, junto con el sentimiento subjetivo de los celos, está modulada por la felicidad romántica, que se correlaciona con la actividad vmPFC, y la etapa de la relación romántica (es decir, antes y después de estar involucrado en una relación formal).

El dolor percibido por los celos igualmente activará estructuras como el NA y GC, CPF. La acupuntura es muy eficaz en el manejo del dolor por actuar sobre las mismas estructuras y redes cerebrales provocando mejoras en la conectividad funcional de las estructuras implicadas y en el incremento de materia gris (neurogénesis)

Diversos neurotransmisores (Serotonina, Oxitocina, Dopamina, GABA) están implicados, además de los receptores serotoninérgicos 5-TH, en el correcto funcionamiento del sistema urinario inferior.

Los receptores más comúnmente implicados en los trastornos delirantes como los celos son los P2X2, P2X3 más abundantes en el tejido del hipocampo y los receptores dopaminérgicos DRD2 y DRD3 siendo este último el más significativo en la eficacia de respuesta de los tratamientos agonistas de la dopamina en el Parkinson

Los receptores dopaminérgicos como DRD2, DRD3, y receptores purinérgicos P2X2, P2X3 están involucrados en procesos como celos, Parkinson, Inervación Vesical y Tejidos cerebrales como hipocampo y sistema límbico, por lo que podría ser objeto de más estudios como marcadores específicos de procesos de cistitis recurrente de origen no infeccioso.

La evidencia científica está confirmando que los factores o impactos emocionales pueden desencadenar un desequilibrio de los ejes de regulación psiconeuroendocrinoinmunológico, en términos de alteración en los niveles de distintos neurotransmisores como la serotonina y dopamina, provocando disfunciones y alteraciones de estructuras cerebrales que son responsables de la correcta movilidad y funcionalidad de la vejiga y por consecuencia afecten a ésta. En este sentido los celos podrían provocar esta respuesta.

Según la bibliografía encontrada parece que una pista para poder conectar cistitis y colopatía es el entendimiento de los mecanismos neurobiológicos y moleculares de la enfermedad neurodegenerativa (como el Parkinson), ya que este cuadro presenta ambas afecciones de manera concomitante y con alta prevalencia e incidencia. Además los síntomas asociados cognitivos y psicológicos como alucinaciones, psicosis, delirios, fueron mejorados (medidos en escalas UPDRS 1) con los tratamientos aplicados de acupuntura.

Desde la perspectiva de la MTC el psiquismo, emociones y su correcto equilibrio está encuadrado en lo que la MTC denomina SHEN. Este es pertenece al movimiento fuego, más concretamente el Corazón, y define que el gran peso de las alteraciones continuadas de las emociones básicas (Alegría, Preocupación, Tristeza, Miedo, Ira) que describe la MTC acaban por afectar al SHEN. Por lo tanto los conceptos metafóricos de SHEN y aspectos emocionales en MTC pertenecen o se refieren al campo de la neurobiofisiologia perfectamente explicables desde la óptica de conceptos científicos.

Los términos de Calor/Humedad del síndrome analizado se puede explicar desde la fisiología en tanto a las moléculas implicadas y acciones o mecanismo implicados en la hiperestimulación de la vejiga, (exceso de funcionamiento), término este de exceso coincidente en MTC, pues ambos (Calor y Humedad) son situaciones de excesos.

La inspección de la lengua puede ser un método de exploración adecuada para discriminar la etiología emocional de la cistitis celopática, pudiendo visualizarse zonas rojas en la base de la lengua así como en la punta, estando esta ultima de punta con puntos rojos. La base lingual puede estar o no con capa de saburra de tono amarilla

En términos de MTC si podemos confirmar que en la MTC si se acercaban hace milenos a través de la metáfora "un exceso de fuego de corazón puede derramar hacia intestino y transmitirse a vejiga" como una traducción de todo esto descrito anteriormente. Debemos asombrarnos del merito que esta medicina tiene ya que ha podido desarrollar un marco de conocimiento que sin duda deberíamos añadir para sumar a los conocimientos de la ciencia y medicina científica para sumar posibilidades terapéuticas.

En cuanto al papel que puede desempeñar la MTC a través de la acupuntura, Auriculopuntura y fitoterapia puede prometer un buen campo de acción, ya que es un procedimiento por el cual se pueden regular los sistemas endocrinos, inmunológicos, de estructuras cerebrales y psíquicos a nivel de fisiología molecular (regulando los niveles de neurotransmisores y hormonas como la serotonina, la noradrenalina, dopamina, neuropéptido Y, ACTH, Oxitocina y Vasopresina, distonías neurovegetativas entre sistemas simpático/parasimpático) , y a través de la neuroplasticidad en ciertas estructuras cerebrales como (SGPA, Núcleo de Onuf, Hipocampo, Hipotálamo, Corteza Prefrontal, Giro Cingulado anterior, Ínsula, Centro Pontino de Micción, GP, GB, etc).

Otro papel importante , innovador y que merece un estudio intenso es el que se está demostrando de la acupuntura sobre la capacidad de modificar las firmas de expresión génica que muestran la estimulación en ciertos puntos de acupuntura y que comúnmente afectan las redes de procesos involucradas en el citoesqueleto y la adhesión celular en estos órganos. Además también regula redes de proceso únicas en órganos o tejidos específicos, igualmente afecta la expresión de genes relacionados con diversas enfermedades. La conexión entre las firmas de expresión génica y las enfermedades podría proporcionar una base para la predicción y la explicación sobre los potenciales terapéuticos de la acupuntura en varios órganos, es decir; La acupuntura podría ayudar a combatir los síntomas urinarios provocados por estados afectivos negativos como los celos a nivel molecular y fisiológico, por lo que puede plantearse hipótesis de trabajo en cómo abordar la cistitis y alteraciones de la función mecánica urinaria, siendo necesario identificar en cada caso los patrones sindrómicos que presenta el paciente con cistitis.

Quizás estemos frente a un derrotero de investigación nuevo trazado para la MTC mediante la genética. Justo lo que el profesor Moltó Ripoll desarrolla en su nueva obra "Acupuntura Genética", una obra innovadora y llena de posibilidades de acción génica de la MTC.

Es preciso igualmente un control de la alimentación y evitar alimentos acidificantes como alcohol, tomates, especias, chocolate, bebidas con cafeína y cítricas, y alimentos con alto contenido de ácido. Además juega un papel muy importante el mantenimiento y cuidado de la flora intestinal o microbiota junto con la macrobiota para aumentar las cepas de Lactobacillus y disminuir las citoquinas proinflamatorias mediadas por macrófagos. Para ello es necesario introducir cambios en la alimentación para introducir alimentos simbióticos que nutran no solo a nosotros sino también a la microbiota (microorganismos) para

Sería importante y necesario plantear estudios de ensayos clínicos sobre MTC según las normas de publicación sobre trabajos de acupuntura (STRICTA) (Wiebrecht, 2008) para el control de cistitis y síntomas asociados, apoyándonos en las posibilidades y pilares de trabajo de la MTC (acupuntura y fitoterapia) tanto a niveles moleculares y fisiológicos en los diferentes eje endocrino-inmunológicos, como de control y modulación de estructuras cerebrales implicadas en las situaciones de impactos emocionales (p. ej de celos) por sus capacidades de neuroplasticidad

CASO CLINICO DE CISTITIS (CALOR HUMEDAD EN VEJIGA) POR FUEGO CALOR DE CORAZÓN

Extraído de la práctica clínica del Dr. Giovanni Maciocia.
(Maciocia, La práctica de la Medicina China, 2009)

Previamente recordemos que en términos de MTC también es complejo diferenciarlas en cuanto las posibles etiologías, enmarcada dentro de "Micciones frecuentes (XIAO BIAN PIN SHUO)", "Orina frecuente (NIAO PI)", "Micciones urgentes (NIAO JI)", "Dolor en abdomen menor (SHAO FU TENG TONG)", "Micciones dolorosas"(XIAO BIAN TENG TONG), "Micciones Turbias" (NIAO ZHUO), "Disuria-Estranguria" (LONG BI o LIN ZHENG), "Hematuria"(XIAO BIAN CHU XIE), "Relaciones sexuales dolorosas (NU XING XING JIAO TONG)" , "Relaciones dolorosas femeninas en vientre bajo (PAIN IS *XIAO FU TONG)"* (Genis Sol, 2016), (Miralles Garcia, Disuria y Estranguria, 2012), (Flaws & Sionneau, 2005). Dentro de estos síndromes urinarios podemos identificarlos según el tipo de manifestación: (Maciocia, La práctica de la Medicina China, 2009)

1. S.U. tipo calor*
2. S.U. tipo piedras
3. S.U. tipo Qi
4. S.U. tipo Sangre
5. S.U. tipo turbio
6. S.U. tipo fatiga

*Nos centraremos en el tipo calor por la etiopatogenia que nos ocupa

Caso Clínico:

Mujer de 30 años que sufre cistitis recurrente. Durante los episodios presentaba poliuria, oliguria, disuria con sensación quemante. Orina oscura. Se tomaba antibióticos de forma habitual que le ayudan, no le resuelve y vuelve a recaer. La mujer había perdido a su padre el año anterior y se sentía muy triste. La lengua era ligeramente roja con una punta marcadamente más roja y con multitud de papilas rojas, la raíz de la lengua tenia capa de saburra amarilla y papilas rojas. Ilustración 32. Lengua en cistitis por fuego de corazón. El pulso era ligeramente rápido, ligeramente de cuerda en posición pié izquierda y algo desbordante en posición pulgar izquierda (CUN)

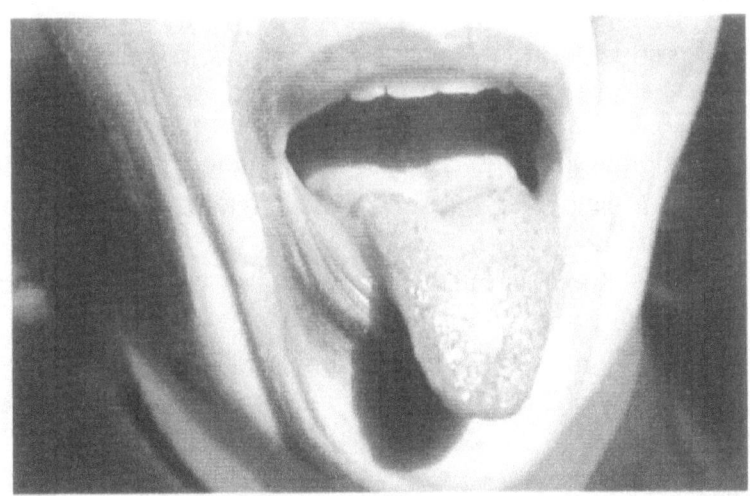

Diagnóstico:

Se trata de un caso de síndrome urinario tipo Calor por Fuego de Corazón que afecta al intestino delgado, y que desde este órgano se desprende hacia abajo a la Vejiga. El fuego de corazón se evidencia en la punta de la lengua roja con puntos rojos y en el pulso desbordante en CUN izquierdo (Corazón). La condición de Fuego de Corazón se desarrolló por las emociones tristeza y pesar del duelo, ya que estas dos emociones disuelven el Qi y puede llevar al estancamiento de Qi en el pecho, y a largo plazo el Qi estancado puede implosionar para causar fuego de Corazón. El calor en la Vejiga se evidencia con la sensación quemante al orinar, orina oscura y las manchas rojas y saburra amarilla en la raíz de la lengua.

Principio de tratamiento:

Objetivo es limpiar el Fuego de Corazón, calmar el Shen (la mente), limpiar el calor en la vejiga, resolver la Humedad, moderar la urgencia e interrumpir el dolor. El tratamiento fue solo con acupuntura.

Tratamiento de Acupuntura:

En método de dispersión los puntos utilizados fueron:

- C8 *Shaofu* + ID2 *Qiangu* → Limpia fuego de corazón y el calor de Intestino Delgado. C8 también calma la mente
- B9 Yinlingquan → Drena el Calor-Humedad y abre los pasos de agua
- RM3 Zhongli → Punto MO de Vejiga. Limpia el calor de Vejiga y abre pasos de agua
- V63 Jinmen → Punto Xi/hendidura/acumulación de Vejiga. Limpia el Calor de Vejiga, modera la urgencia e interrumpe el dolor

El caso se resuelve en 6 sesiones de acupuntura pero siguió recibiendo más tratamientos espaciados durante 6 meses para el tratamiento de la depresión y tristeza.

CONFLICTOS DE INTERESES

No existe ningún tipo de conflicto interés en la realización del presente trabajo.

Se intenta por una parte dar una visión integrativa de cómo abordar las patologías en el mundo occidental con unas posibilidades terapéuticas más amplias donde ambas visiones (Medicina Occidental / Medicina Tradicional China) puedan complementar y sumar en la prevención, en los tratamientos y recuperación de los pacientes y sus procesos morbosos.

Por otra parte se intenta descifrar o traducir los complejos patrones sindrómicos que atiende la MTC con un lenguaje científico actual, y donde podemos hoy día invertir en investigación y estudio en esta óptica de legitimación biológica, molecular y génica de las formas de actuación de las medicinas tradicionales.

La PINE (Psiconeuroendocrinoinmunología) es la herramienta traductora más cercana que posee el conocimiento científico para poder explicar las metáforas de la MTC

Así mismo en este caso, al no existir esta patología descrita en los manuales terapéuticos y de diagnostico, puede ayudar el estudio de la Medicina Tradicional China, a descifrar, a comprender y explicar ciertas patologías, o síntomas o conjunto de ellos desde una perspectiva de expresión de distonías o desequilibrios alostáticos del organismo integrado, tal como lo va intentando explicar la PINE, y en donde la MTC tiene su gran potencial de actuación, en mantener dicho equilibrio para la recuperación propia del organismo en volver a mantener la alostasis.

Es de interés transmitir a las nuevas generaciones de estudiantes de ambas visiones de medicina la importancia de una investigación seria de la MTC para dimensionar sus posibilidades hasta ahora muy desconocidas en muchos países, y ni que decir tiene en el Español donde incluso la MTC está perseguida políticamente y sanitariamente de forma inquisitoria como actividad herética, a la que las Instituciones Públicas llaman PSEUDOCIENCIA. (Por cierto, palabra no inscrita en el Diccionario de la Real Academia de la Lengua Española).

Espero que este texto sirva como un humilde granito más de arena para el apoyo que la MTC necesita en su imparable proceso de introducción en los sistemas sanitarios tal como dicta la Organización Mundial de la Salud en su plan estratégico.

LARGA VIDA A LA MTC!

José María González San José

Alcázar de San Juan, a 25 de Enero de 2020

BIBLIOGRAFÍA

Abernethy, M. G., Rosenfeld, A., White, J. R., Mueller, M. G., Lewicky-Gaupp, C., & Kenton, K. (2017). Urinary Microbiome and Cytokine Levels in Women With Interstitial Cystitis. *Obstetrics and Gynecology*, *129* (3), 500-506.

AEMPS. (2017). *Agencia Española del Medicamento y Productos Sanitarios*. Obtenido de https://www.aemps.gob.es/

Ahn, S., Song, T.-J., Park, S.-U., Jeon, S., Kim, J., Oh, J.-Y., y otros. (2017). Effects of a combination treatment of KD5040 and L-dopa in a mouse model of Parkinson's disease. *BMC Complementary and Alternative Medicine*, *17* (220).

Alcocer Gonzalez, T. (2014). *Capitulo 10. Los Paquetes Neurovasculares*. Mexico: Instituto "Alcocer" de MTC y Acupuntura.

Alraek, T., Baerheim, A., & Birch, S. (2016). Acupuncture points used in the prophylaxis against recurrent uncomplicated cystitis, patterns identified and their possible relationship to physiological measurements. *Chinese Journal of Integrative Medicine*, *22* (7), 510-517.

Alvarado-Sanchez, B. G., Salgado-Ceballos, H., Torres-Castillo, S., Rodriguez-Silverio, J., Lopez-Hernandez, M. E., Quiroz-Gonzalez, S., y otros. (2019). Electroacupuncture and Curcumin Promote Oxidative Balance and Motor Function Recovery in Rats Following Traumatic Spinal Cord Injury. *Neurochemical Research*, *44* (2), 498-506.

Al-Zalaban, A. H., Stewart, K. F., Wesselius, A., Schols, A. M., & Zeegers, M. P. (2016). Modifiable risk factors for the prevention of bladder cancer: a systematic review of meta-analyses. *European Journal of Epidemiology*, *31* (9), 811–851.

Andersson, K. (2015). Purinergic signalling in the urinary bladder. *Autonomic Neurosciences: Basics & Clinical* (191), 78-81.

Ano, Y., Ozawa, M., Kutsukake, T., Sugiyama, S., Uchida, K., Yoshida, A., y otros. (2015). Preventive Effects of a Fermented Dairy Product Against Alzheimer's Disease and Identification of a Novel Oleamide With Enhanced Microglial Phagocytosis and Anti-Inflammatory Activity. *Plos One , 10* (3).

Antunes-Lopes, L., Vale, L., Coelho, A., Silva, C., Rieken, M., Geavlete, B., y otros. (2018). The Role of Urinary Microbiota in Lower Urinary Tract Dysfunction: A Systematic Review. *European Urology Focus , pii: S2405-4569* (18), 30283-9.

APA: American Psychiatric Association. (2014). *DSM-5. Guia de Consulta de los Criterios Diagnosticos.* Panamericana.

Auerback, A., & Smith, D. R. (1952). Psychosomatic Problems in Urology. *Western Journal of Medicine , 76* (1), 23-26.

Barnes, M. A., Bennett, J., Ross, J., Kraemer, K., & Cotton, S. (2018). Single-Point Acupuncture for Treatment of Urge Incontinence in Women A Pilot Nonrandomized Trial. *MEDICAL ACUPUNCTURE , 30* (1), 21-24.

Becchi, L., & Pavón, L. (2008). *Apuntes de Acupuntura.* Recuperado el 16 de Noviembre de 2019, de https://apuntes-de-acupuntura.com/rea_3_-_rea_de_corea_o_de_los_temblores.html

Boyce, S., Zeledon, P., Tellez, E., & Barrington, C. (2016). Gender-Specific Jealousy and Infidelity Norms as Sources of Sexual Health Risk and Violence Among Young Coupled Nicaraguans. (P. F. Science, Ed.) *American Journal of Public Health , 106* (4).

Cacioppo, S., Bianchi-Demicheli, F., Frum C, C., Pfaus JG, J., & Lewis, J. (2012). The common neural bases between sexual desire and love: a multilevel kernel density fMRI analysis. *The Journal of Sexual Medicine , 9* (4), 1048-1054.

Campos i Viladerbó, D., & Miralles Garcia, F. (2016). *Historia de la Medicina Tradicional China.* (E. S. China, & F. E. China, Edits.) España.

Castés Boscán, M. (2018). *Psiconeuroinmunologia*. Edaf.

Castillo Garcia, E., & Martinez Solis, I. (2015). *Manual de Fitoterapia*. España: Elsevier.

Chang, C., Wu, P., Chiang, J., Wei, Y., Chen, F., Chen, T., y otros. (2017). Integrative therapy decreases the risk of lupus nephritis in patients with systemic lupus erythematosus: A population-based retrospective cohort study. *Journal of Ethnopharmacology , 196*, 201-212.

Chang, C.-M., Chu, H.-T., Wei, Y.-H., Chen, F.-P., Wang, S., Wu, P.-C., y otros. (2015). The Core Pattern Analysis on Chinese Herbal Medicine for Sjögren's syndrome: A Nationwide Population-Based Study. *Scientifics Reports , 5* (9541).

Chang, H.-T., Tseng, L. J., Hung, T.-J., Kao, B. T., Lin, W.-Y., Fan, T.-c., y otros. (2010). Inhibition of the interactions between eosinophil cationic protein and airway epithelial cells by traditional Chinese herbs. *BMC System Biology , 4* (2).

Chang, Y., Yoo, J., Kim, H., Park, H.-J., Jeon, S., & Kim, J. (2018). Salusin-β mediate neuroprotective effects for Parkinson's disease. *Biochemical and Biophysical Research Communications , 503* (3), 1428-1433.

Cheng, K. (2009). Neuroanatomical basis of acupuncture treatment for some common illnesses. *Acupuncture in Medicine: Journal of the British Medical Acupuncture Society , 27* (2).

Comision E. (1978). *Comision E*. Obtenido de https://buecher.heilpflanzen-welt.de/BGA-Commission-E-Monographs/

Couburne, M. T., Iseki, S., Birjandi, A. A., Adel Al-Hami, H., Thauvin-Robinet, C., Xavier, G., y otros. (2019). How to make a tongue: Cellular and molecular regulation of muscle and connective tissue formation during mammalian tongue development. *Seminars in Cells & Developmental Biology , 91*, 45-54.

Cui, S., Xu, M., Huang, J., Wang, Q. M., Lai, X., Nie, B., y otros. (2018). Cerebral Responses to Acupuncture at GV24 and Bilateral GB13 in Rat Models of Alzheimer's Disease. *Behavioural Neurology* , 10.

Dai, D., Wang, Y., Wang, L., Li, J., Ma, Q., Tao, J., y otros. (2014). Polymorphisms of DRD2 and DRD3 genes and Parkinson's disease: A meta-analysis. *Biomedical Reports* , *2* (2), 275-281.

Davidson RJ, F. N., & Fox, N. (1982). Asymmetrical brain activity discriminates between positive and negative affective stimuli in human infants. *Science* , *218* (4578), 1235-1237.

Dimitrov, N., Atasanova, D., Tomov, N., Sivrev, D., & Lazarov, N. (2017). Acupuncture causes serotonin release by mast cells. *Romanian Journal of Morphology and Embriology* , *58* (3), 961-968.

Donley, S., McGregor, S. M., Wielinski, C., & Nance, M. (2019). Use and perceived effectiveness of complementary therapies in Parkinson's disease. (ScienceDirect, Ed.) *Parkinsonism and Related Disorders* , *58*, 49-56.

Eisenberger, N. (2015). Social pain and the brain: controversies, questions, and where to go from here. *Annual Review of Psicology* , *66*, 601-629.

Elaine Ritter, K., Wang, Z., Vezina, C. M., Bjorling, D. E., & Southard-Smith, E. (2017). Serotonin Receptor 5-HT3A Affects Development of Bladder Innervation and Urinary Bladder Function. *Frontiers in Neuroscience* (690).

EMA. (1995). *EMA. European Medicines Agency*. Obtenido de https://www.ema.europa.eu/en

Embid Fonfria, A. (1988). *Enciclopedia de Medicina Tradicional China*. Pozuelo de Alarcón, España: Asociacion de Medicinas Complementarias. AMC.

Escalante, J. M. (1997). Otras Enfermedades maternas y embarazo. En J. Usandizaga, & P. De la Fuente, *Tratado de Obstetricia y Ginecologia* (ISBN:

84-486-0174-2 ed., Vol. 1, págs. 429-460). Madrid: McGraw - Hill - Interamericana.

ESCOP. (1999). *ESCOP. European Scientific Cooperative on Phytotherapy.* Obtenido de https://escop.com/

Fei, L., Rui-Ji, C., & Qiao-Ling, F. (2012). *Compatibilidad de prescripciones chinas. Aplicaciones prácticas* (2ª ed.). Pekin, China: PMPH. Editorial Médica del Pueblo.

Feng, Y., Johansson, J., Shao, R., Mannerås-Holm, L., Billig, H., & Stener-Victorin, E. (2012). Electrical and Manual Acupuncture Stimulation Affect Oestrous Cyclicity and Neuroendocrine Function in an 5α-dihydrotestosterone-induced Rat Polycystic Ovary Syndrome Model. *Experimental Physiology , 97* (5), 651-662.

Fernandez Muñoz, P. (2017). En P. Fernandez Muñoz, *Tratados de Acupuntura* (2ª ed., págs. 178-180).

Ferreira-Neto, H., Ribeiro, I., Moreira, T., Yao, S., & Antunes, R. (2017). Purinergic P2 receptors in the paraventricular nucleus of the hypothalamus are involved in hyperosmotic-induced sympathoexcitation. *Neuroscience* (349), 253-263.

Feyisetan, O., Tracey, C., & Hellawell, G. O. (2012). Probiotics, Dendritic Cells and Bladder Cancer. *BJU International , 109* (11), 1594-1597.

Flaws, B., & Sionneau, P. (2005). *THE TREATMENT OF MODERN WESTERN MEDICAL DISEASES WITH CHINESE MEDICINE* (2 ed.). Blue Poppy Press.

Flower, A., Wang, L., Lewith G, G., Liu, J., & Li, Q. (2017). Chinese herbal medicine for treating recurrent urinary tract. (C. D. Review, Ed.) *Cochrane Database of Systematic Reviews , 6.*

Frangos, E., Ellrich, J., & Komisaruk, B. R. (2015). Non-invasive access to the vagus nerve central projections via electrical stimulation of the external ear: fMRI evidence in humans. *Brain Stimulation , 8* (3), 624-636.

Fuentes, I. M., & Crhistianson, J. A. (2018). The Influence of Early Life Experience on Visceral Pain. *Fontiers in Systems Neuroscience , 12* (2).

Genis Sol, E. (2016). *Mecanismos de Bolsillo.* San Antoni de Calonge: Medicina China Hoy.

Gershon, M. (2004). Review article: serotonin receptors and transporters - - roles in normal and abnormal gastrointestinal motility. (W. O. Library, Ed.) *Alimentary Pharmacology & Therapeutics , 20* (7), 3-14.

Gómez Ayala, A.-E. (2008). Incontinencia urinaria femenina. Diagnóstico, tratamiento y prevención. *27* (3), 60-71.

Gonzalez San Jose, J. M. (Noviembre de 2017). *QI PI "Medicina Tradicional China Integrativa Cientifica".* Recuperado el 27 de Noviembre de 2019, de https://www.facebook.com/927763440707886/photos/a.9393431362165 83/1132613470222881/?type=3&theater

Goodin, B. R., Ness, T. J., & Robbins, M. T. (2015). Oxytocin – A Multifunctional Analgesic for Chronic Deep Tissue Pain. (NIH, Ed.) *Current Pharmaceutical Design , 21* (7), 906-913.

Gorczynski, R. M., & Stanley, J. (2007). *Inmunología basada en la resolución de problemas.* Elsevier Saunders.

Griffiths, D. J., Tadic, S. D., Schaefer, W., & Resnick, N. M. (2009). Cerebral Control of the Lower Urinary Tract: How Age-Related Changes Might Predispose to Urge Incontinence. *Neuroimagen , 47* (3), 981-986.

Grundy, L., Caldwell, A., & Brierley, S. M. (2018). Mechanisms Underlying Overactive Bladder and Interstitial Cystitis/Painful Bladder Syndrome. *Frontiers in Neuroscience , 12.*

Hahn, J. (2019). *YNSA. Craneopuntura de Yamamoto.* España: Mandala Ediciones.

Han, E., Nguyen, L., Sirls, L., & Peters, K. (2018). Current best practice management of interstitial cystitis/bladder pain syndrome. (S. Journals, Ed.) *Therapeutic Advances in Urology , 10* (7), 197-211.

Holstege, G. (2014). The periaqueductal gray controls brainstem emotional motor systems including respiration. (Elsevier, Ed.) *Progress in Brain Research , 209* (doi: 10.1016/B978-0-444-63274-6.00020-5.), 379-405.

Hui, K. K., Liu, J., Makris, N., Gollub, R. L., Chen, A. J., Moore, C. I., y otros. (2000). Acupuncture modulates the limbic system and subcortical gray structures of the human brain: evidence from fMRI studies in normal subjects. *Human Brain Mapping , 9*, 13-25.

HWANG, I. K., CHUNG, J. Y., YOO, D. Y., YI, S. S., YOUN, H. Y., SEONG, J. K., y otros. (2010). Comparing the effects of acupuncture and electroacupuncture at Zusanli and Baihui on cell proliferation and neuroblast differentiation in the rat hippocampus. *Journal of Veterinary Medical Science , 72* (3), 279-284.

Jeon, H., Ryu, S., Kim, D., Koo, S., Ha, K.-T., & Kim, S. (2017). Acupuncture Stimulation at GB34 Restores MPTP-Induced Neurogenesis Impairment in the Subventricular Zone of Mice. *Evidence Based Complementary and Alternative Medicine* (3971675).

Kang, K. (2013). Historical observations on the half-century freeze in research between the Bonghan system and the primo vascular system. *Journal of Acupuncture and Meridians Studies , 6* (6).

Kang, K., Pustovyy, O., Global, L., Sorokulova, I., & Vodyanoy, V. (2018). Sanal-Cell Cycle and Primo Vascular System: Regeneration via Sanals. *Advance in experimental medicine and biology* (1072), 413-418.

Katayama, Y., Nakahara, K., Shitamura, T., Mukay, S., Wakeda, H., Yamashita, Y., y otros. (2013). Effectiveness of acupuncture and moxibustion therapy for the treatment of refractory interstitial cystitis. *Hinyokika Kiyo. Acta Urologica Japonica , 59* (5), 265-269.

Keller, J. J., Chen, Y.-K., & Lin, H.-C. (2012). Comorbidities of bladder pain syndrome/interstitial cystitis: a population-based study. *BJU International* , *110*, 903-909.

Keshavarzian, A., Green, S., Engen, P., Voigt, R., Nagib, A., Forsyth, C., y otros. (2015). Colonic bacterial composition in Parkinson's disease. *Movements Disordes: Official Journal of Movements Disorder Society* , *30* (10).

Kimg, H., Li, B., & Lee, K. (2015). Essential Experimental Methods for Identifying Bonghan Systems as a Basis for Korean Medicine: Focusing on Visual Materials from Original Papers and Modern Outcomes. (H. P. Corporation, Ed.) *Evidence-Based Complementary and Alternative Medicines* , *2015* (682735).

Ko, J. H., Lee, H., Kim, S.-N., & Park, H.-J. (2019). Does Acupuncture Protect Dopamine Neurons in Parkinson's Disease Rodent Model?: A Systematic Review and Meta-Analysis. *Frontiers in Aging Neuroscience* , *11* (102).

Kottow, M. (2009). La simbiosis entre medicina y filosofía. Chile: Universidad Chile.

Laguna, A., & Pedacio Dioscórides, A. (1566). *Materia Medicinal y de los Venenos Mortíferos* (Vol. 1). (A. Laguna, Trad.) España: MRA.

Lai, H., Gardner, V., Vetter, J., & Andriole, G. L. (8 de Mayo de 2015). Correlation between psychological stress levels and the severity of overactive bladder symptoms. *BMC Urology* .

Lai, H.-C., Chang, Q.-Y., & Hiseh, C.-L. (2019). Signal Transduction Pathways of Acupuncture for Treating Some Nervous System Diseases. *Evidence Based on Complementary and Alternative Medicine* , *2019*.

Lee, S. H., & Lim, S. (2017). Clinical effectiveness of acupuncture on Parkinson disease. A PRISMA-compliant systematic review and meta-analysis. (S. Pany, Ed.) *Medicine Baltimore* , *96* (3).

Lee, W., Wu, C., Chuang, Y., Tain, Y., & Chinag, P. (2016). Ba-Wei-Die-Huang-Wan (Hachimi-jio-gan) can ameliorate cyclophosphamide-induced ongoing bladder overactivity and acidic adenosine triphosphate solution-induced hyperactivity on rats prestimulated bladder. (184), 1-9.

Leñero, E., Castro, R., Vicktrup, L., & Bump, R. (2007). Neurofisiología del tracto urinario inferior y de la continencia urinaria. *Revista Mexicana de Urologia , 67* (3).

Leue, C., Kruimel, J., Vrijens, D., Masclee, A., Van Os, J., & Van Koeveringe, G. (2017). Functional Urological Disorders: a sensitized defence response in the bladder-gut-brain axis. (M. Publisher, Ed.) *Nature Reviews- Urology , 14* (DOI: 10.1038/nrurol.2016.227), 153-163.

Li, H., He, T., Xu, Q., Li, Z., Liu, Y., Li, F., y otros. (2015). Acupuncture and regulation of gastrointestinal function. *World Journal of Gastroenterology , 21* (27), 8304-8313.

Li, Z., Chen, J., Cheng, J., Huang, S., Hu, Y., Wu, Y., y otros. (2018). Acupuncture Modulates the Cerebello-Thalamo-Cortical Circuit and Cognitive Brain Regions in Patients of Parkinson's Disease With Tremor. *Frontiers in Aging Neuroscience , 10.*

Li, Z., Hu, Y.-Y., Zheng, C.-Y., Su, Q.-Z., An, C., Luo, X.-D., y otros. (15 de Enero de 2018). Rules of meridians and acupoints selection in treatment of Parkinson's disease based on data mining techniques. *Chinese Journal of Integrative Medicine .*

Linnman, C., Moulton, E. A., & Barmettle, G. (2012). Neuroimaging of the Periaqueductal Gray: State of the Field. *Neuroimage , 1* (doi:10.1016/j.neuroimage.2011.11.095.), 505–522.

Liu, H., Chen, L., Zhang, Z., Geng, G., Geng, W., Dong, H., y otros. (Diciembre de 2017). Effectiveness and safety of acupuncture combined with Madopar for Parkinson's disease: a systematic review with meta-analysis. *Acupuncture in Medicine: Journal of the British Medical Acupuncture Society , 404-412.*

Lopez Eire, A. (2006). *Dioscorides Interactivo de la Universidad de Salamanca*. Obtenido de http://dioscorides.usal.es/

Maciocia, G. (2009). *La práctica de la Medicina China*. Elsevier Churchill Livingstone.

Maciocia, G. (2011). *La Psique en Medicina China*. ELSEVIER.

Maciocia, G. (2013). *Los Fundamentos de la Medicina China*. (J. Smith, Trad.) Móstoles: Elsevier.

Maciocia, G. (1987). *Tongue Diagnosis in Chinese Medicine*. Seattle, USA: Eastland Press.

Maninger, N., Mendoza, S. P., Williams, D. R., Mason, W. A., Cherry, S. R., Rowland, D. J., y otros. (20 de Abril de 2018). Imaging, Behavior and Endocrine Analysis of "Jealousy" in a Monogamous Primate. (HHS, Ed.) *Frontiers in Ecology and Evolution* .

Marazziti, D., Poletti, M., Dell'Osso, L., Baroni, S., & Bonuccelli, U. (2013). Prefrontal cortex, dopamine, and jealousy endophenotype. *CNS Spectrums* , *18*, 6-14.

Marshall, A. D. (2013). Posttraumatic stress disorder and partner-specific social cognition: A pilot study of sex differences in the impact of arginine vasopressin. (NIH, Ed.) *Biological Psicology* , *93* (2), 296–303.

Martinez, T. (2015). *Prescripción en Medicina China*. España: Fundación Europea Medicina Tradicional China.

Mavridis, I. N. (2019). How Deep Brain Stimulation of the Nucleus Accumbens Affects the Cingulate Gyrus and Vice Versa. *Brain Sciences* , *9* (5).

McLennan, M. T. (2014). Interstitial Cystitis: Epidemiology, Pathophysiology, and Clinical Presentation. (ELSEVIER, Ed.) *Obstetrics and Gynecology Clinics of North America* , *41* (3), 385-395.

Méndez, C., & Garay, C. (2015). *Compendio de Fitoterapia China.*
Barcelona: FITOKI.

Meng, M., Zheng, J., Yang, J., Li, Q., Fan, Q., & Li, W. (2015). P2X2 and
P2X5 Receptors Mediate Bladder Hyperesthesia in ICC in Female
Overactive Bladder. *Cell Biochemistry and Biophisic , 72* (2), 375-383.

Mensa Pueyo, J. (1992). Infecciones de las vias urinarias. En P. Farreras
Valentí, & C. Rozman, *Medicina Interna* (12 ed., Vol. 1, págs. 909-913).
España: Doyma.

Meriaux, C., Hohnen, R., Schipper, S., Zare, A., Jahanshahi, A., Birder, L. A.,
y otros. (2018). Neuronal Activation in the Periaqueductal Gray Matter
Upon Electrical Stimulation of the Bladder. *Frontiers in Cellular
Neuroscience , 12* (133).

Miralles Garcia, F. (2012). Disuria y Estranguria. En S. Viñé, *Medicina
Interna en MTC* (págs. 509-521). Amposta, España: FEMTC.

Miralles Garcia, F., & Campos Vilardebó, D. (2012). *Materia Médica 2* (Vol.
2). (FEMTC, Ed.) Amposta, Tarragona, España: Fundacion Europea de
Medicina Tradicional China.

Miralles Garcia, F., & Campos Vilardebó, D. (2012). *Prescripción.* Amposta,
Tarragona, España: Fundación Europea de MTC.

Miralles Garcia, F., & CamposVilardebó, D. (2012). *Materia Medica* (Vol.
1). Amposta, Tarragona, España: Fundacion Europea de MTC.

Moltó Ripoll, J. P. (2018). *Acupuntura Cientifica basada en la
Psiconeuroendocrinoinmunología* (1ª ed.). (PNA, Ed.) España: Letrame.

Moltó Ripoll, J. P. (2019). *Acupuntura, Inflamación y Conducta* (Vol. 2). (I.
E. Psiconeuroacupuntura, Ed.) Independiente.

Moltó Ripoll, J. P. (2018). Eje Cerebro-Aparato Digestivo. Instestinos y
Shen. En J. P. Moltó Ripoll, & PNA (Ed.), *Acupuntura Cinetífica basada en*

la Psiconeuroendocrinoinmunología (1ª ed., págs. 254-296). España: Letrame.

Moltó Ripoll, J. P. (2014). *Guía de Acupuntura Psiquiatrica.* Instituto de PNA.

Moltó Ripoll, J. P. (2018). *Psiconeuroacupuntura aplicada a la Inmunología.* (I. d. Psiconeuroacupuntura, Ed.) España: PNA.

Morimoto, K., Miyatake, K., Nakamura, M., Watanabe, T., Hirao, T., & Suwaki, H. (2002). Delusional disorder: molecular genetic evidence for dopamine psychosis. *Neuropsicopharmacology , 26* (6), 794-801.

Muñoz-Ortego, J., Vas, J., Nishishinya Aquino, B., Carrillo, B., Pérez Samartín, A., Verástegui, C., y otros. (2018). Síntesis de la Evidencia Científica de la Acupuntura. (S. d. España, Ed.) *Revista Digital de Acupuntura* (ISSN: 2444-7404).

Negoro, H., Kanematsu, A., Yoshimura, K., & Ogawa, O. (2013). Chronobiology of micturition: putative role of the circadian clock. *The Journal of Urology , 190* (3), 843-849.

Ni, J., Cao, N., Wang, X., Zhan, C., Si, J., Gu, B., y otros. (2019). The serotonin (5-hydroxytryptamine) 5-HT(7) receptor is up-regulated in Onuf's nucleus in rats with chronic spinal cord injury. (J. Wiley, Ed.) *BJU International , 123* (4), 718-725.

NIH, & NCCIH. (27 de Septiembre de 2019). *National Center of Complementary and Integartive Health.* (NIH, Editor) Recuperado el 17 de 12 de 2019, de https://nccih.nih.gov/

Nora González-Díaz, S., Arias-Cruz, A., Elizondo, V. B., & Monge, O. A. (2017). Psiconeuroinmunoendocrinologia. Implicaciones clínicas. (B. Central, Ed.) *World Allergy Organization Journal .*

Oberzaucher, E., & Grammer, K. (2009). Ageing, Mate Preferences and Sexuality:A Mini-Review . (KARGER, Ed.) *Gerontology , 55* (DOI: 10.1159/000203698), 371-378.

OCCAM. (17 de 12 de 2019). *Oficina de Medicina Complementaria y Alternativa del Cancer*. (NIH, Editor) Obtenido de https://cam.cancer.gov/

Ong, W.-Y., Stohler, C., & Herr, D. R. (2019). Role of the Prefrontal Cortex in Pain Processing. *Mollecular Neurobiology , 56* (2), 1137-1166.

Pall, M. L. (2012). *Explaining "Unexplained Illnesses". Disease Paradigm for Multiple Chemical Sensitivity, Chronic Fatigue Syndrome, Fribromyalgia, Post-Traumatic Stress Disorder, Gulf War Syndrome and Others.* New York: Informa Healthcare.

Pang, R., & Abdullah, A. (2015). The Chinese approach to complementary and alternative medicine treatment for interstitial cystitis/bladder pain syndrome. *Translational Andrology and Urology , 6*, 653-661.

Park, H., Kim, S., Yoon, D., Jin, S., Lee, S., Lee, H., y otros. (2005). The association between the DRD2 TaqI A polymorphism and smoking cessation in response to acupuncture in Koreans. *Journal of Alternative and Complementary Medicine , 11* (3), 401-405.

Peakman, M., & Vergani, D. (2011). *Inmunologia básica y clínica.* Elsevier Churchill Livingstone.

Pener, J. (2010). *American Dragon.* Recuperado el 2019, de http://www.americandragon.com/index.htm

Pérez Martínez, F. C., Pérez Martínez, J., de las Heras Sánchez, A. I., & Vela Navarrete, R. (s.f.). Inervación vesical no adrenérgica-no colinérgica.

Practitioner's Register. (8 de Mayo de 2012). *Asociación de Acupuntura Practitioner's Register.* Recuperado el Octubre de 2019, de http://practitionerregister.blogspot.com/2012/05/pulsologia-en-medicina-china.html

Prager, G., Hadamiztzky, M., Engler, A., Doenlen, R., Wirth, T., Pacheco-López, G., y otros. (2013). Amygdaloid signature of peripheral immune activation by bacterial lipopolysaccharide or staphylococcal enterotoxin B. *Journal of Neuroinmune Pharmacology , 8*, 42-50.

Ramos Padilla, K., & Rivera Rivas, N. (2016). Clinical significance of tongue and tongue-coating in Traditional Chinese Medicine. *Revista Cubana de Medicina Natural y Tradicional. 2016 , 1* (1).

Randich, A., DeWitte, C., DeBerry, J. J., Robbins, M. T., & Ness, T. J. (2017). Lesions of the central amygdala and ventromedial medulla reduce bladder hypersensitivity produced by acute but not chronic foot shock. *Brain Research , 1675*, 1-7.

Reza Tamtaji, O., Naderi Taheri, M., Nothgi, F., Alipoor, R., Bouzari, R., & Asemi, Z. (7 de Febrero de 2019). The effects of acupuncture and electroacupuncture on Parkinson's disease: Current status and future perspectives for molecular mechanisms. *Journal of Cellular Biochemistry ,* 12156-12166.

Robson, M. J., Quinlan, M. A., & Blakely, R. D. (2017). Immune System Activation and Depression: Roles of Serotonin in the Central Nervous System and Periphery. (A. C. Society, Ed.) *ACS Chemical Neuroscience* (DOI: 10.1021/acschemneuro.6b00412), 932-942.

Samad, F. D., Sidi, H., Kumar, J., Das, S., Mindin, M., & Hatta, N. H.-W. (2019). Subduing the Green-eyed Monster: Bridging the Psychopharmacological and Psychosocial Treatment Perspective in Understanding Pathological Jealousy. *Current Drug Targets , 20*, 201-209.

Sánchez García, J. (2018). *MTCCONCIENCIA. Campus Virtual.* (MTCCONCIENCIA, Editor) Recuperado el 5 de Enero de 2020, de Curso de Interpretación de Síndromes de MTC: https://mtcconciencia.teachable.com/

Sánchez Viescas, F. J., & Skopalik, C. (2014). *Diagnóstico en MTC.* Amposta: FEMTC.

SESCAM. (2006). *e- biblioteca SESCAM Biblioteca Virtual de la Salud.* Recuperado el 2019, de https://bvsaludclm.jccm.es/

Shan, Y., Wang, Z.-Q., Zhao, Z.-l., Zhang, M., Hao, S.-l., Jian-yang, X., y otros. (2014). An FMRI study of neuronal specificity in acupuncture: the multiacupoint siguan and its sham point. (H. P. Corporation, Ed.) *Evidence-Based Complementary and Alternative Medicine , 2014*, 6.

Smith, A. L. (2018). Understanding Overactive Bladder and Urgency Incontinence: What Does the Brain Have to Do With It? *F1000Research , 7* (1869).

Smith, J. (2012). *Puntos de Acupuntura*. Móstoles: Gaia.

Sobotta, J. (1988). *Sobotta. Atlas de anatomia humana* (19 ed., Vol. 1). Panamericana.

Soh, K. (Junio de 2009). Bonghan circulatory system as an extension of acupuncture meridians. *Journal of Acupuncture and meridians Study* , 93-106.

Sönmez, M. G., & Kozanhan, B. (2017). Complete response to acupuncture therapy in female patients with refractory interstitial cystitis/bladder pain syndrome. *Ginekologia Polska , 88* (2).

Stein, D. J., Hollander, E., & Josephson, S. C. (1994). Serotonin Reputake Blokers for the Teatment of Obsessional Jealousy. *Journal of Clinical Psychiatry , 55* (1).

Studeny, S., Torabi, A., & Vizzard, M. (2005). P2X2 and P2X3 receptor expression in postnatal and adult rat urinary bladder and lumbosacral spinal cord. (N. (. Health), Ed.) *American Journal of Physiology. Regulatory, Integrative and Comparative Physiology , 289* (4), 1155-1168.

Sugaya, K., Nishijima, S., Miyazato, M., & Ogawa, Y. (JUnio de 2015). Central Nervous Control of Micturition and Urine Storage. *Journal of Smooth Muscle Research* , 117-132.

Sujung, Y., Choe, I.-H., van den Noort, M., Bosch, P., Jahng, G.-H., Rosen, B., y otros. (2014). Acupuncture on GB34 activates the precentral gyrus and prefrontal cortex in Parkinson's disease. *BMC Complementary and Alternative Medicine , 14* (336).

Sujung, Y., van den Noort, M., Bosch, P., & Lim, S. (2018). A study of the effects of 8-week acupuncture treatment on patients with Parkinson's disease. (P. Liang, Ed.) *Medicine Baltimore Open , 97* (50).

Sun, Y., Yu, H., Chen, J., Liang, J., Lu, L., Zhou, X., y otros. (2015). Neural substrates and behavioral profiles of romantic jealousy and its temporal dynamics. *Science Reports , 6* (27469).

Taylor, S. E. (2010). Mechanisms linking early life stress to adult health outcomes. *Proceedings of the National Academy of Sciences , 107* (198), 8507-8512.

Tortora, G. J., & Grabowski, S. R. (1996). *Principios de Anatomia y Fisiologia* (7ª ed.). Madrid: Mosby - Doyma.

Tung, M., Wen, Y., Wang, S., Lin, Y., Liu, Y., Yang, S., y otros. (2018). Dopamine receptor D2 genetic variations is associated with the risk and clinicopathological variables of urothelial cell carcinoma in a Taiwanese population. *International Journal of Medical Sciences , 15* (11), 1187-1193.

van Ophoven, A., & Hertle, L. (2007). The Dual Serotonin and Noradrenaline Reuptake Inhibitor Duloxetine for the Treatment of Interstitial Cystitis: Results of an Observational Study. *The Journal of Urology , 177* (2), 552-555.

Velasco-Estevez, M., Mampay, M., Boutin, H., Chaney, A., Warn, P., Shap, A., y otros. (2018). Infection Augments Expression of Mechanosensing Piezo1 Channels in Amyloid Plaque-Reactive Astrocytes. *Frontiers in Aging Neuroscience , 10.*

Vilamitjana Carandell, D. (2010). *Diferenciación de Sindromes.* Amposta: FEMTC.

Vilamitjana Carandell, D. (2010). Identificación de sindromes según los ZANGFU. En D. Vilamitjana Carandel, *Diferenciación de Sindromes* (págs. 103-163). Amposta: FEMTC.

Wai-Yeung, C., Song-Yan, L., Jing-Chung, G., Yi-Jing, J., Jing, Z., Shan-Shan, Q., y otros. (2019). Modulatory effect of International Standard Scalp Acupuncture on brain activation in the elderly as revealed by resting-state fMRI. *NEURAL REGENERATION RESEARCH , 14* (12).

Wang, S., Liu, K., Wang, Y., Wang, S., He, X., Cui, X., y otros. (2017). A Proposed Neurologic Pathway for Scalp Acupuncture: Trigeminal Nerve-Meninges-Cerebrospinal Fluid-Contacting Neurons-Brain. *Medical Acupuncture , 29* (5), 322-326.

Wang, Z., Fang, J., Liu, J., Rong, P., Jorgenson, K., Park, J., y otros. (2018). Frequency-dependent functional connectivity of the nucleus accumbens during continuous transcutaneous vagus nerve stimulation in major depressive disorder. *Journal of Psychiatric Research , 22* (3956).

WDL. (2019). *Biblioteca Digital mundial.* Recuperado el 3 de Noviembre de 2019, de https://www.wdl.org/es/

Weinstock, L. B., Klutke, C. G., & Lin, H. C. (2007). Small Intestinal Bacterial Overgrowth in Patients with Interstitial Cystitis and Gastrointestinal Symptoms. *DIGESTIVE DISEASES AND SCIENCES , 53*, 1246-1251.

Weng, Z., Wu, L., Lu, Y., Wang, L., Tan, L., Dong, M., y otros. (2013). Electroacupuncture diminishes P2X2 and P2X3 purinergic receptor expression in dorsal root ganglia of rats with visceral hypersensitivity. *Neural Regeneration Research , 8* (9), 802-808.

Wiebrecht, A. (2008). Recomendaciones STRICTA. Normas para la presentación de estudios controlados de acupuntura. *Revista Internacional deAcupuntura , 2* (2), 111-118.

Wu, J.-S., Lo, H.-Y., Li, C.-C., Chen, F.-Y., Hsiang, C.-Y., & Ho, T.-Y. (15 de Agosto de 2017). Comprehensive evaluation of gene expression signatures in response to electroacupuncture stimulation at Zusanli (ST36) acupoint by transcriptomic analysis. *BMC Complementary and Alternative Medicine* .

Xiao, R., & Shawn Xu, X. (2010). Mechanosensitive Channels: In Touch with Piezo. (NHI, Ed.) *Current Biology , 20* (21), 936-938.

Xu, S., Liu, J., Yang, X., Quian, Y., & Xiao, Q. (2017). Association of the DRD2 CAn-STR and DRD3 Ser9Gly polymorphisms with Parkinson's disease and response to dopamine agonists. *Journal of the Neurological Science , 372*, 433-438.

Xuezhong, S. (1931). *Hoang Ti Nei King (LING SHU)* (Vol. Ling Shu). Shanghai: Dilema.

Yamamoto, T., Yamamoto, H., & Yamamoto, M. M. (2009). *La nouvelle acupuncture crânienne de Dr. Yamamoto*. Phu-Xuan.

Yeo, S., Choe, I.-H., van den Noort, M., Bosch, P., Jahng, G.-H., Rosen, B., y otros. (2014). Acupuncture on GB34 activates the precentral gyrus and prefrontal cortex in Parkinson's disease. *BMC Complementary and Alternative Medicine , 14* (336).

Ygnashov, A., Deng, B., Kuzmin, I., & Slesarevskaya, M. (2018). Methods of traditional chinese medicine in the treatment of patients with interstitial cystitis/bladder pain syndrome. *Urologiia , 1*, 134-137.

Yu, S., Chen, L., Cai, X., Song, X., Zhang, Y., Zhang, Y., y otros. (2014). [Effect of manual acupuncture stimulation of "Baihui" (GV 20) and "Dazhui" (GV 14) on contents of 5-HT, dopamine and ACh and expression of 5-HT mRNA, DA mRNA and AChE mRNA in the hippocampus in methamphetamine addiction rats]. *39* (5), 362-366.

Zhang, G., Xie, S., Hu, W., Liu, Y., Liu, M., Liu, M., y otros. (2016). Effects of Electroacupuncture on Interstitial Cells of Cajal (ICC) Ultrastructure and Connexin 43 Protein Expression in the Gastrointestinal Tract of Functional Dyspepsia (FD) Rats. *Medical Sciences Monitor* (22), 2021-2027.

Zhang, K., Dai, H., Liang, W., Zhang, L., & Deng, Z. (2019). Fermented Dairy Foods Intake and Risk of Cancer. *International Journal of Cancer , 144* (9), 2099-2108.

Zhang, L., Luo, L., Zhou, Z., Xu, K., Zhang, L., Liu, X., y otros. (2018). Functional Connectivity of Anterior Insula Predicts Recovery of Patients With Disorders of Consciousness. *Frontiers in Neurology , 9* (1024).

Zhang, X., Li, L., Chen, T., Sun, Z., Tang, W., Wang, S., y otros. (2018). Research Progress in the Effect of Traditional Chinese Medicine for Invigoration on Neurotransmitter Related Diseases. *Evidence Based Complementary and Alternative Medicine , 2018* (2018), 14.

Zhao, Y., Zhou, J., Mo, Q., Wang, Y., Yu, J., & Liu, Z. (2018). Acupuncture for adults with overactive bladder.A systematic review and meta-analysis of randomized controlled trials. *Medicine (Baltimore) , 97* (8).

Zheng, B.-Y., & Zhao, K. (2016). Effect of Acupuncture on the Motor and Nonmotor Symptoms in Parkinson's Disease—A Review of Clinical Studies. *CNS Neuroscience & Therapeutics* (22), 333-341.

Referencias del Autor

José María González San José, nacido en Cádiz (14-06-1973) desarrolla su infancia en Chipiona (Cádiz). Inicia sus estudios de Enfermería en la Universidad de Cádiz (Hospital Universitario Puerta del Mar) en el año 1991. Posteriormente inicia su actividad sanitaria en ámbito militar pasando por Hospital Militar Vigil de Quiñones de Sevilla, Academia Militar de sanidad, y Ejercito de Tierra. Abandona la línea militar y desde el año 1998 ejerce en la sanidad pública como enfermero en Ceuta. Trasladado a Castilla la Mancha dedica toda su actividad sanitaria y formación desde el 2000 en la unidad de Oncología del Hospital Mancha Centro de Alcázar de San Juan (Ciudad Real) hasta el 2019, periodo en el que compagina la asistencia sanitaria con la formación en Técnico Superior en Prevención de Riesgos laborales en las 3 especialidades de Seguridad en el Trabajo, Higiene Industrial y Ergonomía y Psicosociología aplicada.

Así mismo se forma en Medicina Tradicional China en una búsqueda de entender mejor el amplio concepto de una patología tan integrativa como el cáncer, entendiendo que no es solo una enfermedad, sino el resultado de una vivencia de las experiencias vitales del paciente que implica a su núcleo familiar y que es preciso de abordar desde más flancos. Desde 2016 es miembro de PEFOTS (Federación Pan-Europea de Sociedades de MTC)

La forma de entender los procesos alostáticos de salud/enfermedad que aporta la MTC le lleva a profundizar en oncología con la MTC, realizando máster en Medicina China Integrativa en Oncología por la Universidad de Yunnan (China) y Máster por la Universidad Europea del Atlántico (España), Experto en Inmunología y Acupuntura Científica por el Instituto Español de Psiconeuroacupuntura y Acupuntura Científica avalado por la Facultad de Medicina de la Universidad Nacional del Nordeste (Argentina).

Formado por los discípulos Israelíes del Dr. Yamamoto en la técnica YNSA (Yamamoto New Scalp Acupuncture) para tratamientos de patologías neurológicas y dolor crónico y agudo. Otras formaciones en el Tratamiento del dolor oncológico, Interpretación de Analíticas desde la MTC, Interpretación de Patrones Sindrómicos de MTC, Tratamiento de Fertilidad con MTC, Tratamientos de MTC Estética, Experto en Iridologia, etc.

Ha publicado en la revista Journal Of TCM: *"Abordaje Integrativo de la caquexia en pacientes oncológicos. Papel de la MTC en el apoyo de control de síntomas oncológicos y efectos adversos de los tratamientos antitumorales"*. Diciembre 2017. Nº94. China Academy of Chinese Medical Science. ISSN 1577-7014

Con la visión cada vez más clara de las aportaciones que puede realizar la MTC y la necesidad de poderla integrar en la atención a los pacientes, hace que sea preciso legitimizar biológica y molecularmente la MTC, por ello continua su formación y trabaja en la interpretación de Síndromes de MTC y su traducción a términos biomédicos de MOCC a través de la PINE

Actualmente trabaja como enfermero en Atención Primaria en el SESCAM y gestiona una página de Facebook (QI PI "Medicina Tradicional China Integrativa Científica") dedicada a la difusión de la MTC, dándole una vertiente científica a través de estudios indexados en las bases de datos.

Pagina de divulgación de Facebook→ https://www.facebook.com/QI-PI-Medicina-Tradicional-China-Integrativa-Cient%C3%ADfica-927763440707886/?ref=settings

Página Web en construcción: https://qipimtc.es/

Esta obra ha sido finalizada el 25 de Enero de 2020 en Alcázar de San Juan (Ciudad Real), Castilla la Mancha. España

Contacto: jmgsj@hotmail.com